L. Daniels · C. Worthingham

Muskeltest, 6. Auflage

Muskeltest

Manuelle Untersuchungstechniken

Lucille Daniels, M. A.
Catherine Worthingham, Ph. D., D. Sc.

6., neubearbeitete Auflage

390 Abbildungen

SEMPER BONIS ARTIBUS

Gustav Fischer Verlag
Stuttgart · Jena · New York · 1992

Übersetzung nach der 5. amerikanischen Original-ausgabe «Muscle Testing», Fifth Edition, im Verlag W. B. Saunders Company, Philadelphia 1986

Neubearbeitung der deutschen Ausgabe von Virginia Fonck unter Zugrundelegung der früheren Übersetzungen von Helgard Ritter/Elisabeth Wriedt sowie Erika Staehle

Anschrift der Bearbeiterin der 6. Auflage:
Virginia Fonck
Sengelmannstraße 31
2000 Hamburg 60

Die Auflagen 1–5 der deutschen Ausgabe erschienen unter dem Titel «Muskelfunktionsprüfung» im Gustav Fischer Verlag

Neben der deutschen Ausgabe erschien dieses Buch in folgenden Ausgaben: französisch, italienisch, japanisch, portugiesisch, spanisch, griechisch.

Die Deutsche Bibliothek – CIP-Einheitsaufnahme

Daniels, Lucille:
Muskeltest : manuelle Untersuchungstechniken / Lucille Daniels ; Catherine Worthingham. [Neubearb. der dt. Ausg. von Virginia Fonck unter Zugrundelegung der früheren Übers. von Helgard Ritter . . .]. – 6., neubearb. Aufl. – Stuttgart ; Jena ; New York : G. Fischer, 1992
Einheitssacht.: Muscle testing ⟨dt.⟩
ISBN 3-437-00617-7
NE: Worthingham, Catherine:; Fonck, Virginia [Bearb.]

Gesetzt in der 9/10 p Helvetica auf Lasercomp Monotype
Satz: Typobauer Filmsatz GmbH, Ostfildern
Druck: Wilhelm Röck GmbH, Weinsberg
Einband: Otto Küstermann, Ebhausen
Printed in Germany

Vorwort zur sechsten deutschen Auflage

Vom Gustav Fischer Verlag beauftragt, die 5. amerikanische Ausgabe des «Daniels» für eine deutsche Neuauflage zu bearbeiten, sah ich mich verpflichtet, nicht nur die darin enthaltenen Änderungen zu berücksichtigen, sondern auch zahlreiche, dem Verlag zugegangene Verbesserungsvorschläge zu überprüfen. Für diese Vorschläge möchte ich herzlich danken, sie zeugen von fachlicher Kompetenz und Engagement. Ich habe mich ernsthaft mit dem Wunsch nach Bewertung der Muskelausdauer, der Feststellung von Muskelverkürzungen, der Beschreibung von Alternativen für Tests, die durch vielerlei Umstände nicht regelrecht ausgeführt werden können u.a. auseinandergesetzt. Diese Liste könnte erweitert werden, z.B. durch Aussagen über die Leistung, die Muskelgruppen in der großen Muskelkette erbringen, die häufig über dem in der Einzelprüfung dargestellten Wert liegt. Die «Einarbeitung» dieser Faktoren hätte den Rahmen dieses Buches gesprengt und seine großen Vorzüge: Handlichkeit, größtmögliche Objektivität bei den Prüfungen, Schnelligkeit der Tests unter Berücksichtigung der Ermüdung und psychischen Belastbarkeit der Patienten, zunichte gemacht. Ich sehe in der dargestellten Methode eine aussagefähige Befunderhebung der Muskelkraft, deren großer Wert in der Einfachheit der Ausführung und der Vergleichbarkeit der erhobenen Bewertung zu sehen ist.

In der 5. amerikanischen Ausgabe wurden die Tests durch Angaben über die Messung der Gelenkbeweglichkeit ergänzt. Ein Vergleich mit der hier üblichen Neutral-Null-Messung ließ z.T. erhebliche Unterschiede erkennen, so daß – mit Einverständnis von C. Saunders and Company – die Angaben von Debrunner und Russe (s.S. 6) leicht verändert übernommen wurden.

Neu ist auch der Titel: der amerikanischen Ausgabe entsprechend wurde «Muskelfunktionsprüfung» durch «Muskeltest» ersetzt.

Ich hoffe, mit dieser Neubearbeitung einen Beitrag zur Qualität der krankengymnastischen Arbeit geleistet zu haben.

Dem Gustav Fischer Verlag möchte ich für sein Interesse, sein bereitwilliges Eingehen auf Änderungsvorschläge und seine Geduld danken.

Hamburg, März 1992 Virginia Fonck

Einleitung zur fünften Auflage

Der manuelle Muskeltest wird angewandt, um die Ausdehnung und den Grad der Muskelschwäche zu bestimmen, die durch Erkrankung, Verletzung oder Ruhigstellung erfolgt sein kann. Er verschafft einen Überblick, um therapeutische Maßnahmen planen zu können. Regelmäßige Nachprüfungen erlauben eine Auswertung des Behandlungsprogrammes. Der Muskeltest ist daher für alle wichtig, die sich mit Restschäden des Körpers befassen.

Die Öffentlichkeit und alle im Gesundheitswesen Tätigen fordern einen interdisziplinären therapeutischen Ansatz. Da mehr Nachdruck auf Gesundheitsfürsorge als auf Krankenversorgung gelegt wird und die Entwicklung umfassender, ununterbrochener und koordinierter Betreuung steigt, kommt der Muskeltest mehr und mehr zum Einsatz. Ärzte, Krankengymnasten, Beschäftigungstherapeuten, Schwestern und alle ihre Helfer brauchen unterschiedliche Kenntnis und Fähigkeit des Muskeltests. Sie benötigen sie bei ihrem Bemühen, Schäden zu verhüten, die Fälle zu unterstützen, die nie eine normale Funktion gekannt haben und andere mit Behinderungen wieder zu optimaler Funktion zu bringen und diese dann zu erhalten. Alle an der körperlichen Erziehung beteiligten Personen, auch wenn sie sich weniger mit der Behandlung fehlerhafter Muskelfunktionen befassen, sind doch unbedingt an der günstigsten Entwicklung des Körpers und an der Verhinderung von Schäden interessiert und sollten daher die genauen Muskelfunktionen kennen. Das Testen nach der Bewertung ausreichend, gut und normal des Muskeltests ist eine ausgezeichnete Hilfe beim Vermitteln der allgemeinen Bewegungslehre.

In dieser, der fünften Auflage ist eine Reihe von Änderungen vorgenommen worden. Messungen der Gelenkbeweglichkeit sind hinzugefügt, die Zeichnungen überprüft und die Terminologie auf den neuesten Stand gebracht worden. Die Erläuterungen zu den Tests wurden, hauptsächlich in Bezug auf Ersatzfunktionen, erweitert.

Wir möchten jenen Verfassern von Ausbildungsprogrammen für Krankengymnasten danken, die Änderungsvorschläge gemacht haben. Unsere besondere Anerkennung gilt Ann Hallum und Barbara Kent (Stanford) für ihre Unterstützung.

Lucille Daniels
Catherine Worthingham

Inhaltsverzeichnis

Einführung

Die Technik der manuellen Muskelprüfung, wie sie in diesem Handbuch beschrieben wird, begründet sich auf das Ergebnis vieler Untersuchungen. Es ist nicht der Versuch unternommen worden, alle Prüfungsmöglichkeiten, die für jeden einzelnen Muskel oder jede Muskelgruppe angewendet werden können, aufzuzeigen. Da sich in unserem Hirn die Vorstellung von Bewegungen befindet und nicht von der Kontraktion einzelner Muskeln, betonen wir die Untersuchung der Hauptzüge (prime movers), die auf die Gelenke der einzelnen Körperabschnitte einwirken. Der Hauptzug (oder die Hauptzüge) kann aus einem oder mehr als einem Muskel bestehen.

Die Ganganalyse ist als Auswahlkriterium für die Muskelprüfung bei gehfähigen Patienten gedacht. Die Verbindung zwischen Veränderungen im Gangbild des Patienten und etwaiger Muskelschwäche wird dargelegt. Die Ergebnisse der Ganganalyse verwendet man, um die Prüfungswerte zu bestätigen, und andererseits können die Bewertungen die Ergebnisse der Analyse bei Muskelschwächen oder Einschränkungen der Gelenkbeweglichkeit erhärten.

Es wurden Methoden zur Messung der Gelenkbeweglichkeit hinzugefügt, da Einschränkungen der Gelenkbeweglichkeit in der Regel mit einer Muskelschwäche einhergehen. Sie müssen gemessen und in den Testbogen eingetragen werden.

Entwicklung der manuellen Muskelprüfung

Dr. Robert W. Lovett, Professor für Orthopädie der Harvard Medical School, hat als Erster Prüfungen gegen die Schwerkraft durchgeführt. Janet Merrill, Leiterin der Physical Therapeutics am Children's Hospital und der Harvard Infantile Paralysis Commission in Boston und eine frühere Mitarbeiterin von Dr. Lovett, hat angegeben, daß diese Prüfungen erstmalig in seinem Gymnastiksaal 1912 angewendet wurden. Der erste veröffentlichte Artikel, der diese Art des Prüfens beschreibt, wurde von Wilhelmina Wright verfaßt, die Dr. Lovett assistierte. Auch die Nutzung »von außen einwirkender Kräfte« wurde erwähnt.

Im Jahre 1922 arbeitete Charles L. Lowman, Orthopäde in Los Angeles, ein Nummernsystem aus zur Prüfung der Muskeltätigkeit. Dieses System wurde zusammen mit der Schwerkraftprüfung angewandt, umfaßte aber in viel genauerem Umfang das aktive Bewegungsausmaß der Gelenke, besonders bei sehr ausgeprägter Muskelschwäche. Dr. Lowman stellte 1925 dazu eine Tabelle zur Bewertung der Bauchmuskulatur auf, die im ›Orthopädischen Krankenhaus‹ in Los Angeles benutzt wurde. Die endgültige Form dieser Tabelle lag 1929 fest und wurde in verschiedenen medizinischen Zeitschriften veröffentlicht. Sie erschien auch in Dr. Lowmans und Roens Buch über Unterwassergymnastik.

Ein Prozentsatz-System für Muskelbewertungen wurde 1936 von Henry O. and Florence P. Kendall, Krankengymnasten der Schule des Kinderkrankenhauses in Baltimore, eingeführt. Dieses System fußte auf einer Abstufung von Schwerkraft und Widerstand von 0 bis 100 % und führte erstmalig den Ermüdungsfaktor in die Bewertung ein. Die Arbeit dieser Autoren, die zuerst im United States Public Health Service Bulletin veröffentlicht wurde, ist in großem Umfang verwertet worden.

1940 stellten Signe Brunnstrom und Marjorie Dennen, Krankengymnastinnen im Institute for the Crippled and Disabled in New York City, einen Auszug über Muskelprüfungen zusammen. Dieser stellte mehr ein ausführliches System der Bewegungsabstufung dar, als die einzelnen Muskeln selbst, und war eine Anpassung an das Schwerkraft- und Widerstandsystem von Lovett, das den Ermüdungsfaktor bei der Bewertung berücksichtigte.

1940 führte Elisabeth Kenny (Australien) ein System zur Bewertung von Funktion, Verkrampfung und Inkoordination eines von Poliomyelitis befallenen Muskels ein. Sie nannte dieses System »Muskelanalyse«. Es war einer ihrer vielen bedeutenden Beiträge zur Poliomyelitisbehandlung, die sie in ihrem Heimatland und in den USA machte. 1942 brachte Miss Alice Lou Plastridge, Director of Physical Therapy, Georgia Warm Springs, die »Muskelanalyse« in Beziehung zur manuellen Muskelprüfung. Die Analyse wurde in erster Linie während des akuten Stadiums der Poliomyelitis angewandt, diente aber ebenfalls dazu, die Muskelkraft im Stadium der Rekonvaleszenz und im Reststadium zu prüfen.

Seit 1951 spielte die manuelle Muskelprüfung eine bedeutende Rolle in der Beurteilung von Mitteln im Kampf gegen die Poliomyelitis. Die erste Versuchsserie auf diesem Gebiet wurde ausgeführt, um fest-

zustellen, ob Gammaglobuline einen Schutz gegen die von der Poliomyelitis verursachten Lähmungserscheinungen bieten können. Dieses Vorhaben wurde von Dr. WILLIAM McD. HAMMON, Chef des Department of Epidemiology und Microbiology of the University of Pittsburgh Graduate School of Public Health, geleitet und wurde von der National Foundation of Infantile Paralysis unterstützt. Drei verschiedene Epidemiegebiete wurden für diesen Versuch ausgewählt. Dort führten Krankengymnasten Muskelfunktionsprüfungen durch. Die Bewertungen wurden nach der Technik der Schwerkraft- und Widerstandsprüfungen unter der von Dr. LOVETT festgesetzten Bezeichnung vorgenommen. Zu diesem Zweck wurde von Dr. JESSIE WRIGHT und ihren Mitarbeitern in der D. T. WATSON School of Physiatrics, Leetsdale, Pennsylvania, ein Zahlensystem empfohlen. Den Muskelwerten wurden Zahlenwerte beigefügt. Weiter erhielt jeder Muskel oder jede Muskelgruppe ihrem Umfang entsprechend einen Willkürfaktor zugewiesen. Mit dem Muskelwert multipliziert sollte er einen Hinweis auf das Ausmaß der Schädigung in Prozenten geben.
Bei der Versuchsserie 1954 nahmen 67 Krankengymnasten teil und benutzten eine Kurzform der eben erklärten Prüfungsmethode.
1961 berichteten SMITH, IDDINGS, SPENCER und HARRINGTON über die Entwicklung eines Zahlenindex bei Muskelprüfungen für klinische Untersuchungen. Eine detaillierte Form wurde benutzt, bei der den üblichen Werten + und − hinzugefügt wurden. Die Autoren betonen die Wichtigkeit eines Zahlenindex bei totalen Schädigungen, nicht etwa als Ersatz für den üblichen Muskeltest, sondern um ihn beim Lernen und beim Forschen nutzvoller einsetzen zu können. Die Zuverlässigkeit der Muskelprüfungen im klinischen Gebrauch wurde in einer weiteren Veröffentlichung im selben Jahr von IDDINGS, SMITH und SPENCER erörtert. Es zeigte sich, daß diese Prüfungen höchst verläßlich sind, trotz der unterschiedlichen Ausbildung der Krankengymnasten und obwohl verschiedene Techniken der manuellen Muskelfunktionsprüfung angewandt werden. Durchschnittliche Abweichungen der Bewertung bei allen Therapeuten der Versuchsreihe lagen bei 4%, eine erfreuliche Bestätigung der Genauigkeit zu den 3%, die bei der Polioversuchsserie mit der Kurzform dieser Prüfungsmethode erzielt wurden.
In den letzten Jahren wurden für Muskelprüfungen zahlreiche mechanische und elektronische Vorrichtungen unterschiedlicher Art und Verwendbarkeit entwickelt. Sie liefern wertvolle Informationen über die Muskelfunktion und sind für weitere Untersuchungen wichtig. Die manuelle Muskelprüfung bietet jedoch immer noch ein leicht verfügbares und billiges Werkzeug für klinische und wissenschaftliche Zwecke.

Grundlegende Überlegungen beim Prüfen

Wert und Verläßlichkeit

Sorgfältige Beobachtungen, Tasten und genaue Lagerung sind für zuverlässige Prüfungen wesentlich. Der Patient wird aufgefordert, wenn er kann, den Körperabschnitt möglichst bis zum vollen Bewegungsausmaß zu bewegen. Der Prüfer muß Verschiedenheiten in Größe und Form des geprüften Muskels oder der Muskelgruppen beobachten und notieren, ebenso die Gegenseite des Körpers. Kontraktiles Gewebe und die Sehne (oder Sehnen) sollen getastet werden, da Mangel an Spannung Mithilfe anderer Muskeln erkennen läßt. Diese Mithilfe kann gewöhnlich durch sorgfältige Lagerung ausgeschaltet werden. Ist dies unmöglich, wird eine Anmerkung in den Aufzeichnungen gemacht. Ein klassisches Beispiel von totalem Ersatz einer Muskelarbeit kann bei Patienten mit Muskeldystrophie auftreten. Dabei sind die Hauptmuskeln funktionsunfähig, und die Hilfsmuskeln führen die Bewegung aus.
Bei der Überlegung, welche Bewertung in Betracht kommt, ist es wohl überflüssig, auf die Verschiedenheit der Größe und Umfänge der Körperteile hinzuweisen, auf die Unterschiedlichkeit der gleichen Körperteile bei verschiedenen Personen und auf Alters- und Geschlechtsunterschiede, die natürlich die Kraft beeinflussen. Weiter ist die psychische Verfassung wesentlich für die Kooperation und die Bereitschaft, sich tatsächlich maximal anzustrengen. Dies wirkt sich ganz besonders bei kleinen Kindern aus. Angesichts dieser und anderer Faktoren, wie z.B. dem der Ermüdung, wäre es falsch anzunehmen, daß alle Muskeln oder Muskelgruppen mit derselben Bewertung dem gleichen Grad der Schädigung unterworfen sind.
Eine Tatsache, die oft übersehen worden ist, nicht nur bei der Muskelprüfung, sondern auch ganz im allgemeinen bei der Übungsbehandlung, ist eine beträchtliche Schwankung der Kraft, der ein Muskel normalerweise an den verschiedenen Punkten innerhalb des Bewegungsweges eines Körperabschnittes ausgesetzt ist. Betrachtet man diese »Kraftkurven«, so erkennt man, daß die Stellung, in der die Prüfung gegen manuellen Widerstand ausgeführt wird, oft dem schwächsten Punkt des Bewegungsausmaßes entspricht. Solange die Prüfungen

immer auf gleiche Weise ausgeübt werden, verlieren sie nicht an Verläßlichkeit, können aber die funktionelle Bewertung beeinträchtigen.

Das Bewertungssystem

Die Grundwerte, die auf den folgenden Seiten benutzt werden, basieren auf drei Faktoren:

1. Dem Widerstand, der manuell einem kontrahierten Muskel oder einer Muskelgruppe gegeben werden kann (»Normal« oder »Gut«);
2. der Fähigkeit eines Muskels oder einer Muskelgruppe, einen Körperabschnitt bis zum vollen Bewegungsausmaß zu bewegen (gegen die Schwerkraft – »Ausreichend«, unter Abnahme der Eigenschwere – »Schwach«); und
3. offensichtliches Vorhandensein oder Fehlen einer Kontraktion im Muskel oder in der Muskelgruppe (schwache Kontraktion ohne Gelenkbewegung – »Muskelzuckung«, keine Kontraktion – »Null«).

Zusätzlich zu diesen Grundwerten wird gewöhnlich ein Plus oder Minus zur näheren Bezeichnung hinzugefügt:

1. Mehr oder weniger Widerstand als für die 5- und 4-Bewertung nötig ist (etwas weniger Widerstand als einem normalen Muskel gegeben werden kann (5 –) oder leichter Widerstand am Ende des Bewegungsausmaßes gegen die Schwere (4 +);
2. anderes Bewegungsausmaß als für die 3- und 2-Bewertung (das volle Bewegungsausmaß kann unter Abnahme der Eigenschwere erreicht werden und zum Teil gegen die Schwerkraft (2 +).

Die Anwendung von *Plus* und *Minus* bei den Prüfungen mit Widerstand unterliegt der subjektiven Entscheidung des Prüfers. Die Unterteilung des Bewegungsausmaßes bei den Prüfungen mit oder gegen die Schwere vergrößert die Objektivität der Bewertung. Wird weniger als die Hälfte des Bewegungsausmaßes zurückgelegt, so wird die geringe Bewertung mit einem Plus aufgeschrieben. Wird mehr als die Hälfte, aber nicht das ganze Bewegungsausmaß zurückgelegt, wird die höhere Bewertung mit einem Minus gegeben (z.B. 2+ und 3– für Bewegung gegen die Schwere).

Die Schwierigkeit bei eingeschränkter passiver Bewegung ist von Wichtigkeit. Dabei wird oft die Bewertungsmethode genommen, die gleichzeitig den Grad des Bewegungsausmaßes mit aufzeichnet. Ist zum Beispiel das passive Bewegungsausmaß im Ellenbogen um 90° eingeschränkt, wird ein 90°/3 gegeben, wenn der Patient dieses Ausmaß gegen die Schwere ausführen kann.

»Normal«- und »Gut«-Bewertung

Der Widerstand, der für die Bewertung Normal und Gut nötig ist, ändert sich je nach Patient und dem Muskel oder der Muskelgruppe, die geprüft werden. Sind die Muskeln der anderen Extremität oder auf der Gegenseite des Körpers nicht mitgeschädigt, so kann man wertvollen Aufschluß erhalten, indem man zunächst den Widerstand auf der Gegenseite gibt, ehe man die geschädigten Muskeln prüft. Im übrigen muß sich der Prüfer auf seine gesammelte Erfahrung stützen.

Wird der Widerstand am Ende des Bewegungsausmaßes gegeben (Halteprüfung), um die 4- oder 5-Bewertung festzustellen, so ist das einfacher und kann schneller angewendet werden als Widerstand während des Bewegungsablaufes. Der Patient kann normalerweise der Aufforderung zu halten leicht folgen. Man muß jedoch sicher sein, daß er Zeit hat, maximal anzuspannen, ehe man den Widerstand gibt. Der Widerstandsdruck muß immer in die Richtung gegeben werden, die so weit wie möglich dem Zug des geprüften Muskels oder der Muskelgruppe entgegengesetzt ist und am distalen Ende des Körperabschnittes, an dem er ansetzt.

Der Haltetest darf keinen Schmerz hervorrufen. Nach und nach wird mehr Druck oder Zug gegeben, und dabei wird der Patient genau beobachtet. Tritt Unbehagen oder Schmerz auf, wird mit dem Widerstand nachgelassen.

»Ausreichend«-Bewertung

Die Fähigkeit, ein Glied gegen die Schwerkraft bis zum vollen Bewegungsausmaß zu heben, scheint eine ziemlich klare Definition zu sein und liegt zwischen 2 Extremen: der Unfähigkeit, einen Muskel anzuspannen und der Fähigkeit, ein Glied am Ende des Bewegungsausmaßes gegen normalen maximalen Widerstand zu halten. Die manuelle Muskelprüfung in ihrer einfachsten Form beruht auf dieser Überlegung und verläßt sich damit auf das Urteil und die Geschicklichkeit des Prüfenden festzustellen, ob der geprüfte Muskel oder die Muskelgruppe in einem Zustand der »Ausreichend«-Bewertung ist, ob darüber oder darunter und um wieviel Grad.

Es mag erscheinen, daß ein direkter Vergleich der Bewertungsstufe »Ausreichend« angebracht wäre, da größere Gliedmaßen größere Muskelkräfte zu ihrer Bewegung zur Verfügung haben. Das stimmt natürlich in gewisser Hinsicht, obwohl erstaunliche Abweichungen bestehen, wenn man das Gewicht eines Gliedes vergleicht mit der Höchstkraft, die normalerweise zum Anheben zur Verfügung steht. So haben direkte Kraftmessungen z.B. folgendes ergeben: Liegt eine Versuchsperson auf dem Rücken und hält den Hals entspannt in einer Schlinge, so übt die Schwerkraft auf ihren Kopf eine Kraft nach unten aus, die 9 Pfund entspricht. Die Kraftanstrengung aber, die bei maximaler Anspannung der Halsbeuger nach oben geleistet wird, entspricht ca. 19 Pfund (vermittelst der Schlinge gemessen) oder insgesamt 28 Pfund, wenn die Kraft mitgemessen wird, die zur Unterstützung des Kopfes notwendig ist. Also ist in

diesem Beispiel das Verhältnis von »Ausreichend« zu »Schwach« 9/28 oder 32%. Bei sitzender Versuchsperson kann der Widerstand des entspannten Unterarmes, der in der Horizontalen am Handgelenk von einem Testgurt gehalten wird, 5 Pfund entsprechen. Die maximale Ellbogenbeugekontraktion kann bei einer Aufwärtsbewegung, die am Handgelenk gemessen wird, 75 Pfund betragen. Das Verhältnis dieser beiden Werte ist 5/80 oder 6,3%. Ähnliche Messungen haben in einigen Beispielen für den M. quadriceps das Verhätlnis 8/80 oder 10% ergeben und für die Hüftabduktoren 12/50 oder 24%. Tatsächlich zeigen derartige Messungen mehr den Kraftimpuls als die tatsächliche Muskelkraft und das Gewicht des Gliedes, wird aber die Länge der Hebelarme in beiden Richtungen, sowohl nach oben als auch nach unten, gleich gehalten, so kann sie bei der Bestimmung ihres Verhältnisses unbeachtet bleiben.
Die angeführten Zahlenbeispiele sollten nicht als typisch für die meisten Menschen angesehen werden, denn es gibt zweifellos große Abweichungen entsprechend dem Alter, der Körperkonstitution usw., wie auch in der Art der Kraftmessung. Die Zahlen sind hier nur angeführt, um die Gefahren bei der Festsetzung von willkürlichen Zahlenwerten über die ursprüngliche LOVETT-Bewertung hinaus aufzuzeigen. Dies kann zu einer falschen Beurteilung führen. Zahlen dürfen nur dann für die Darstellung der Muskeltätigkeit verwendet werden, wenn die Zahlenwerte und die Prüfung im Zusammenhang gesehen werden.
Direkte Kraftmessungen zeigen, daß der Stand der »Ausreichend«-Bewertungen gewöhnlich ziemlich niedrig ist, so daß eine weit größere Spanne zwischen ihr und dem normalen Zustand liegt, als zwischen ihr und einer Muskelzuckung.
Eine »Ausreichend«-Bewertung soll eine *bestimmte funktionelle Schwelle* darstellen für jede einzelne geprüfte Bewegung und darauf hinweisen, daß der oder die Muskeln als geringste Leistung das betreffende Glied gegen die Schwerkraft bis zum vollen Bewegungsausmaß heben kann oder können. So deutlich kennzeichnend diese Bewertungsschwelle auch für die obere Extremität sein mag, so ist sie doch unzureichend für die untere Extremität, weil die Anforderungen, die beim Gehen besonders an die Gruppen der Hüftabduktoren, die Kniestrecker und die Plantar- und Dorsalflektoren des Fußes gestellt werden, weit höher liegen.

»Schwach«-Bewertung

Die Bewertung »Schwach« bezeichnet die Fähigkeit des Patienten, einen Körperabschnitt bis zum vollen Bewegungsausmaß unter Abnahme der Eigenschwere zu bewegen. Ausnahmen bilden die Prüfungen der Finger und Zehen, bei denen das Eigengewicht nicht maßgebend ist, und Prüfungen, bei denen die Ausgangstellungen zur Gewichtabnahme unpraktisch sind (Beugung und Streckung des Halses). Bei diesen Prüfungen kann ein Teil des Bewegungsausmaßes die Bewertung »Schwach« erhalten und das volle Bewegungsausmaß die Bewertung »Ausreichend«.
Wenn die Muskeln mit der Bewertung »Schwach« auch unter dem Funktionsbereich liegen, stellen sie doch eine gewisse Gelenkstabilität dar, die für den Patienten von Wert ist. Außerdem ist dieser Bewertungsgrad in den Anfangsstadien einer Schädigung wichtig, da ein Muskel mit der 2-Bewertung größeres Potential für den Kräftezuwachs aufweist als ein Muskel, der die Bewertung »Muskelzuckung« oder »Null« erhält.

»Muskelzuckung« und »Null«-Bewertung

Eine Muskelzuckung oder deren Fehlen wird durch sorgfältige Beobachtung und durch Tasten der Sehne und des Muskelbauches festgestellt. Eventuell kann man eine Spannungserhöhung oder eine »Spur« Bewegung leichter an einer Sehne sehen oder tasten, wenn sie an der Oberfläche des Körper liegt. Dies sollte zuerst festgestellt werden, dann sollte die Prüfung und das Durchtasten des kontraktilen Gewebes erfolgen. Oft ist es schwierig, manchmal unmöglich, eine minimale Kontraktion bei einem der tiefgelegenen Muskeln festzustellen. Gewöhnlich kann es nur geschehen, wenn die darüberliegenden Muskeln nicht intakt sind und die Kontraktion des geprüften Muskels ausreicht, um sie wahrzunehmen. Es kann angezeigt sein, die Bewertung »Muskelzuckung« oder »Null« mit einem Fragezeichen zu versehen.

Fixation

Manuelle Fixation wird beim Prüfen für hinreichenden Gegenhalt gebraucht, um die gewünschte Bewegung auf ein bestimmtes Gelenk zu beschränken. Ein Muskel zieht beim Kontrahieren gleich stark sowohl an seinem Ursprung als auch an seinem Ansatz. Um eine maximale Muskelfunktion zu erhalten, muß der ruhende Abschnitt, der beim Prüfen gewöhnlich die Gegend des Muskelursprungs ist, durch Muskelspannung, den Zug der Schwerkraft oder Druck von Außen durch manuelle Stabilisation fixiert werden. Deshalb muß bei der Prüfung darauf geachtet werden, daß ein Muskel nicht durch mangelhaften Gegenhalt in seiner Funktion beeinträchtigt wird und somit eine schlechtere Bewertung erzielt. Zum Beispiel ist bei Bewegung im Schultergelenk die Fixation des Schulterblattes notwendig.
Unter synergistischer Tätigkeit versteht man eine Kontraktion aller Muskeln, die ein Gelenk umschließen. Sie umfaßt die Agonisten, die Muskeln, die mit ihnen zusammenarbeiten, um das räumliche Ausmaß zu bestimmen und die Antagonisten, die die

Bewegung kontrollieren oder einschränken. Zum Beispiel würden die langen Fingerbeuger beim Beugen der Phalangen mit maximaler Kraft auch das Handgelenk beugen, wenn dies nicht durch die Handstrecker verhindert würde. Beim Prüfen wird diese Art der Muskelsynergistik gewöhnlich durch die Fixation des Prüfenden während des Tests ausgeschaltet.

Grenzen der manuellen Muskelfunktionsprüfung

Die Methoden der Muskelprüfung in diesem Buch wurden erdacht, um das Ausmaß und den Grad der Schwäche zu prüfen, die den Schädigungen der Muskulatur, der neuromuskulären Bindungen und des 2. motorischen Neurons folgen. Störungen, die eine höhere Ebene des Zentralnervensystems befallen, wie zum Beispiel eine Cerebralparese oder Hemiparese nach Hirnblutung, ändern die Reflexaktivität und bewirken Tonusänderungen in ganzen Muskelsynergien. Obwohl auch hier eine Muskelschwäche vorhanden ist, würde eine Bewertung willkürlicher Bewegungen in den hier ausgewählten Stellungen irreführen. Heute gibt es Methoden, um den relativen Grad einer Schwäche (Hypotonie) und Hypertonie in synergistischen Muskelgruppen durch geänderte Extremitätenstellung und totale Körperhaltung zu bewerten. Ein Überblick über diese Methoden liegt jedoch nicht im Rahmen dieser Veröffentlichung.

Ausleseprüfung

Sowohl die Zeit des Prüfers als auch die Ermüdung des Patienten müssen bei einer eingehenden Muskelprüfung in Betracht gezogen werden. Daher sind Auswahlprüfungen sehr nützlich. Bei einem Verfahren wird der Körperabschnitt vom Prüfer passiv in die Stellung gebracht, die für den normalen Test ohne Rücksicht auf die Schwerkraft genommen wird. Kann der Patient die Stellung gegen Widerstand halten, entscheidet der Prüfer, ob die Bewertung normal oder gut zutrifft. Ist der Patient nicht in der Lage, die Stellung gegen Widerstand zu halten, bestimmt man nach den üblichen Tests einen Wert unter gut.
Ein anderes Auswahlverfahren stellen kombinierte Prüfungen der Extremitäten dar. Flexoren oder Abduktoren beider Schultern werden gleichzeitig im Sitzen geprüft, die Ab- oder Adduktoren beider Hüften in Rückenlage.
Der Prüfer mit Erfahrung wird sicher viele »Schnelltests« ersinnen, speziell für Patienten mit offensichtlich allgemeiner Schwäche. Ein Beispiel ist der Händedruck, bei dem die Kraft der Finger- und Daumenbeuger durch die Stärke und Gleichmäßigkeit, mit dem jedes Fingerglied gegen die Hand des Prüfers drückt, festgestellt werden kann. Auch die Handgelenksmuskeln können durch Widerstand in dieser Stellung geprüft werden (der Prüfer fixiert den Unterarm). Bei einem weiteren Test für die Hand nähert der Prüfer seine Handfläche dem Handrücken des Patienten und gibt allen Streckern der Finger und des Daumens gleichzeitig Widerstand.
Genaues Beobachten des Patienten,wenn er alltägliche Dinge tut, gibt oft Auskunft über eine beeinträchtigte Funktion und ist ein wichtiger Teil der Bewertung. Nachdem die Gesundheitspflege in steigendem Maße vielen geriatrischen Patienten zukommt, sind Auswahlprüfungen wichtige Mittel für die Personen, die sich mit dem Wohl dieser Patienten beschäftigen. Mit der Erfahrung wächst auch die Genauigkeit der Auswahlprüfungen, da der Prüfer die Fähigkeit entwickelt, nicht nur grobe, sondern auch weniger offensichtliche Abweichungen von den normalen Bewegungsmustern zu erkennen. Ohne übermäßigen Zeitaufwand und ohne den Patienten über das Maß zu ermüden, können gültige Urteile über seinen funktionellen Stand gebildet werden.

Ganganalyse

Die Ganganalyse beruht auf einer peinlich genauen Beobachtung des Patienten beim Stehen und Gehen. Abweichungen der normalen Haltung des Patienten, die den Gang beeinflussen können, werden zuerst festgestellt, dann die Abnormitäten sowohl der allgemeinen als auch der speziellen Elemente des Gangablaufs. Diese Abweichungen zeigen die Bereiche der Schwäche und andere Faktoren, die die normale Funktion einschränken. Benützt der Prüfer diese Anhaltspunkte als Leitfaden, kann er dann die erforderlichen Tests durchführen. Die aufgezeichneten Ergebnisse einer Ganganalyse können auch dazu dienen, den Grad der Besserung grundlegender funktioneller Tätigkeit festzustellen. Filme oder Filmausschnitte vom Gangablauf des Patienten sind dafür wertvolle Aufzeichnungen.
Eine genaue Darstellung der Ganganalyse als Auswahlkriterium befindet sich im Anschluß an die Muskelfunktionsprüfung.

Gelenkmessungen

Sie werden mit einem Winkelmesser (Goniometer) vorgenommen. Er ist ein Gerät zur Feststellung der Gelenkbeweglichkeit, die durch Krankheit, Verletzung oder Bewegungsmangel eingeschränkt sein kann. Die Messung ist ein Anhaltspunkt für den Grad einer Behinderung, für die Behandlungsplanung und – bei wiederholter Anwendung – für die Effektivität der angewandten Maßnahmen zur Wiederherstel-

lung der Beweglichkeit. Als objektiver Befund ist sie eine Hilfe für alle an der Behandlung Beteiligten und auch ein motivierender Faktor für den Patienten selbst. Auch wird die Vorlage exakter Messungen bei Einschränkung der Gelenkbeweglichkeit Versicherungen, Krankenkassen und Gerichten die Begutachtung eines Patienten erleichtern.
Der Winkelmesser sollte eine Schenkellänge von ca 30 cm, eine in Abschnitte von 1° oder 5° geteilte Skala besitzen und von Null an nach beiden Seiten ansteigen. Für Zehen und Finger empfiehlt sich das Miller-Goniometer, dessen Schenkel sich an den Streckseiten der Phalangen anlegen lassen.
Die Meßtechnik, die in dieser Ausgabe dargestellt wird, bezieht sich auf die Gelenke der Gliedmaßen. Es ist nicht versucht worden, die Wirbelsäule in die Messungen aufzunehmen, da hierfür weitere Hilfsmittel vonnöten wären.
Es wurde die Technik nach H.U. Debrunner aus dem Bulletin: Offizielles Organ der Schweizerischen Arbeitsgemeinschaft für Osteosynthesefragen: Gelenkmessung (Neutral-0-Methode), Längenmessung, Umfangmessung (Bern, April 1971) übernommen, wie auch der in Graden angegebene Umfang der normalen Gelenkbeweglichkeit als «durchschnittlicher Bewegungsbereich». Für die Empfehlungen zum Anlegen des Winkelmessers wurde das Büchlein von O.A. Russe: Taschenbuch der Gelenkmessung, Neutral-Null-Methode und SFTR-Notierung, 2., überarbeitete Auflage, Verlag Hans Huber, Bern, 1982, hinzugezogen.
Ein Bogen für die Eintragung der Gelenkmessungen ist auf S. 11 eingefügt worden.

Anmerkungen zum Text

Für die vorliegende Ausgabe wurde «Muscle Testing, Techniques of Manual Examination» von Daniels/Worthingham; W.B. Saunders Company, Fifth Edition, 1986, bearbeitet. Der Text wurde kritisch überprüft und zum Teil neu übersetzt. Korrekturvorschläge zur 5. deutschen Auflage sind überprüft und entsprechend berücksichtigt worden. Die Abbildungen wurden in einigen Fällen verändert und Zeichnungen zu den Gelenkmessungen hinzugefügt.
Um den Text des Handbuches so knapp wie möglich zu halten ist darauf verzichtet worden, zu «der Patient» und «der Behandler» die weibliche Form hinzuzufügen. Um Verständnis wird gebeten.

Empfehlungen

Beim Testen sollte der Prüfer so nahe beim Patienten stehen, daß der Krafteinsatz zum Fixieren und Geben des Widerstandes möglichst ökonomisch erfolgt. Wir weisen darauf hin, daß in vielen Zeichnungen der Prüfer vom Behandlungstisch entfernt oder auf der falschen Seite stehend dargestellt ist, damit wichtige Einzelheiten nicht von ihm verdeckt werden. Bei schweren Behinderungen müssen oft andere Ausgangsstellungen gewählt werden. Die Änderungen müssen in den Testbogen eingetragen werden.
Um den Patienten so wenig wie möglich zu ermüden und aus Gründen der Zeitersparnis schlagen wir für die Muskelfunktionsprüfung folgenden Ablauf vor:

Rückenlage

Hals
Beugung – alle Prüfungen

Rumpf
Beugung – alle Prüfungen
Rotation – alle Prüfungen außer schwach

Hüfte
Beugung – Muskelzuckung (1)
Null
Abduktion – schwach (2)
Muskelzuckung (1)
Null
Adduktion – schwach (2)
Muskelzuckung (1)
Null
Innenrotation – schwach (2)
Muskelzuckung (1)
Null

Knie
Streckung – alle Prüfungen

Fuß und Sprunggelenke
Plantarflexion – normal (5) und gut (4)
(Prüfung ohne Belastung)
Dorsalextension und Supination – Muskelzuckung (1) und Null

Supination – schwach (2)
Muskelzuckung (1)
Null
Pronation – schwach (2)
Muskelzuckung (1)
Null

Zehen (4 laterale) und Großzehe – alle Prüfungen

Schulterblatt
Abduktion – normal (5) und gut (4)
ausreichend (3)

Schulter
Anteversion bis 90° – Muskelzuckung (1)
Null
Abduktion bis 90° – schwach (2)
Muskelzuckung (1)
Null
Vorführen des Armes aus der Abduktion –
normal (5)
gut (4)
ausreichend (3)

Ellenbogen
Beugung – schwach (2)
Muskelzuckung (1)
Null

Seitlage

Hüfte
Beugung – schwach (2)
Streckung – schwach (2)
Abduktion – normal (5) und gut (4)
ausreichend (3)
Adduktion – normal (5) und gut (4)
ausreichend (3)

Knie
Beugung – schwach (2)
Streckung – schwach (2)

Oberes Sprunggelenk
Plantarflexion – schwach (2)
Muskelzuckung (1)
Null

Fuß
Supination – normal (5) und gut (4)
ausreichend (3)
Pronation – normal (5) und gut (4)
ausreichend (3)

Schulter
Anteversion bis 90° – schwach (2)
Retroversion – schwach (2)

Bauchlage

Hals
Streckung – alle Prüfungen

Rumpf
Streckung – alle Prüfungen

Hüfte
Streckung – alle Prüfungen außer schwach (2)

Knie
Beugung – alle Prüfungen außer schwach (2)

Schulterblatt
Adduktion und Drehung nach unten – normal (5)
gut (4)
ausreichend (3)
Adduktion – normal (5)
gut (4)
ausreichend (3)
Hochziehen – schwach (2)
Muskelzuckung (1)
Null
Depression – alle Prüfungen

Schulter
Retroversion – alle Prüfungen außer schwach (2)
Rückführen des Armes aus der Abduktion –
normal (5)
gut (4)
ausreichend (3)
Außenrotation – alle Prüfungen
Innenrotation – alle Prüfungen

Ellenbogen
Streckung – normal (5)
gut (4)
ausreichend (3)

Im Sitzen

Rumpf
Rotation – schwach (2)

Hüfte
Beugung – normal (5) und gut (4)
ausreichend (3)
Außenrotation – normal (5) und gut (4)
ausreichend (3)
schwach (2) und Muskelzuckung (1)
Innenrotation – normal (5) und gut (4)
ausreichend (3)

Sprunggelenke
Dorsalextension und Supination
– normal (5) und gut (4)
ausreichend (3)
Supination – ausreichend (3)

Schulter
Anteversion bis 90° – normal (5) und gut (4)
ausreichend (3)
Abduktion bis 90° – normal (5) und gut (4)
ausreichend (3)
Rückführen aus der Abduktion
– schwach (2)
Muskelzuckung (1)
Null

Schulterblatt
Abduktion – schwach (2)
Muskelzuckung (1)
Null
Adduktion und Drehung nach unten –
schwach (2)
Muskelzuckung (1)
Null
Adduktion – schwach (2)
Muskelzuckung (1)
Null
Elevation – normal (5) und gut (4)
ausreichend (3)
Vorführen aus der Abduktion – schwach (2)
Muskelzuckung (1)
Null

Ellenbogen
Beugung – normal (5) und gut (4)
ausreichend (3)
Streckung – schwach (2) und Muskelzuckung (1)
Alle Tests für den Unterarm, das Handgelenk, die Finger und den Daumen können im Sitz mit auf dem Tisch aufliegendem Unterarm ausgeführt werden.

Im Stehen

Oberes Sprunggelenk
Plantarflexion – normal (5) und gut (4)
ausreichend (3)

Muskeltest

Name des Patienten: ____________________

Geburtsdatum: ____________________

Datum des Krankheitsbeginns: ____________________

Diagnose: ____________________

Krankenhaus: ____________________

Behandelnder Arzt: ____________________

Bewertung

Volles Bewegungsausmaß gegen die Schwere
5 Normal – voller Widerstand am Ende des Bewegungsausmaßes
4 Gut – etwas Widerstand

Volles Bewegungsausmaß
3 Ausreichend – gegen die Schwerkraft
2 Schwach – unter Abnahme der Eigenschwere

Kein Bewegungsausschlag
1 Spur – geringe Kontraktion
0 Null – keine Kontraktion

Name des Prüfers: ____________________

Datum: ____________________

links								rechts			
				Hals:	Beuger		Sternocleidomastoideus				
						Extensorengruppe					
				Rumpf:	Beuger		Rectus abdominis				
					Obl. ext. re Obl. int. li	Rotatoren	Obl. ext. li Obl. int. re				
					Strecker		Thorakaler Anteil Lumbaler Anteil				
				Hüfte:	Beuger		Iliopsoas und sartorius				
					Strecker		Glutaeus maximus				
					Abduktoren		Glutaeus medius und Tensor fasciae lat.				
					Adduktorengruppe						
					Außenrotatoren						
					Innenrotatoren						
				Knie:	Beuger		Biceps femoris Semi-Gruppe				
					Strecker		Quadriceps				
				Fuß:	Plantarflektoren		Gastrocnemius Soleus				
					Supinatoren		Tibialis anterior Tibialis posterior				
					Pronatoren		Peronaeus brevis Peronaeus longus				
				Zehen:	Beuger	Grundgelenk	Lumbricales				
						Mittelgelenk	Flex. dig. br.				
						Endgelenk	Flex. dig. lg.				
					Strecker:	Grundgelenk	Ext. dig. lg. Ext. dig. br.				
					Großzehenbeuger	Grundgelenk	Flex. hal. br.				
						Endgelenk	Flex. hal lg.				
					Großzehenstrecker	Grundgelenk	Ext. hal. br.				
						Endgelenk	Ext. hal. lg.				
				Gang:							

Muskeltest

Name des Prüfers: ______________________________

Datum: ______________________________

links							rechts			
				Schulterblatt-	Abduktoren	Serratus anterior				
					Elevatoren	Obere Trapeziusport.				
					Depressoren	Untere Trapeziusport.				
					Adduktoren	Mittlere Trap. Port. Rhomboidei				
				Schulter-	Anteversion	Vordere Deltaport.				
					Retroversion	Latissimus dorsi Teres major				
					Abduktoren	Mittlere Deltaport.				
					horiz. Abd.	Hintere Deltaport.				
					Horiz. Add.	Pectoralis major				
					Außenrotatoren					
					Innenrotatoren					
				Ellenbogen-	Beugung	Biceps brachii Brachioradialis				
					Streckung	Triceps				
				Unterarm	Supinatoren					
					Pronatoren					
				Handgelenk-	Beugung	Flexor carpi radialis Flexor carpi ulnaris				
					Streckung	Ext. carpi rad. lg. u. br.				
				Fingerbeuger	Grundgelenke	Lumbricales				
					Mittelgelenke	Flex. dig. superf.				
					Endgelenke	Flex. dig. prof.				
				Fingerstrecker	Grundgelenke	Ext. dig. communis				
					Fingerschließen	Interossei palmares				
					Fingerspreizen	Interossei dorsales				
					Abductor digiti quinti					
					Opponens digiti quinti					
				Daumenbeuger	Grundgelenk	Flex. pol. br.				
					Endgelenk	Flex. pol. lg.				
				Daumenstrecker	Grundgelenk	Ext. pol. br.				
					Endgelenk	Ext. pol. lg.				
					Abduktoren	Abd. pol. lg. u. br.				
					Adductor pollicis					
					Opponens pollicis					
				Gesicht						

Gelenkmessungen

Name des Patienten: ____________________

Name des Prüfers: ____________________

links				rechts	
			Datum		
		Hüfte:	Beugung		
			Streckung		
			Abduktion		
			Adduktion		
			Außenrot.		
			Innenrot.		
		Knie:	Beugung		
			Streckung		
		OSG:	Plantarflex.		
			Dorsalext.		
		Zehen:	Beugung		
			Streckung		
		Hallux:	Beugung		
			Streckung		
		Schulter:	Antevers		
			Retrovers.		
			Abduktion		
			Adduktion		
			Außenrot.		
			Innnenrot.		
			Transversale Abduktion		
			Transversale Adduktion		
		Ellenbog.:	Beugung		
			Streckung		
		Unterarm:	Supination		
			Pronation		
		Handgelenk	Beugung		
			Streckung		
			Radialabd.		
			Ulnarabd.		
		Finger:	Beugung GG		
			MG		
			EG		
			Streckung GG		
			Abduktion		
			Adduktion		
		Daumen:	Beugung GG		
			EG		
			Streckung GG		
			EG		
			Abduktion		
			Adduktion		

1. Innervationstafeln, Muskeltests und Gelenkmessungen

Innervation der Muskeln des vorderen und seitlichen Halses
(Abgänge von den Hirnnerven und vom Plexus cervicalis)

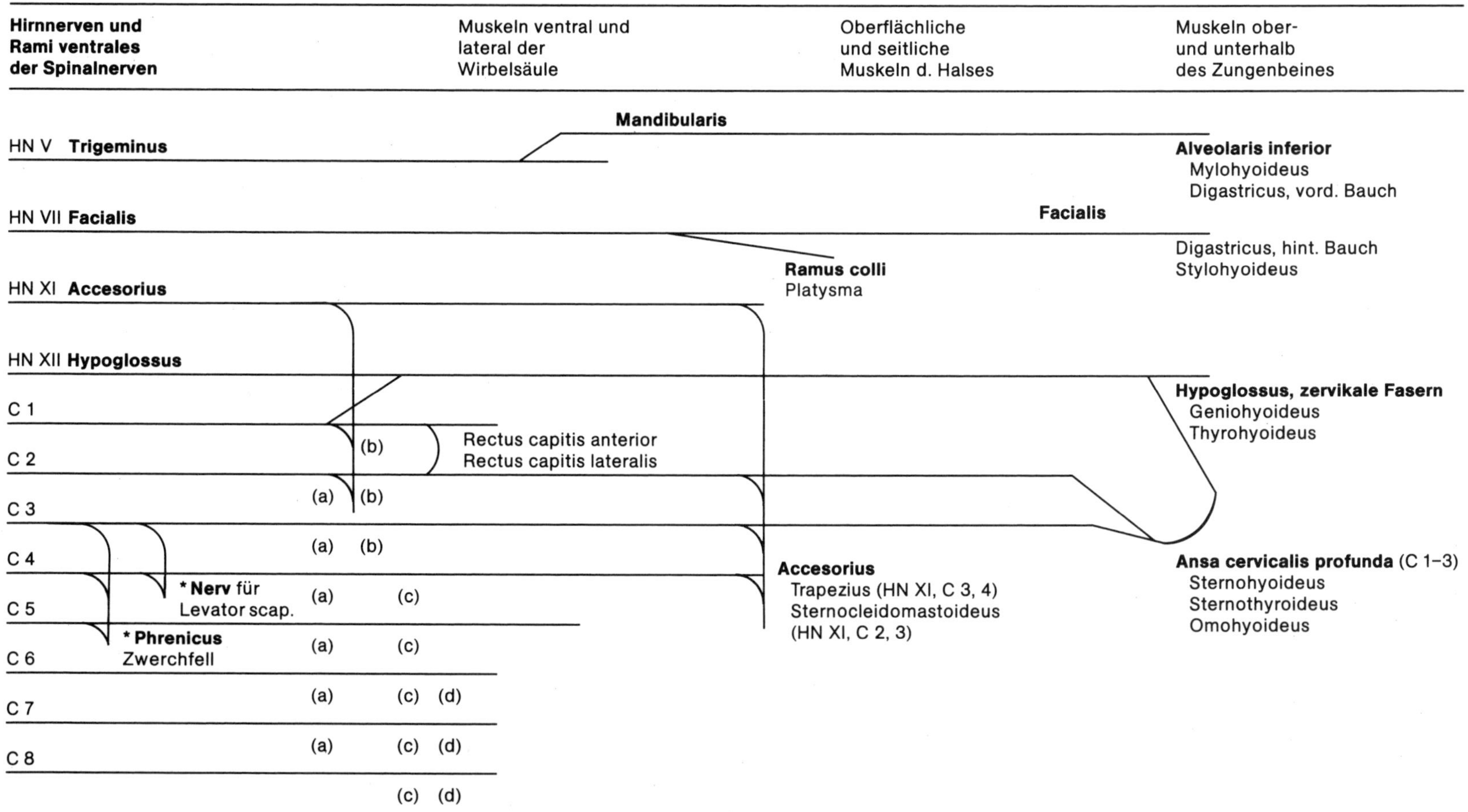

* Der Vollständigkeit halber eingetragen

(a) **Äste** (C 2–7)
Longus colli
(b) **Äste** (C 1–3)
Longus capitis

(c) **Äste** (C 6–8)
Scalenus anterior
Scalenus medius
(d) **Äste** (C 6–8)
Scalenus posterior

Nerven in halbfetter Schrift

Innervation der Muskeln des hinteren Halses und des Rumpfes

Rami dorsales der Spinalnerven	Tiefe Muskeln des Genicks und d. Rückens	Suboccipitale Muskeln	
C 1 **N Suboccipitalis**		Rectus capitis post. major Rectus capitis post. minor Obliquus capitis inferior Obliquus capitis superior	
C 4–8 **Seitl. Äste**	Oberflächl. Schicht Splenius capitis Splenius cervicis		
Äste der Spinalnerven	Sacrospinalis Iliocostalis Longissimus Spinalis Tiefe Schicht Semispinalis capitis Semispinalis cervicis Multifidus Rotatores Interspinales Intertransversarii mediales		
Rami ventrales der Spinalnerven		Thoraxmuskeln	Bauchmuskeln
Äste der Spinalnerven	Intertransversarii anteriores posteriores laterales		
C 3, 4, 5 **Phrenicus**		Zwerchfell	
TH 1–11 **NN Intercostales**		Intercostales externi Intercostales interni Transversus thoracis Levatores costarum	
TH 12 N **Subcostalis**			
TH 1–4 **Äste**		Subcostales	Vordere Muskeln Obliquus ext. abdominis Obliquus int. abdominis Transversus abdominis Rectus abdominis
TH 9–12 **Äste**		Serratus post. sup.	
TH 7–12 **Äste**		Serratus post. inf.	
TH 12–L 1 **Iliohypogastricus**			Pyramidalis
L 1 **Ilioinguinalis**			
TH 12 **Ast**			Hintere Muskeln Quadratus lumborum Psoas major et minor* Iliacus*
TH 12–L 1 **Äste**			

Nerven in halbfetter Schrift

*S. Innervation d. unteren Extr.

Halsbeugung aus der Rückenlage

Bewegungsausmaß:

Die Beugung ist etwas weiter möglich, als bis zum Punkt der Aufhebung der Halslordose. (Der Hauptanteil der Bewegung findet im Atlanto-occipitalgelenk statt.)

Bewegungseinschränkende Faktoren:

1. Spannung des Ligamentum longitudinale posterius, der Ligamenta flava und der Ligamenta interspinalia und supraspinalia.
2. Spannung der dorsalen Halsmuskulatur.
3. Kompression der vorderen Anteile der Bandscheiben.

Gegenhalt:

1. Gewicht des Rumpfes.
2. Kontraktion der Bauchmuskulatur.

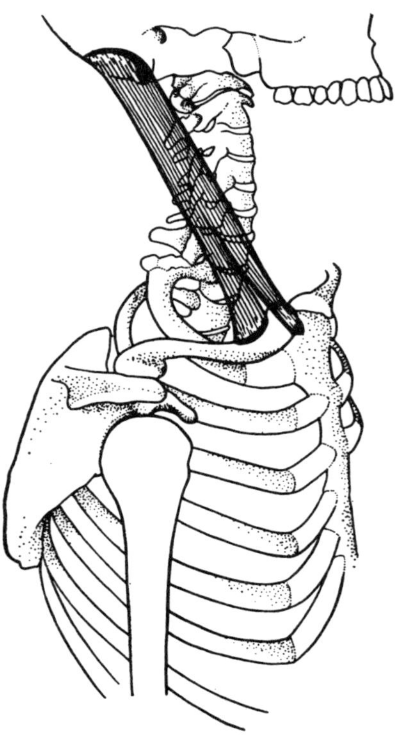

Seitenansicht
M. sternocleidomastoideus

Hauptmuskel

Muskel	Ursprung	Ansatz
Sternocleidomastoideus N: accessorius und Plexus cervicalis (C1–C2)	*Pars sternalis:* a) Oberer Anteil der Vorderfläche des Manubrium sterni	a) Laterale Fläche des Processus mastoideus
	Pars clavicularis: b) Oberer Rand und Vorderfläche des medialen Drittels der Clavicula	b) Durch eine dünne Aponeurose an der Linea nuchae superior

Hilfsmuskeln

M. longus capitis	M. scalenus medius
M. longus colli	M. scalenus anterior
M. scalenus posterior	M. rectus capitis anterior
Infrahyoide Gruppe	

5,4 (Normal und Gut)

Rückenlage.
Fixation des unteren Thorax.
Der Patient beugt die Halswirbelsäule bis zum vollen Bewegungsausmaß. Widerstand wird an der Stirn gegeben.

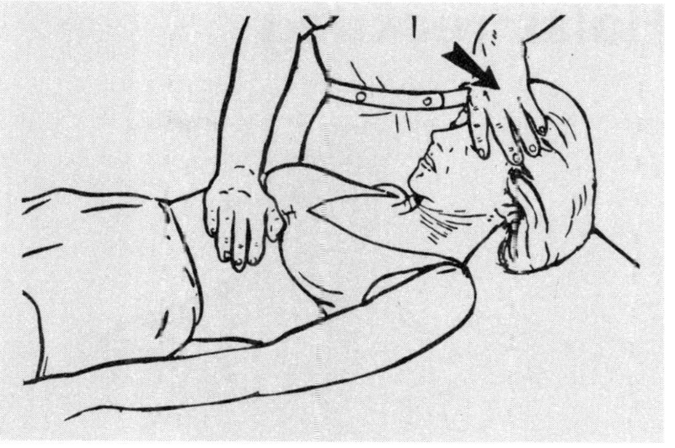

5,4 (Normal und Gut)

Sind beide Mm. sternocleidomastoidei unterschiedlich kräftig, so können sie durch Kopfdrehung zu einer Seite und gleichzeitige Beugung des Halses getrennt geprüft werden. Widerstand wird oberhalb des Ohres gegeben. (Prüfung für die linke Seite ist abgebildet.)

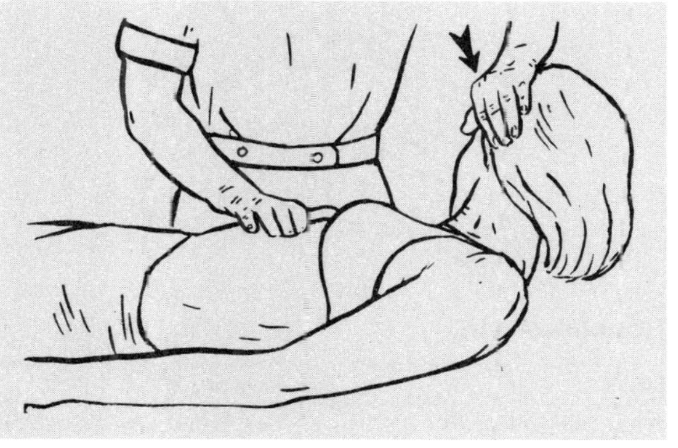

3,2 (Ausreichend und Schwach)

Rückenlage.
Fixation des unteren Thorax.
Der Patient beugt die Halswirbelsäule bis zum vollen Bewegungsausmaß für die 3-Bewertung und um einen Teil des Bewegungsausmaßes für die 2-Bewertung.

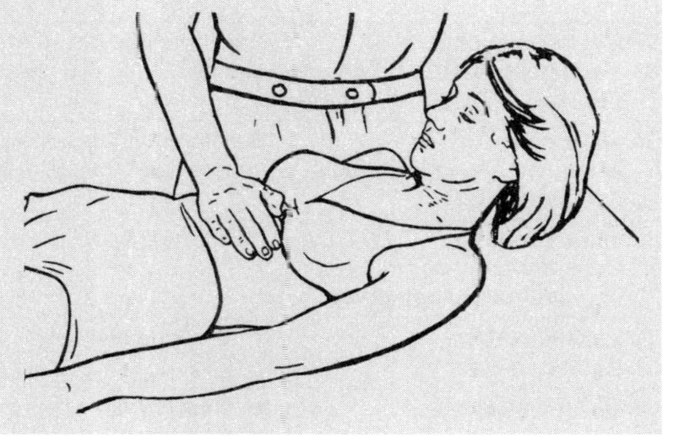

1,0 (Muskelkontraktion und Null)

Der M. sternocleidomastoideus kann auf beiden Seiten des Halses getastet werden, wenn der Patient die Halswirbelsäule zu beugen versucht.

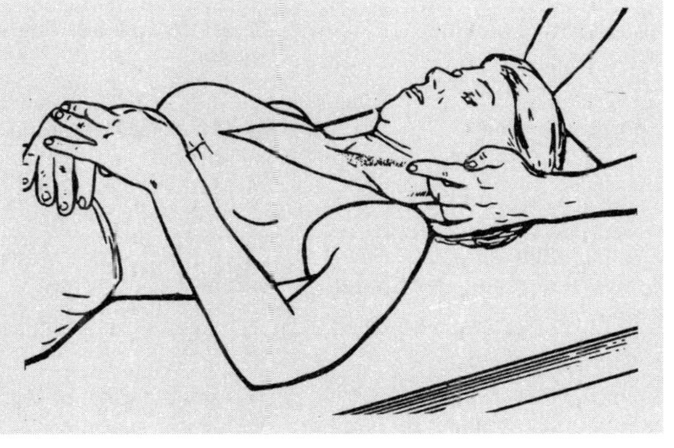

Anmerkung:

Wenn die Hilfsmuskeln schwach sind, verstärkt die Kontraktion der kräftigen Mm. sternocleidomastoidei eher die Konvexität der Halswirbelsäule, als daß sie sie vermindert. Der Kopf wird zwar gehoben, aber nach hinten geneigt, das Kinn vorgestreckt (Entenhals).

Halsstreckung

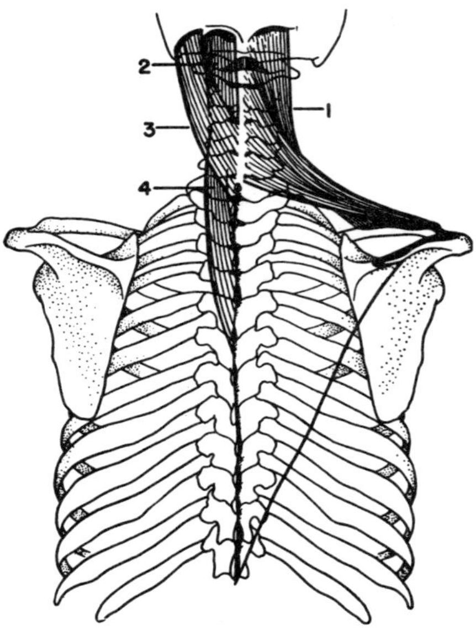

Bewegungsausmaß:

Die Halswirbelsäule (HWS) kann so weit gestreckt werden, bis der Hinterkopf die oberen Partien der Rückenmuskulatur berührt.

Bewegungseinschränkende Faktoren:

1. Spannung des Ligamentum longitudinale anterius der Wirbelsäule.
2. Spannung der vorderen Halsmuskulatur.
3. Annäherung der Processus spinosi.

Gegenhalt:

1. Gewicht des Rumpfes.
2. Kontraktion der Rumpfstrecker.

◀ Rückansicht
1. M. trapezius (obere Portion)
2. M. semispinalis capitis
3. M. splenius capitis
4. M. splenius cervicis

Hauptmuskeln

Muskel	Ursprung	Ansatz
Trapezius (obere Port.) N. accessorius und (C 3, 4)	a) Protuberantia occipitalis externa und mediales Drittel der Linea nuchae superior b) Oberer Anteil des Septum nuchae	Rückseite des lateralen Drittels der Clavicula
Semispinalis capitis N: Rami dorsales der Spinalnerven	Querfortsätze der oberen 4–7 Brustwirbel und der 5 unteren Halswirbel	Zwischen der Linea nuchae superior und der Linea nuchae inferior
Splenius capitis N: Rami dorsales der Spinalnerven (C1–C8)	Dornfortsätze der drei oberen Brustwirbel und der vier unteren Halswirbel	Bereich des Processus mastiodeus des Os temporale
Splenius cervicis N: Rami dorsales der mittleren und unteren Spinalnerven	Dornfortsätze der 3.–6. Brustwirbel	Querfortsätze der 1.–2. Halswirbel
Iliocostalis cervicis N: Rami dorsales	3.–6. Rippenwinkel	Tubercula posteriora der Querfortsätze der 4.–6. Halswirbel
Longissimus capitis	a) Querfortsätze der oberen 3–5 Brustwirbel b) Gelenkfortsätze der unteren 3–4 Halswirbel	Hinterer Rand des Processus mastoideus
Longissimus cervicis	Querfortsätze der oberen 4 oder 5 Brustwirbel	Tubercula posteriora der Querfortsätze der 2.–6. Halswirbel
Spinalis cervicis	a) Dornfortsätze des 2. Brust- bis 6. Halswirbels b) Manchmal von den Dornfortsätzen des 1.–2. Brustwirbels	Dornfortsätze des 2.–4. Halswirbels
Semispinalis cervicis N: Rami dorsales der Spinalnerven	Querfortsätze der oberen 5 oder 6 Brustwirbel	Dornfortsätze der 2.–5. Halswirbel

Hilfsmuskeln

M. multifidus
M. obliquus capitis sup. und inf.
M. rectus capitis posterior maj. und min.
M. levator scapulae

5,4 (Normal und Gut)

Bauchlage mit Kopfüberhang.
Fixation des oberen Thorax und der Schulterblätter. Der Patient streckt die HWS bis zum vollen Bewegungsausmaß. Widerstand wird am Hinterhaupt gegeben.

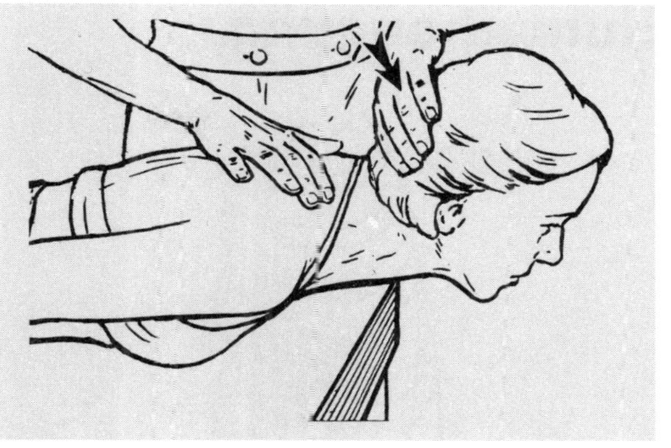

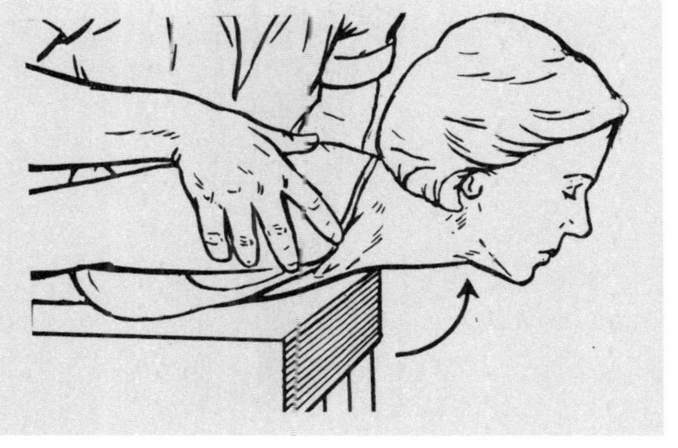

3,2 (Ausreichend und Schwach)

Bauchlage mit Kopfüberhang.
Fixation des oberen Thorax und der Schulterblätter. Der Patient streckt die HWS bis zum vollen Bewegungsausmaß für die 3-Bewertung und um einen Teil des Bewegungsausmaßes für die 2-Bewertung.

Anmerkung:
Sollten die Halsstrecker sehr schwach sein oder die Lage als unbequem empfunden werden, kann der gesamte Test mit aufgestützten Kopf durchgeführt werden. Die Streckmuskulatur der rechten Seite kann durch Kopfdrehung nach rechts bei gleichzeitiger Streckung der HWS geprüft werden und umgekehrt.

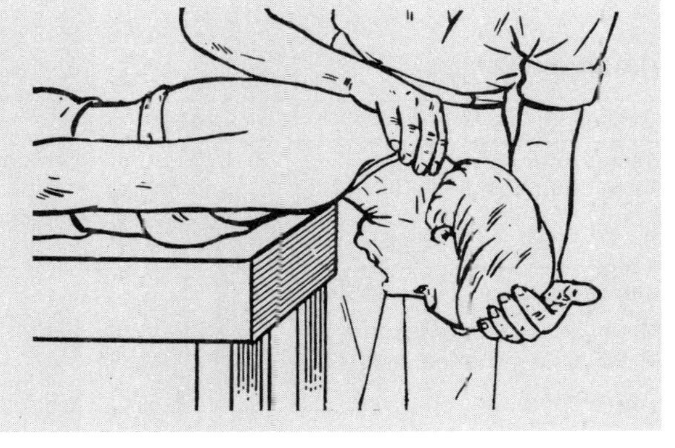

1,0 (Muskelkontraktion und Null)

Bauchlage.
Eine Kontraktion kann durch Sichtbefund oder Palpation der hinteren Halspartie festgestellt werden.

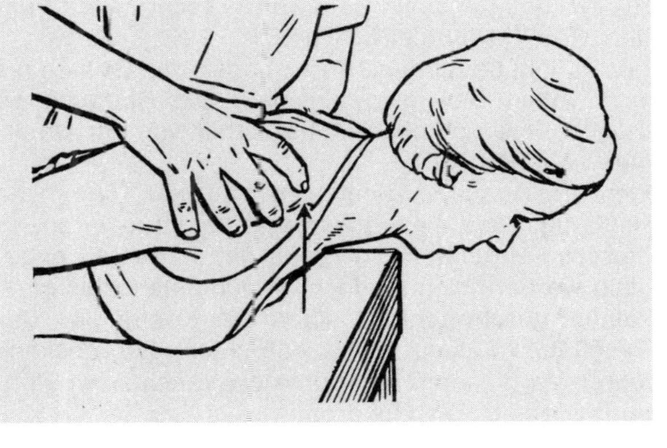

Anmerkung:
Man beachte, daß der Patient eine volle Streckung in der HWS ausführt und nicht mit Hilfe der Rückenstrecker den Rumpf von der Unterlage abhebt und damit eine Streckung der HWS vortäuscht.

Rumpfbeugung

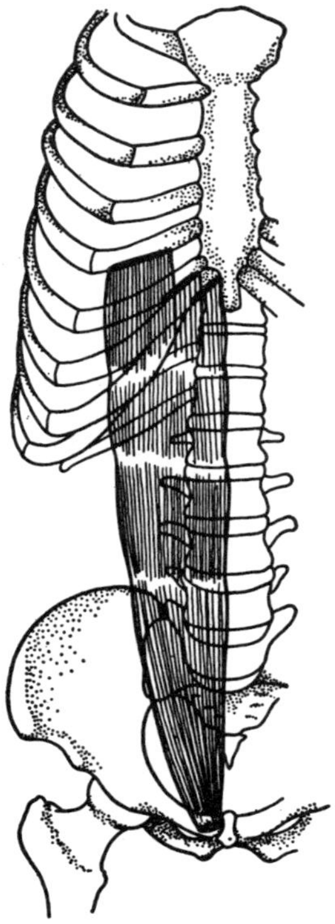

Bewegungsausmaß:

In der Rückenlage ist die Beugung des Thorax zum Becken so weit möglich, bis sich die Schulterblätter von der Unterlage abheben. Die Bewegung findet vorwiegend in der Brustwirbelsäule statt. Das weitere Aufrichten des Rumpfes bis zum Sitz geschieht durch die Hüftbeuger, wobei die Bauchmuskulatur Haltefunktion ausübt.

Bewegungseinschränkende Faktoren:

1. Spannung des Ligamentum longitudinale posterius, der Ligamenta interarcualia (flava), der Ligamenta interspinalia und supraspinale (Septum nuchae).
2. Spannung der Rückenstrecker.
3. Kompression der vorderen Anteile der Bandscheiben.

Gegenhalt:

1. Gewicht der Beine und des Beckens.
2. Hüftbeuger.

◀ Vorderansicht
M. rectus abdominis

Hauptmuskel

Muskel	Ursprung	Ansatz
Rectus abdominis N: Nn. intercostales (Th5–12)	a) In 3 Portionen an den Knorpeln der 5., 6. und 7. Rippen b) Processus xyphoideus	a) Schambein, neben der Schambeinfuge b) Bänder der ventralen Seite der Symphyse

Hilfsmuskeln

M. obliquus internus abdominis
M. obliquus externus abdominis

5 (Normal)

Rückenlage mit hinter dem Kopf verschränkten Händen. Gute Fixation der Beine.
Der Patient beugt den Thorax gegen das Becken bis zum vollen Bewegungsausmaß. Die Beugung ist möglich, bis sich die Schulterblätter von der Unterlage abheben.
Wenn die Rumpfbeuger geschwächt sind, können die Hüftbeuger die Lendenwirbelsäule lordosieren. In diesem Fall sollten die Beine des Patienten angestellt werden. Wenn jedoch die lumbale Streckmuskulatur geschwächt ist, kann die Kontraktion der Bauchmuskulatur zu einer Aufrichtung des Beckens führen. In diesem Fall könnte der Einsatz der Hüftbeuger das Becken fixieren.

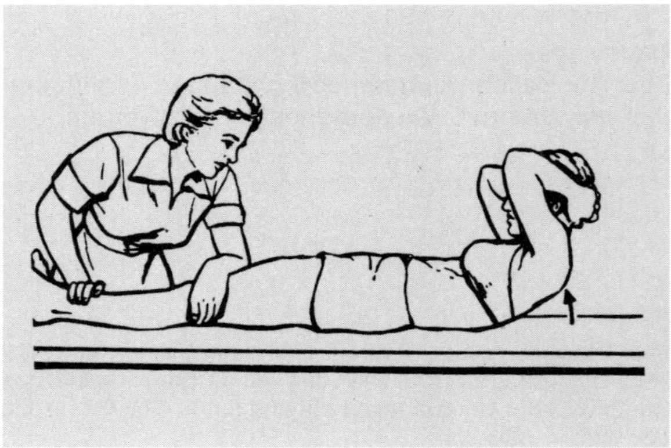

Wenn die Hüftbeuger schwach sind, muß das Becken fixiert werden.
Anmerkung: Der Nabel sollte immer beobachtet werden. Eine Bewegung nach oben deutet auf eine kräftigere Kontraktion des oberen Muskelabschnitts hin und eine Bewegung nach unten auf eine kräftigere Kontraktion des unteren Abschnittes (nicht abgebildet). Die Beugung der Halswirbelsäule sollte vor der Rumpfbeugung geprüft werden.

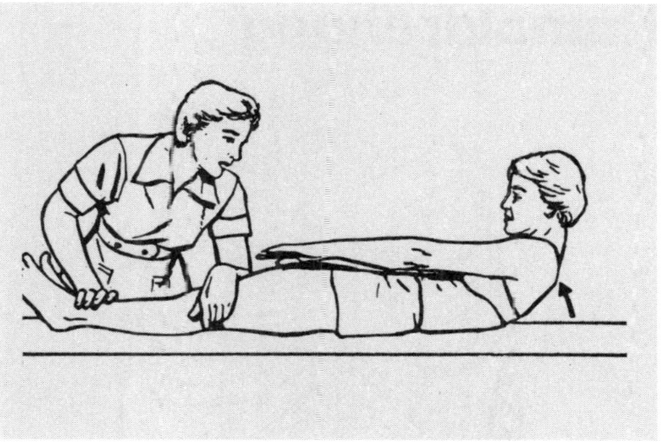

4 (Gut)
Rückenlage mit neben dem Körper liegenden Armen.
Gute Fixation der Beine.
Der Patient beugt den Thorax gegen das Becken bis zum vollen Bewegungsausmaß.

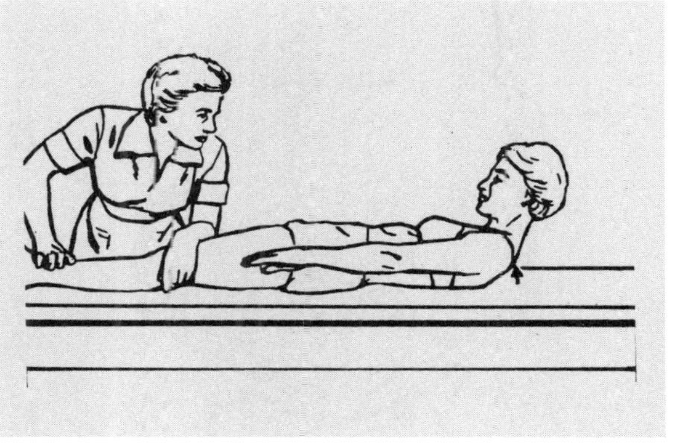

3 (Ausreichend)
Rückenlage mit neben dem Körper liegenden Armen.
Gute Fixation der Beine.
Der Patient beugt den Thorax gegen das Becken, ohne das volle Bewegungsausmaß zu erreichen. Kopf, Schultern und obere Ränder der Schulterblätter werden von der Unterlage abgehoben, die untere Schulterblattecke berührt weiterhin den Tisch.

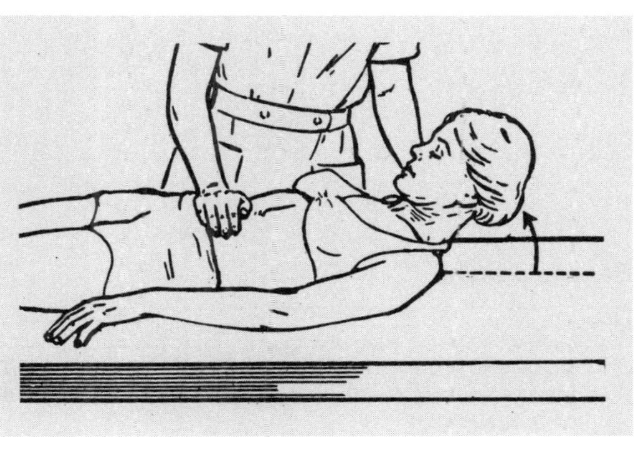

2 (Schwach)
Rückenlage mit neben dem Körper liegenden Armen.
Der Patient beugt die Halswirbelsäule. Der untere Abschnitt des Thorax ist heruntergedrückt und das Becken ist aufgerichtet, so daß die Lendenwirbelsäule flach auf der Unterlage aufliegt.
Die Stärke der Kontraktion kann durch Tasten festgestellt werden.

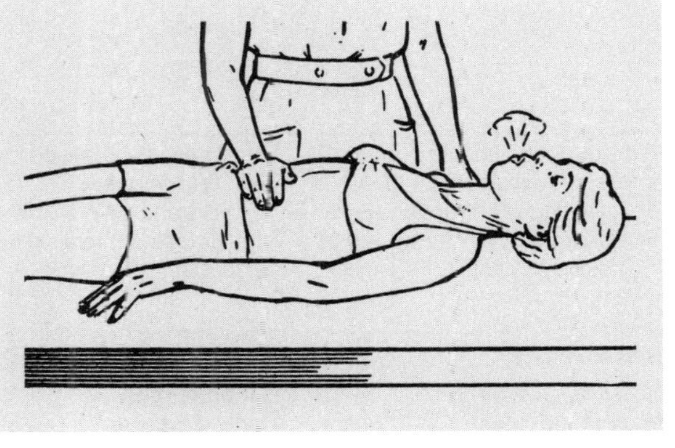

1,0 (Muskelkontraktion und Null)
Rückenlage.
Eine minimale Kontraktion kann durch Palpation der vorderen Bauchdecke festgestellt werden, wenn der Patient versucht zu husten (ebenso bei forcierter Ausatmung oder wenn der Patient versucht, den Kopf zu heben).

Rumpfdrehung

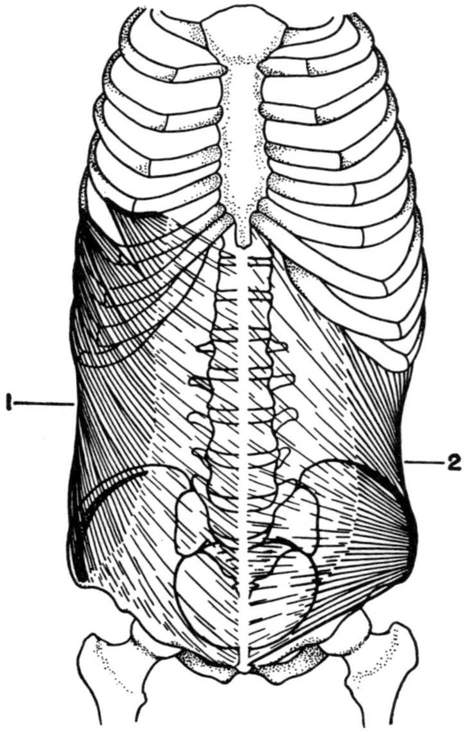

Bewegungsausmaß:

Aus der Rückenlage ist die Rumpfdrehung so weit möglich, bis das Schulterblatt der aufgedrehten Schulter sich von der Unterlage abhebt.

Bewegungseinschränkende Faktoren:

1. Spannung des Anulus fibrosus zwischen den Wirbelkörpern.
2. Spannung der gegenüberliegenden schrägen Bauchmuskulatur.
3. Spannung der Ligg. costovertebralia im Bereich der Brustwirbelsäule.
4. Das Ineinandergreifen der Gelenkfortsätze im Bereich der Lendenwirbelsäule (Rotationsbewegung ist unbedeutend).

Gegenhalt:

1. Gewicht der Beine.
2. Die Hüftbeuger.

◀ Vorderansicht
1. M. obliquus externus abdominis
2. M. obliquus internus abdominis

Hauptmuskeln

Muskel	Ursprung	Ansatz
Obliquus externus abdominis Nn: intercostales Th V–XII N: iliohypogastricus N: ilioinguinalis	Fächerförmig von den Außenflächen und unteren Kanten der unteren 8 Rippen	a) An der vorderen Hälfte des Beckenkammes b) Durch eine Aponeurose am Tuberculum pubicum und der Mitte der Linea pectinea, verflicht sich mit der Aponeurose der Muskeln der anderen Seite und bildet so die Linea alba, die vom Proc. ensiformis bis zur Symphyse reicht
Obliquus internus abdominis Nn: intercostales Th VIII–XII (Ast des N. iliohypogastricus und manchmal des N. ilioinguinalis	a) Laterale Hälfte der oberen Fläche des Leistenbandes b) Vordere zwei Drittel des Beckenkammes c) Hintere Schicht der Fascia thoraco-lumbalis	a) Am Beckenkamm und am medialen Anteil der Linea arcuata b) Linea alba c) Knorpel der 7., 8. und 9. Rippen d) Untere Kanten der drei unteren Rippenknorpel

Hilfsmuskeln

M. latissimus dorsi M. semispinalis	M. multifidus Mm. rotatores	M. rectus abdominis (bei gleichzeitiger Drehung und Beugung)

5 (Normal)

Rückenlage mit hinter dem Kopf verschränkten Händen. Gute Fixation der Beine.
Der Patient dreht und beugt den Thorax nach einer Seite. Wiederholung zur anderen Seite.
Die Prüfung für den linken M. obliquus externus und den rechten Obliquus internus ist auf der Zeichnung abgebildet. Die Drehung zur linken Seite wird entsprechend von der entgegengesetzten Muskulatur ausgeführt. (Wenn die Hüftbeuger schwach sind, wird das Becken fixiert.)

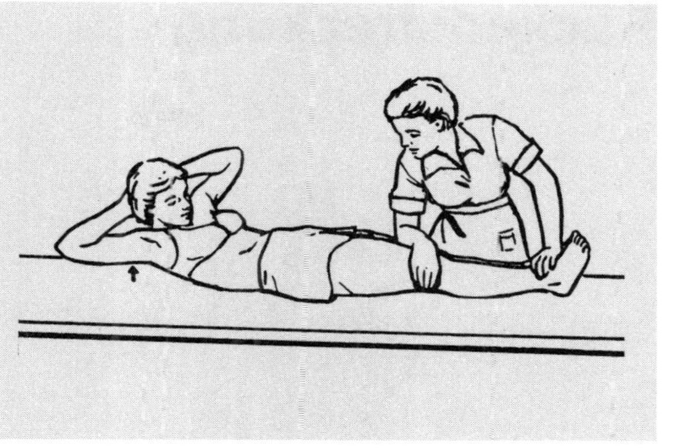

4 und *3* (Gut und Ausreichend)

Rückenlage mit neben dem Körper gehaltenen Armen. Gute Fixation der Beine.
Der Patient dreht und beugt den Thorax zu einer Seite.
4 (Gut) wird erreicht, wenn auch das unten liegende Schulterblatt sich von der Unterlage löst.
3 (Ausreichend) wird erreicht, wenn sich nur die vorwärts gezogene Schulter abhebt.

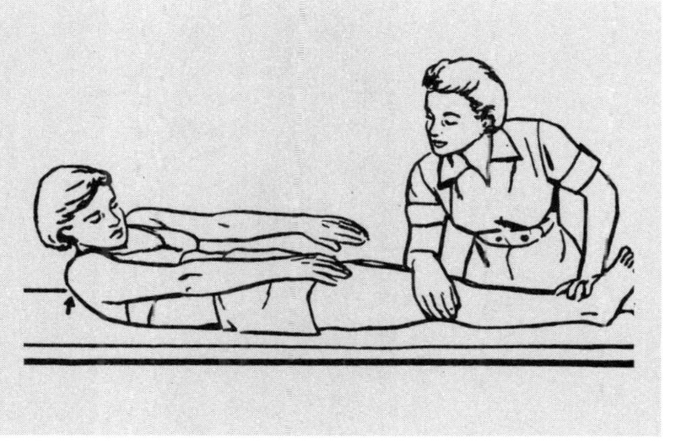

2 (Schwach)

Sitz mit neben dem Körper hängenden Armen. Fixation des Beckens.
Der Patient dreht den Thorax. Wiederholung der Drehung zur anderen Seite.

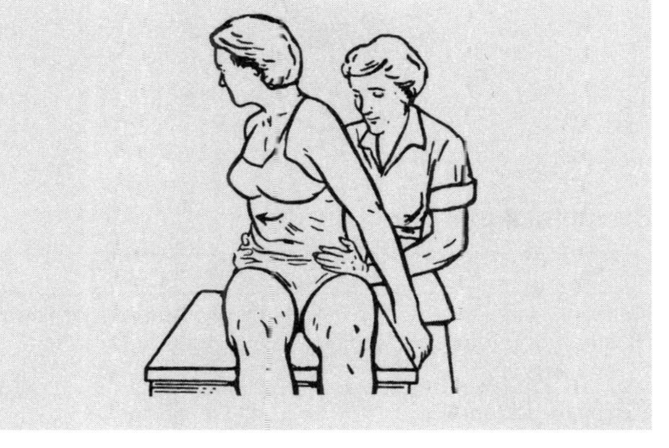

Rückenlage *1,0* (Muskelkontraktion und Null)

Der Prüfer tastet die Muskeln, wenn der Patient versucht, die linke Thoraxseite der rechten Beckenseite zu nähern. Wiederholung zur anderen Seite.

Anmerkung:

Man beachte eine Abweichung des Nabels, der zur Seite des kräftigsten Quadranten bewegt wird, wenn ein Kräfteunterschied der einander diagonal gegenüberliegenden schrägen Bauchmuskeln besteht (nicht abgebildet).
Ein Ansatz zur Rumpfdrehung kann durch den einseitigen Einsatz des M. pectoralis major vorgetäuscht werden.

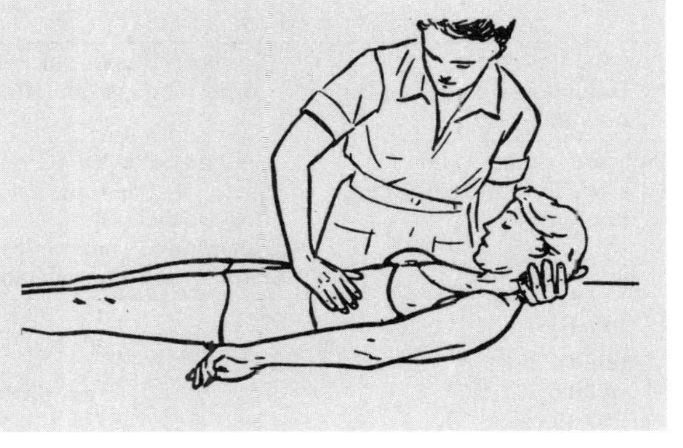

Rückenstreckung

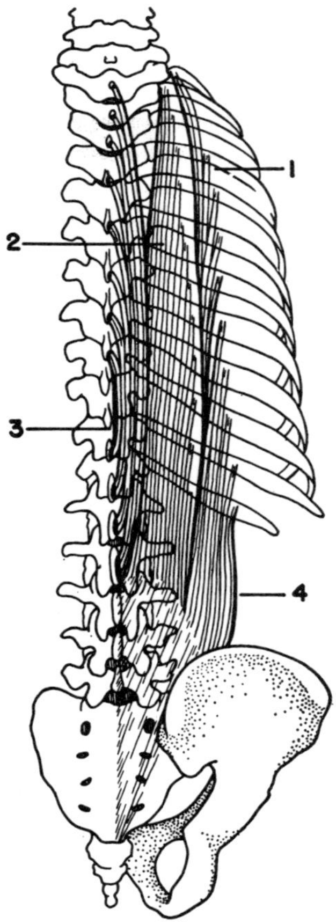

Bewegungsausmaß:

Die Brustwirbelsäule kann nur annähernd bis zu einer Geraden gestreckt werden, während die Lendenwirbelsäule stark lordosiert werden kann.

Bewegungseinschränkende Faktoren:

1. Spannung des Lig. longitudinale anterius der Wirbelsäule.
2. Spannung der vorderen Bauchmuskulatur.
3. Berührung der Processus spinosi untereinander.

Gegenhalt:

1. Gewicht von Becken und Beinen.
2. Kontraktion des M. glutaeus maximus und der ischiocruralen Muskulatur.

◀ Rückansicht
M. erector spinae:
1. M. iliocostalis thoracis
2. M. longissimus thoracis
3. M. spinalis thoracis
4. M. iliocastalis lumborum

Hauptmuskeln

Muskel	Ursprung	Ansatz
Iliocostalis thoracis N: Rami dorsales der Spinalnerven	Obere Kanten der Rippenwinkel der unteren 6 Rippen	a) Obere Kanten der Rippenwinkel der oberen 6 Rippen b) Querfortsatz des 7. Halswirbels
Longissimus thoracis N: Rami dorsales der Spinalnerven	a) Os sacrum b) Dornfortsätze der Lendenwirbel c) Querfortsätze der unteren Brustwirbel	a) Enden der Querfortsätze aller Brustwirbel b) 12.–2. Rippe: zwischen Tuberculum und Angulus
Spinalis thoracis N: Rami dorsales der Spinalnerven	Dornfortsätze der ersten 2 Lendenwirbelkörper und letzten 2 Brustwirbelkörper	Dornfortsätze der ersten 4 bis 8 Brustwirbelkörper
Iliocostalis lumborum N: Rami dorsales der Spinalnerven	Sehnenplatte: Crista sacralis media, Dornfortsätze der Lendenwirbelkörper und 11. und 12. Brustwirbelkörper, Lig. supraspinale, hinterer Anteil des Labium internum des Beckenkammes, Crista sacralis lateralis	Untere Kanten der Rippenwinkel der unteren 6 oder 7 Rippen

Hilfsmuskeln

M. semispinalis
M. multifidus
Mm. rotatores

5,4 (Normal und Gut) (Streckung der LWS)
Bauchlage.
Fixation des Beckens.
Der Patient streckt mit vom Tisch abgehobenen Armen die LWS, bis der untere Anteil des Thorax von der Unterlage abgehoben ist. Widerstand wird an der unteren Thoraxpartie gegeben. (Die Prüfung der Halsstreckung sollte der für die Rückenstreckung vorausgehen.)

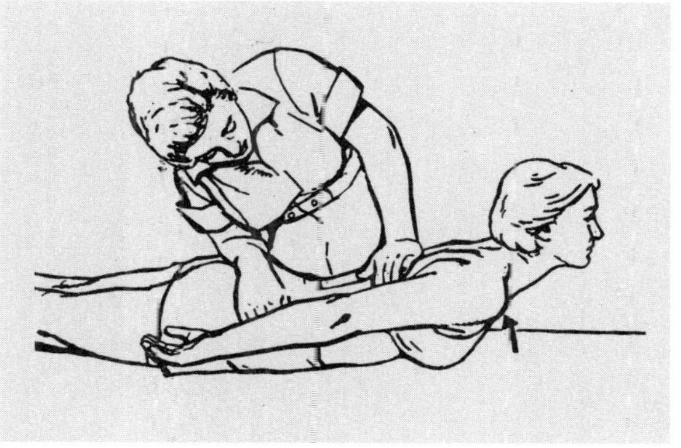

5,4 (Normal und Gut) (Streckung der BWS)
Bauchlage.
Fixation von Becken und unterem Thoraxanteil.
Der Patient streckt die BWS bis zur Horizontalen. Widerstand wird an der oberen Thoraxpartie gegeben. (Die untere Thoraxpartie kann durch ein Kissen unterstützt werden, wenn ein größeres Bewegungsausmaß nötig ist.)

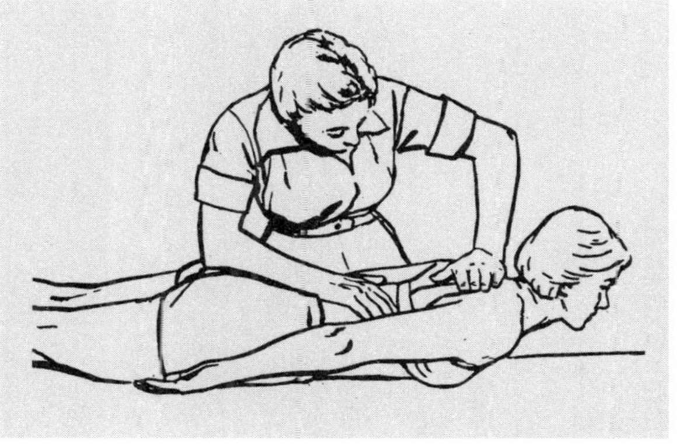

3 (Ausreichend) (Streckung der BWS und LWS)
Bauchlage.
Fixation des Beckens.
Der Patient streckt BWS und LWS bis zum vollen Bewegungsausmaß.

2 (Schwach) (Streckung der BWS und LWS)
Bauchlage.
Fixation des Beckens.
Der Patient erreicht nur einen Teil des Bewegungsausmaßes (nicht abgebildet).

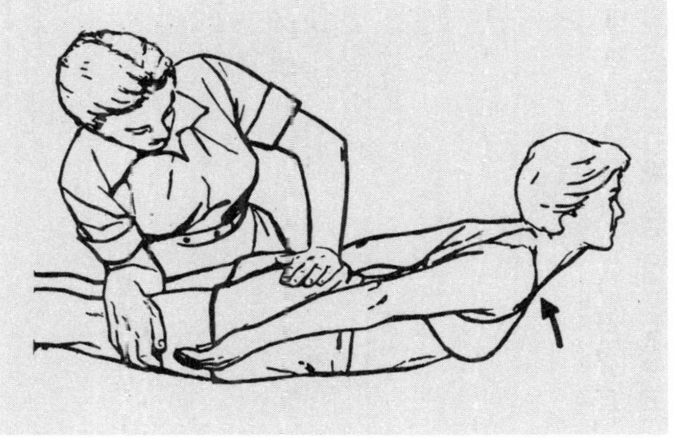

1,0 (Muskelkontraktion und Null)
Bauchlage.
Der Prüfer tastet die Rückenstrecker, um festzustellen, ob und wie weit eine Kontraktion ausgeführt wird, wenn der Patient versucht, den Rumpf zu heben.

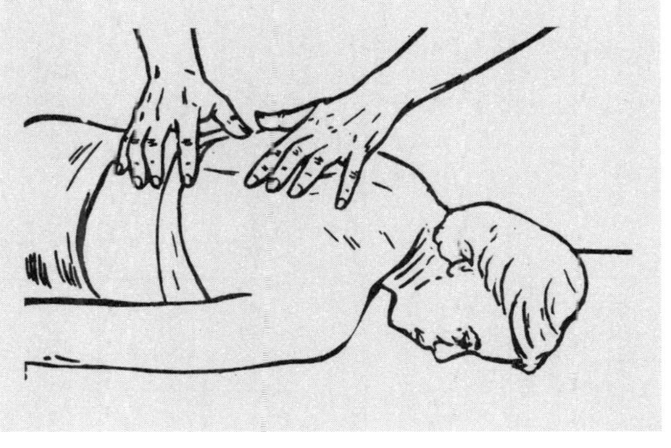

Innervation der Muskeln der unteren Extremität

(Abgänge vom Plexus Lumbosacralis)

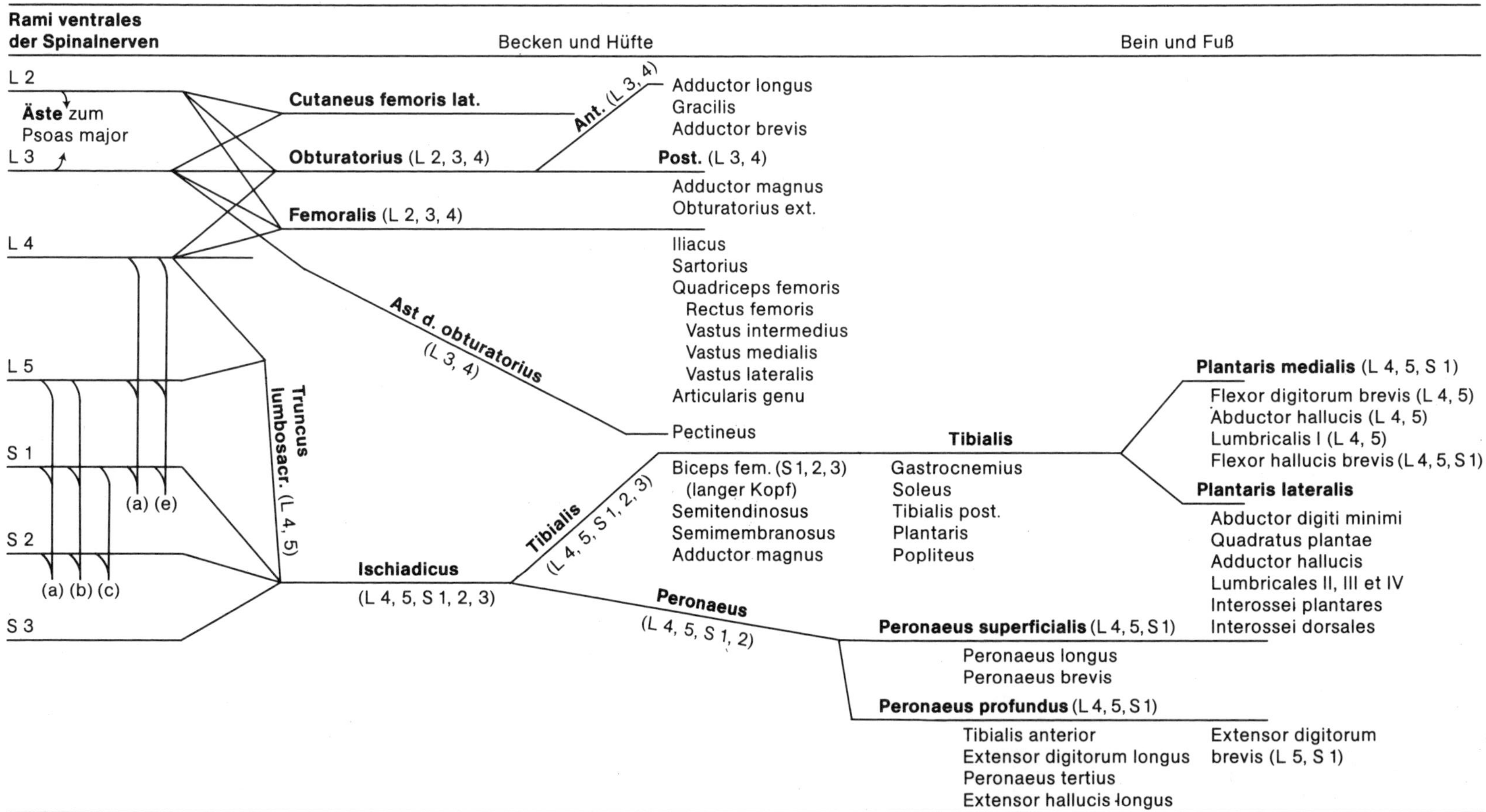

(a) **Glutaeus inf.** (L 5, S 1, 2)
Glutaeus maximus

(b) **Ast** zum Obturatorius int. und Gemellus superior (L 5, S 1, 2)

(c) **Äste** zum Piriformis (S 1, 2)

(d) **Ast** zum Quadratus femoris u. Gemellus inf. (L 4, 5, S 1)

(e) **Glutaeus superior** (L 4, 5, S 1)
Glutaeus medius
Glutaeus minimus
Tensor fasciae latae

Nerven in halbfetter Schrift

Aus Worthingham, C. «Innervationstafeln der Muskulatur der oberen und unteren Extremität» Stanford University Press, 1944

Hüftbeugung

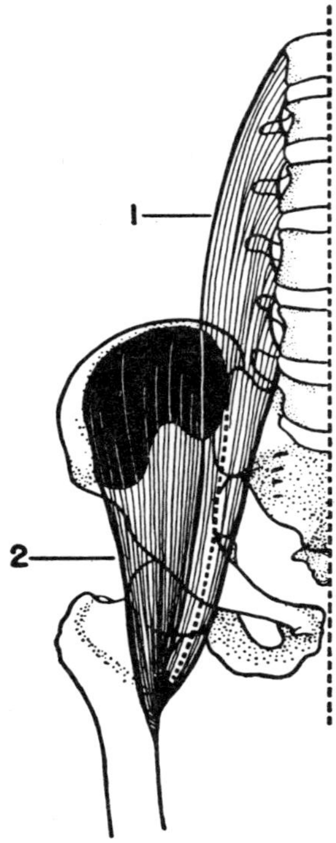

Bewegungsausmaß:

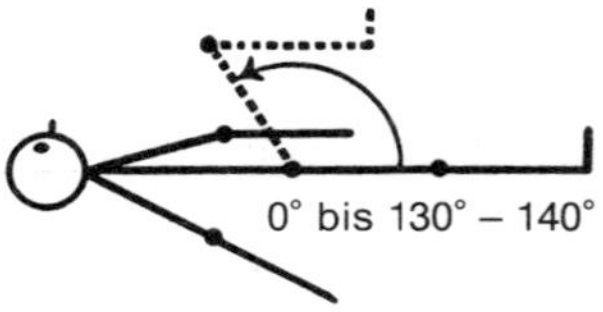

Bewegungseinschränkende Faktoren:

1. Bei gebeugtem Knie: Berührung des Oberschenkels mit der Bauchdecke.
2. Bei gestrecktem Knie: Spannung der ischiocruralen Muskulatur.

Gegenhalt:

1. Gewicht des Rumpfes.
2. Kontraktion der Bauchmuskulatur, um Lendenwirbelsäule und Becken zu fixieren.

◀ Vorderansicht
1. M. psoas major
2. M. iliacus

Neutral-0-Stellung: Hüftgelenk völlig gestreckt, Knie genau nach vorne gedreht.

Anlegen des Winkelmessers
- Ruhender Arm: Linie zwischen Trochanter major und Beckenkamm, seitlich parallel zum Rumpf.
- Beweglicher Arm: laterale Mittellinie des Oberschenkels.

Prüfung in Rückenlage
Die Lendenlordose muß einer Beckenkippung von 12° entsprechen.
Das Ende der Beugefähigkeit ist erreicht, wenn das Becken mit der Beugebewegung mitgeht (Fixieren des Beckens mit der Hand).

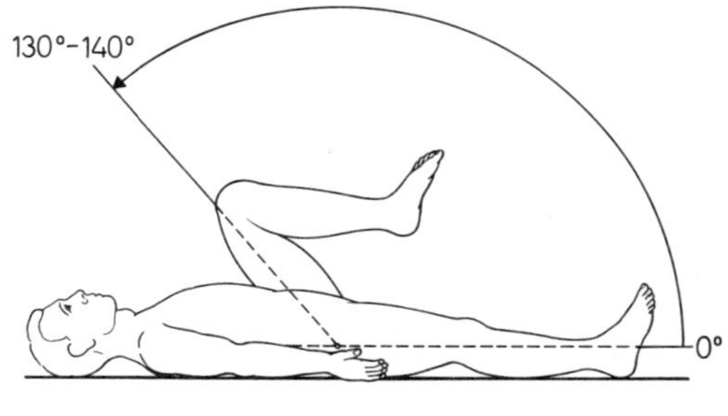

Prüfung in Seitenlage
Bei der Prüfung liegt der Patient auf der Gegenseite, deren Hüftgelenk gestreckt ist. Die Stellung des Beckens (12° nach vorne gekippt) wird durch die Hand des Untersuchers kontrolliert und fixiert.

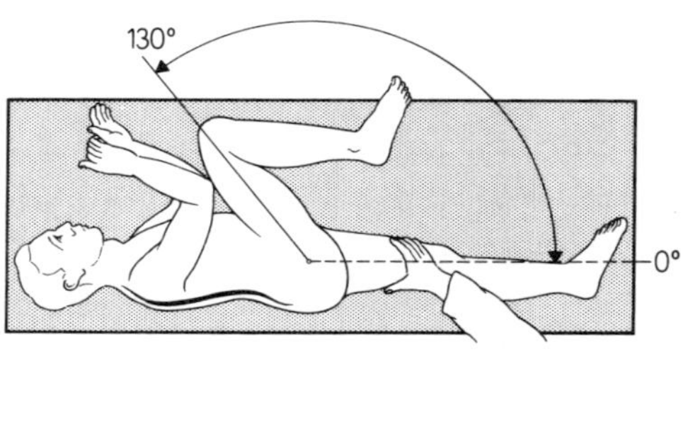

5,4 (Normal und Gut)

Sitz mit über der Kante hängenden Beinen.
Fixation des Beckens.
Der Patient beugt die Hüfte, bis er das volle Bewegungsausmaß erreicht hat. Widerstand wird auf dem Oberschenkel in Knienähe gegeben.

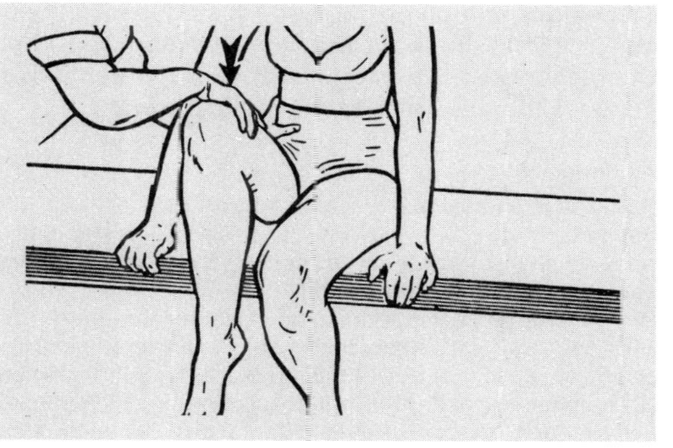

Anmerkung:

Sollte der Sitz als Ausgangsstellung nicht empfehlenswert sein, kann der Test in Rückenlage ausgeführt werden. MT 3 (ausreichend) kann dann nur bis 90 Grad Beugung bewertet werden, da von da ab die Schwerkraft einwirkt. Ausweichbewegungen s. nächste Seite.

3 (Ausreichend)

Sitz mit über der Kante hängenden Beinen.
Fixation des Beckens.
Der Patient beugt die Hüfte, bis er das volle Bewegungsausmaß erreicht hat.

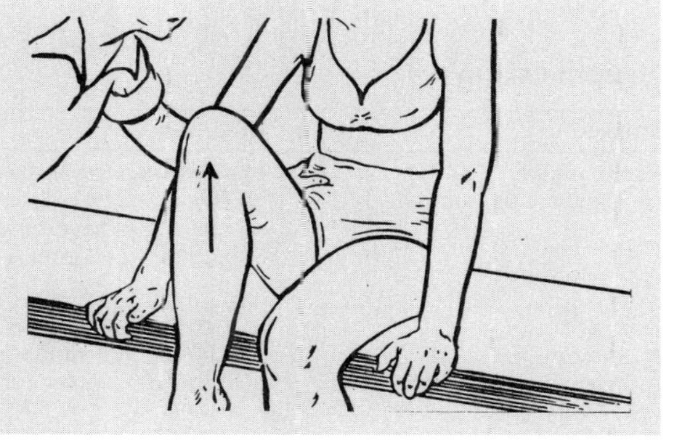

2 (Schwach)

Seitenlage; oberes Bein wird unterstützt. Rumpf, Becken und Beine liegen ausgestreckt.
Fixation des Beckens.
Der Patient beugt das Hüftgelenk bis zum vollen Bewegungsausmaß. Das Knie darf gebeugt werden, um die Spannung der ischiocruralen Muskulatur auszuschalten.

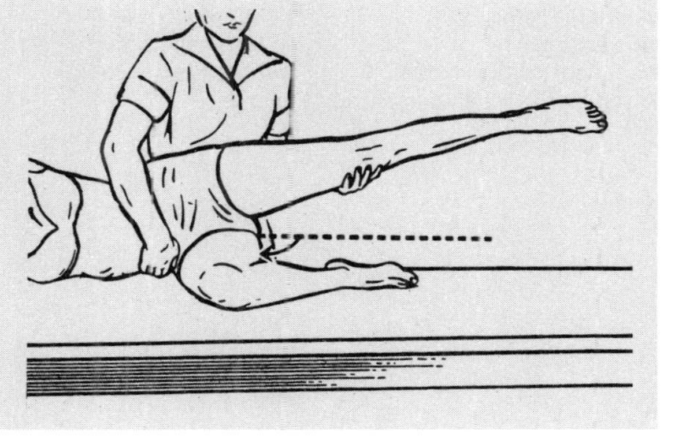

1,0 (Muskelkontraktion und Null)

Rückenlage mit unterstütztem Bein.
Möglicherweise kann die Kontraktion des M. psoas major gleich distal des Lig. inguinale auf der medialen Seite des M. sartorius getastet werden.

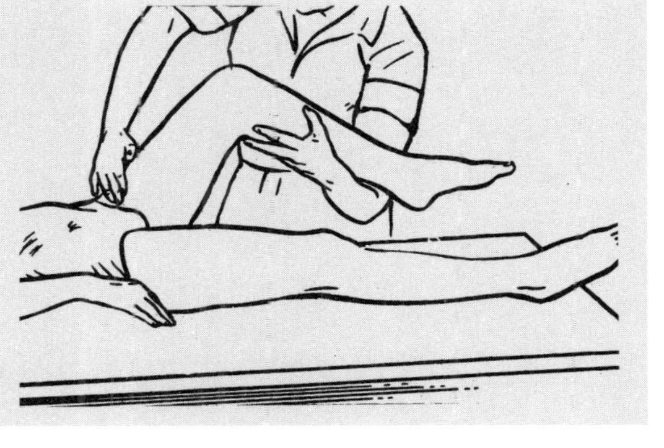

Das Mitanspannen des M. sartorius bei der Hüftbeugung bewirkt die Außenrotation und Abduktion des Oberschenkels. Der Muskel ist während der Bewegung leicht nahe seinem Ursprung zu sehen.

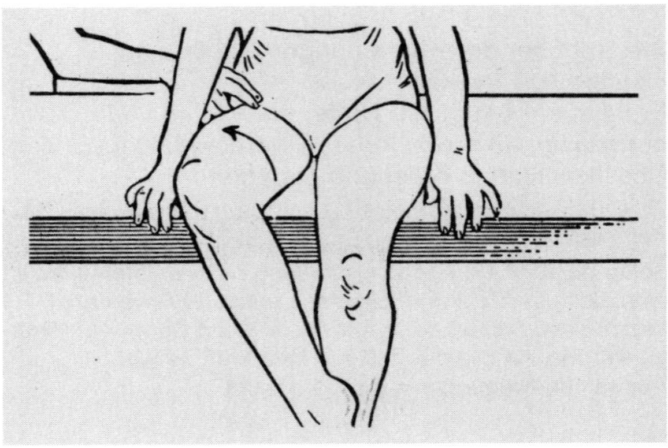

Anmerkung:

Das Mitanspannen des M. tensor fasciae latae bei der Hüftbeugung bewirkt Innenrotation und Abduktion des Oberschenkels. Der Muskel ist an seinem Ursprung zu sehen und zu tasten (nicht abgebildet).
Der Patient kann den Rumpf nach hinten verlagern, um Hilfsmuskeln einzusetzen, doch kann die Endgradigkeit der Beugung nur durch den Hauptmuskel ausgeführt werden. (Es empfiehlt sich, den Patienten aufzufordern, sich mit beiden Händen an der vorderen Kante des Behandlungstisches festzuhalten.)

Hauptmuskeln

Muskel	Ursprung	Ansatz
Psoas major N: Plexus lumbalis (L 2, 3)	a) Processus costarii aller Lendenwirbel b) Seitlich am 12. Brustwirbelkörper und an allen Lendenwirbelkörpern und den dazugehörigen intervertebralen Faserknorpeln	Trochanter minor des Femur
Iliacus N: femoralis (L 2, 3)	a) Obere $\frac{2}{3}$ der Fossa iliaca b) Labium internum des Beckenkammes c) Basis des Os sacrum	a) Laterale Seite der Sehne des M. psoas major b) Femurschaft direkt unter dem Trochanter minor

Hilfsmuskeln

M. rectus femoris
M. sartorius
M. tensor fasciae latae
M. adductor magnus (schräge Fasern)
M. pectineus
M. adductor brevis
M. adductor longus

Hüfte: Beugung – Abduktion – Außenrotation mit Kniebeugung

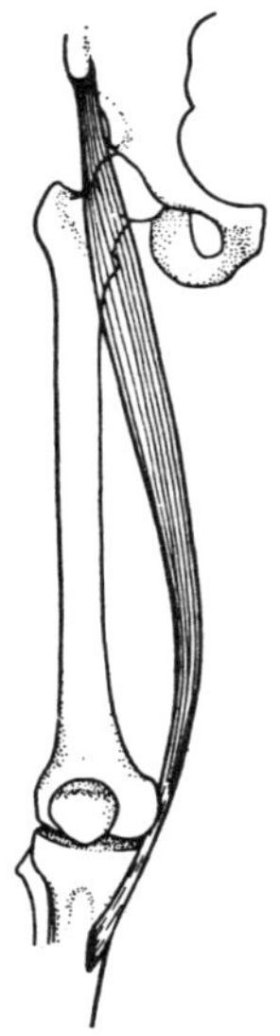

Vorderansicht
M. sartorius

Bewegungsausmaß:

Zweigelenkige Arbeit mit unvollständigem Bewegungsausmaß.

Bewegungseinschränkende Faktoren:

Keine, da Bewegungsausmaß unvollständig.

Gegenhalt:

1. Gewicht des Rumpfes.
2. Kontraktion der Bauchmuskeln, um das Becken zu fixieren.

Hauptmuskel

Muskel	Ursprung	Ansatz
Sartorius N. Femoralis (L 2, 3)	Spina iliaca anterior superior	Pes anserinus superficialis (medial von der Tuberositas tibiae und an der Fascia cruris)

Hilfsmuskeln

Hüft- und Kniebeuger
Hüft-Außenrotatoren
Hüft-Abduktoren

5,4 (Normal und Gut)

Sitz mit Unterschenkelüberhang.
Der Patient beugt, abduziert und außenrotiert in der Hüfte und beugt das Knie.
Widerstand (Beugung – Abduktion) wird über dem Knie, (Außenrotation-Kniebeugung) am Knöchel gegeben.
Anmerkung:
Wenn der Sitz nicht möglich ist, kann der gesamte Test in Rückenlage ausgeführt werden.

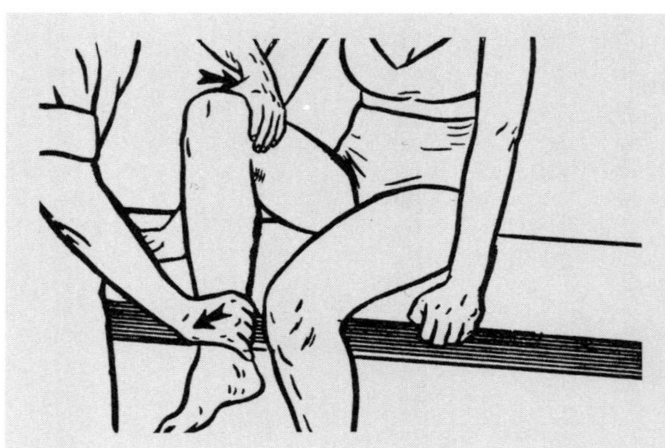

3 (Ausreichend)

Sitz mit Unterschenkelüberhang, die Ferse des zu prüfenden Beins befindet sich vor dem Knöchel des anderen Beins. Becken fixieren.
Der Patient hebt die Ferse bis vor das Knie des anderen Beins. Dabei beugt, abduziert und außenrotiert er in der Hüfte und beugt das Knie.

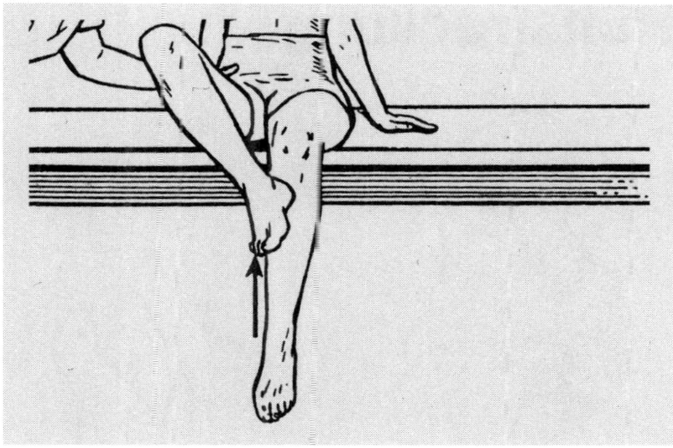

2 (Schwach)

Wie oben, doch mit unvollständigem Bewegungsausmaß (nicht abgebildet), oder Rückenlage, die Ferse des zu prüfenden Beines auf dem Fußgelenk des anderen Beines. Becken fixieren.
Der Patient zieht die Ferse mit Hüftbeugung, Abduktion und Außenrotation zum Knie.

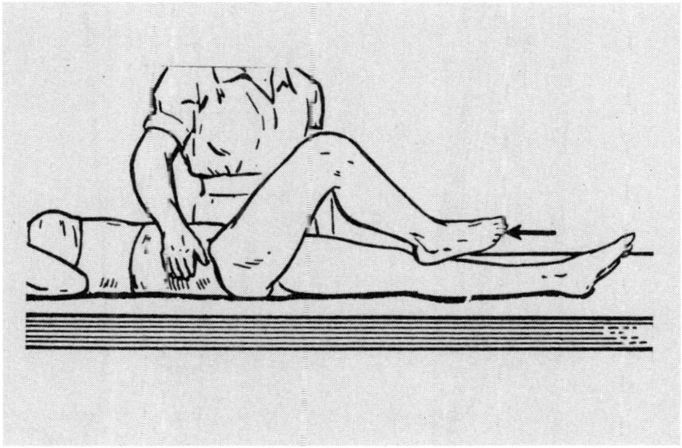

1,0 (Muskelkontraktion und Null)

Rückenlage mit unterstütztem Bein. Der Palpationspunkt kann am Ursprung (spina iliaca ant. sup.) gefunden werden.

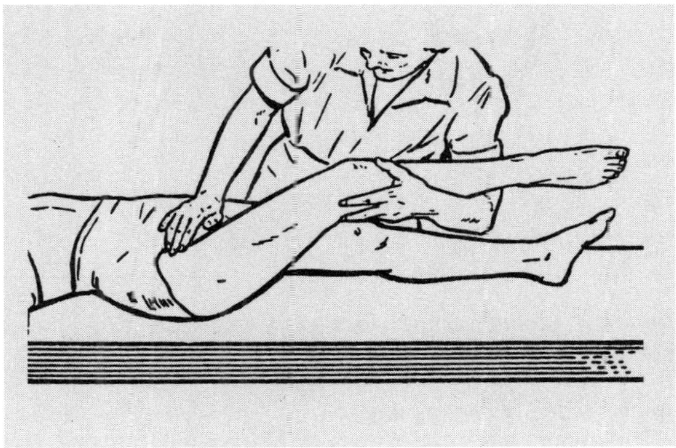

Eine Ersatzfunktion durch den M. iliopsoas oder Rectus femoris kann daran erkannt werden, daß sie nicht zu einer Abduktion-Außenrotation in der Hüfte führt.

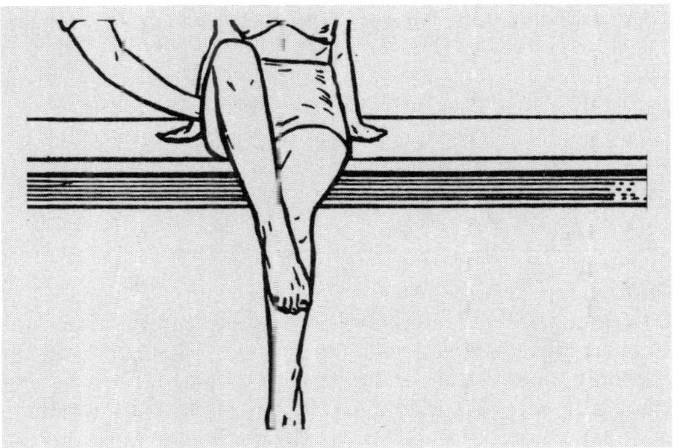

Hüftstreckung

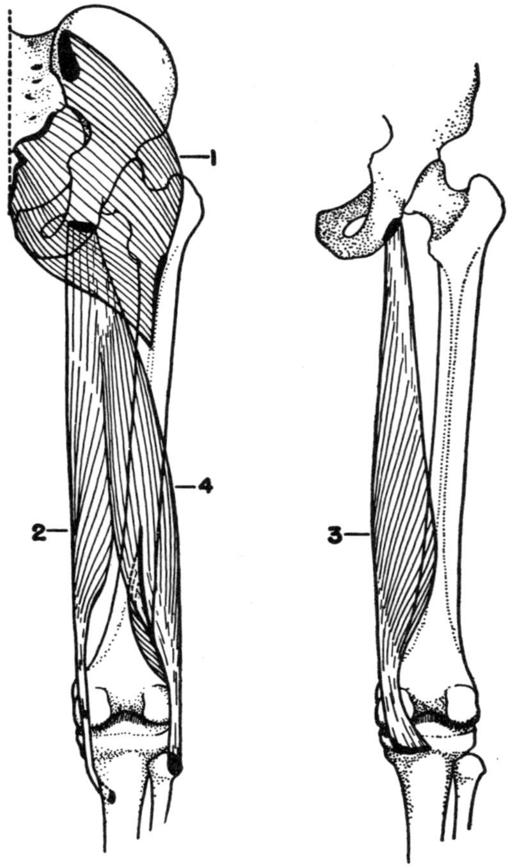

Bewegungsausmaß:

Streckung

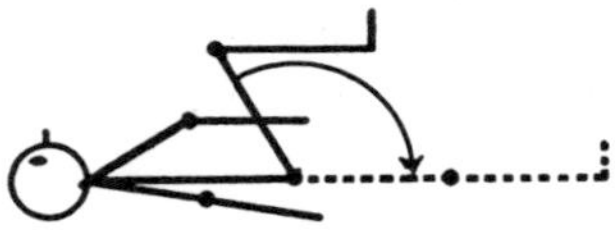

Überstreckung

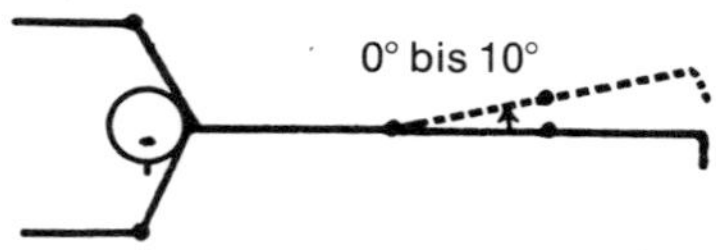

Bewegungseinschränkende Faktoren:

1. Spannung des Ligamentum iliofemorale.
2. Spannung der Hüftbeugemuskulatur.

Gegenhalt:

1. Gewicht des Rumpfes.
2. Kontraktion der Mm. iliocostalis lumborum und quadratus lumborum.
3. Der Patient hält sich an der Untersuchungsbank fest und stützt den gegenseitigen Fuß auf.

◀ Rückansicht

1. M. glutaeus maximus
2. M. semitendinosus
3. M. semimembranosus
4. M. biceps femoris (langer Kopf)

Neutral-0-Stellung: Hüftgelenk völlig gestreckt, Knie genau nach vorne gedreht.

Anlegen des Winkelmessers

- Ruhender Arm: Linie zwischen Trochanter major und Beckenkamm, seitlich parallel zum Rumpf.
- Beweglicher Arm: laterale Mittellinie des Oberschenkels.

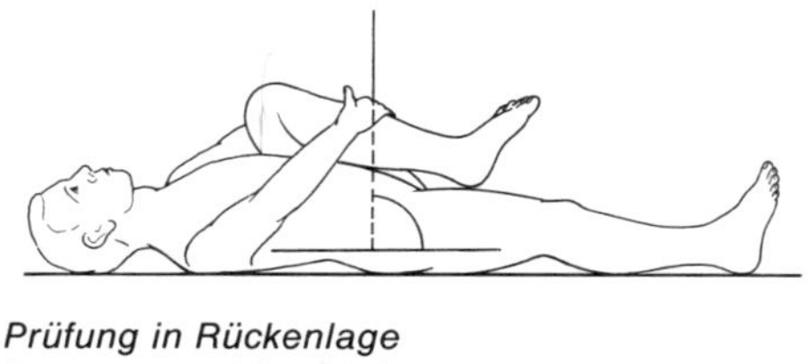

Prüfung in Rückenlage

Das gegenseitige Hüftgelenk wird soweit gebeugt, bis das Becken in seiner Normalstellung fixiert ist und in dieser Stellung durch den Patienten gehalten (Thomasscher Handgriff) wird. Die Extension ist bis zur Neutral-0-Stellung möglich, wenn der untersuchte Oberschenkel flach auf der Unterlage liegen bleibt. Durch weitere Beugung des vom Patienten fixiert gehaltenen Hüftgelenkes kann das Becken weiter aufgerichtet werden. *Bleibt der untersuchte Oberschenkel dabei auf der Unterlage liegen,* entspricht der Aufrichtewinkel der Überstreckbarkeit (s. Abbildung).

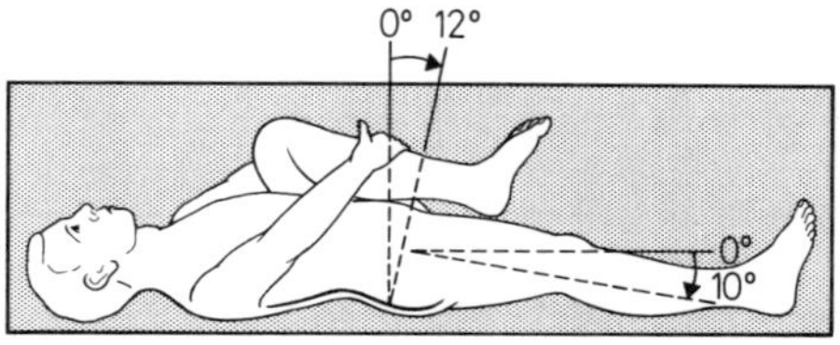

Prüfung in Seitlage

Das unten liegende Bein wird durch den Thomasschen Handgriff fixiert. Die Überstreckbarkeit wird hier nicht – w. o. – an einer Bewegung des Beckens, sondern der Bewegung des Beines geprüft.

5,4 (Normal und Gut)

Bauchlage mit Beinüberhang. Fixation des Beckens. Der Patient streckt das Hüftgelenk bis zum vollen Bewegungsausmaß. Widerstand am Oberschenkel in Knienähe.

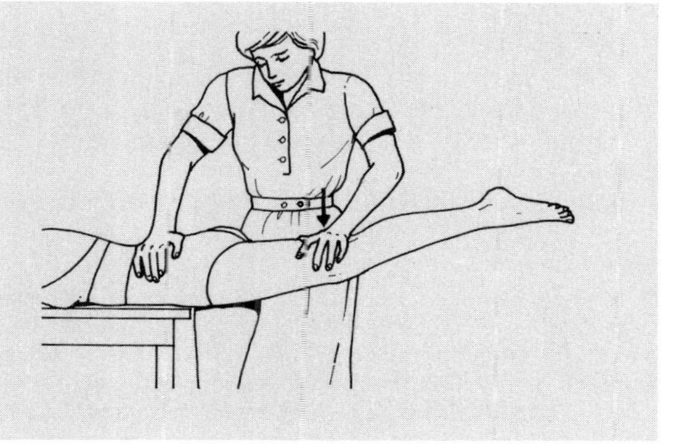

5,4 (Normal und Gut) mit Ausschaltung der ischiocruralen Muskulatur:
Ausgangsstellung und Ausführung wie oben, doch mit gebeugtem Knie.

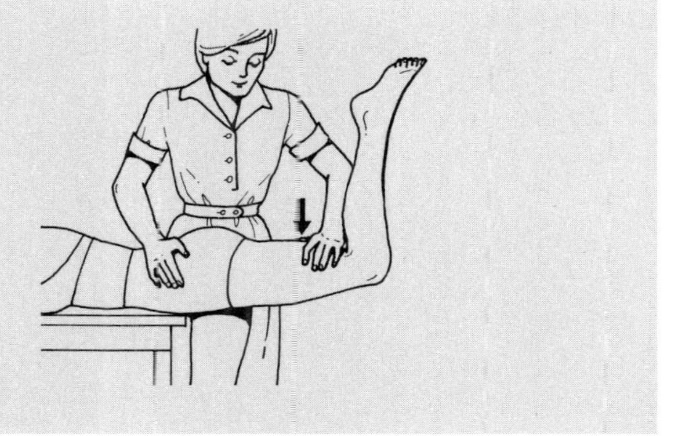

3 (Ausreichend)

Bauchlage mit Beinüberhang. Fixation des Beckens. Der Patient hebt das Bein bis zum vollen Bewegungsausmaß, zur isolierten Prüfung des M. glutaeus maximus mit gebeugtem Knie.

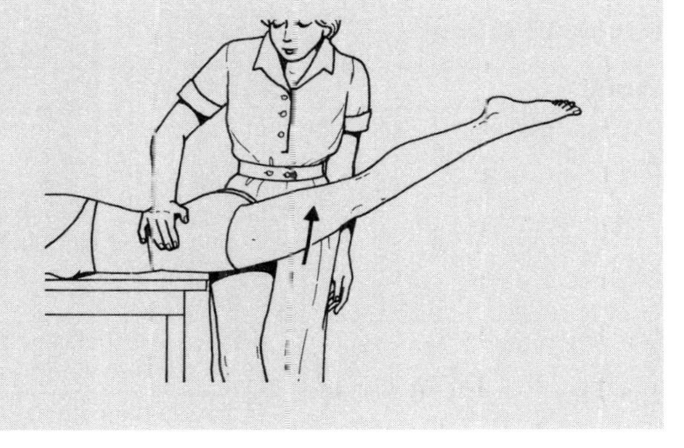

2 (Schwach)

Seitlage, oberes Bein wird gehalten.
Das untere Bein in Hüftbeugung und Kniebeugung.
Fixation des Beckens.
Der Patient streckt das Hüftgelenk bis zum vollen Bewegungsausmaß.
(Das Knie wird gebeugt, um den M. glutaeus maximus isoliert zu prüfen.)

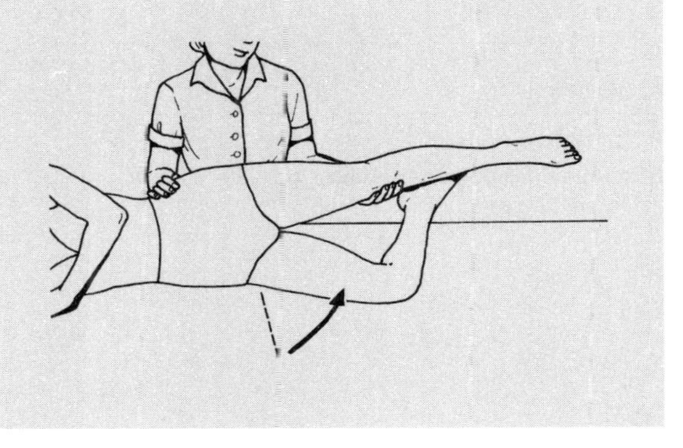

1,0 (Muskelkontraktion und Null)

Bauchlage.

Eine Kontraktion des M. glutaeus maximus hat die Vertiefung der Glutealfalte zur Folge. Die oberen und unteren Portionen des Muskels können getastet werden.

Palpation auch am Kreuzbeinrand (nicht abgebildet).

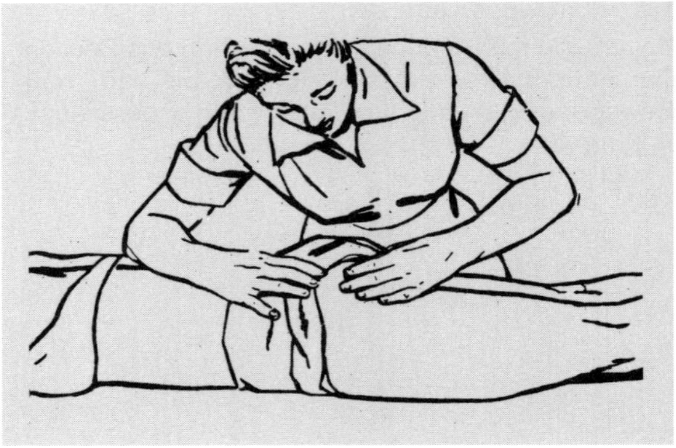

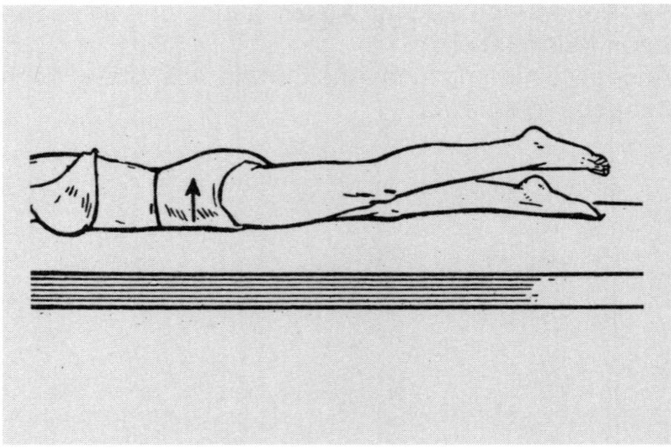

Anmerkung:

Der Patient kann sein Bein durch die ischiocrurale Muskulatur fixieren, eine Beckenseite anheben und so das Bein durch Streckung der Lendenwirbelsäule von der Unterlage abheben. Der Prüfer muß sicher gehen, daß das Becken fixiert ist und die Bewegung im Hüftgelenk stattfindet. Sollte die Bauchlage mit Beinüberhang nicht empfehlenswert sein, kann der Test auch in Bauchlage ausgeführt werden (5–4–3–1–0).

Hauptmuskeln

Muskel	Ursprung	Ansatz
Glutaeus maximus N: glutaeus inferior (L 5, S 1, 2)	a) Labium externum der Crista iliaca oberhalb und hinter der Linea glutaea posterior b) Hinterfläche des unteren Kreuzbeinanteils und seitlich am Steißbein c) Hinterfläche des Ligamentum sacrotuberale	a) Tractus iliotibialis der Fascia lata über dem Trochanter major b) Tuberositas glutaea femoris
Semitendinosus N: tibialis (L 5, S 1, 2, 3)	a) Tuber ischiadicum unterhalb und vor dem M. semimembranosus	a) Medial an der Vorderfläche des proximalen Tibiaschaftes
Semimembranosus N: tibialis (L 5, S 1, 2, 3)	Tuber ischiadicum oberhalb und lateral des M. semitendinosus	a) Hinterfläche des medialen Condylus tibiale b) Faserig an der Rückseite des lateralen Condylus femoris
Biceps femoris (langer Kopf) N: tibialis (S 1, 2, 3)	Tuber ischiadicum (wie M. semitendinosus)	Laterale Seite des Fibulaköpfchens

Hilfsmuskeln

Glutaeus medius und minimus, dorsale Fasern
Adductor magnus

Hüftabduktion

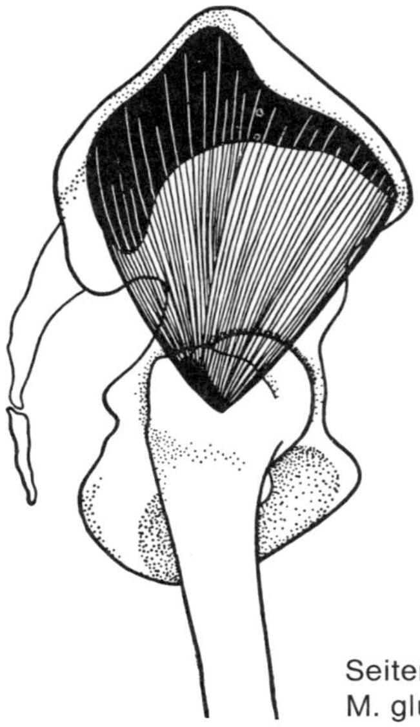

Seitenansicht
M. glutaeus medius

Bewegungsausmaß:

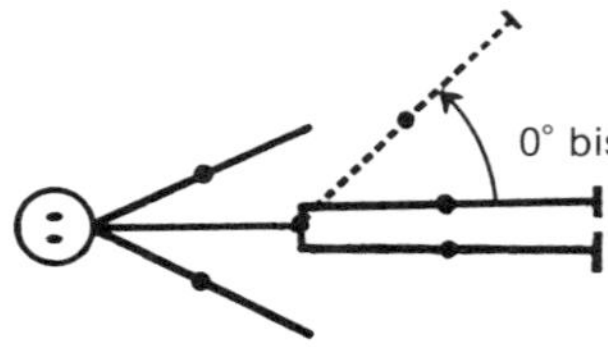

Bewegungseinschränkende Faktoren:

1. Spannung des medialen Bandes des Ligamentum iliofemorale und des Ligamentum pubofemorale.
2. Spannung der Hüftadduktoren.

Gegenhalt:

1. Gewicht des Rumpfes.
2. Kontraktion der lateralen Bauchmuskeln und des M. latissimus dorsi.

Hauptmuskeln

Muskel	Ursprung	Ansatz
Glutaeus medius N: glutaeus superior (L 4, 5, S 1)	Außenfläche des Os ilium zwischen Beckenkamm und Linea glutaea posterior und anterior	Schräg an der Außenfläche des Trochanter major

Hilfsmuskeln

M. tensor fasciae latae
M. glutaeus maximus (obere Fasern)
M. glutaeus minimus

Neutral-0-Stellung: Die Verbindungsgerade der beiden Spinae iliacae ant. sup. bildet mit der Linie zwischen Spina iliaca ant. sup. und Epicondylus lat. femoris (oder Tractus ilio-tibialis) einen rechten Winkel.

Anlegen des Winkelmessers
- Ruhender Arm: parallel zur Körperlängsachse.
- Beweglicher Arm: vordere Mittellinie des Oberschenkels.

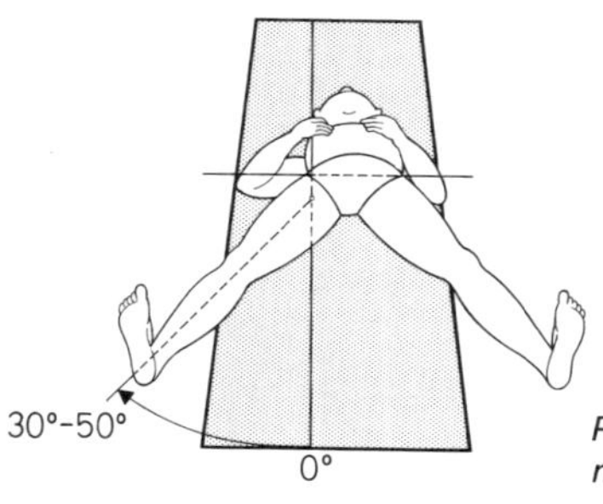

Prüfung in Rückenlage mit gestrecktem Gelenk

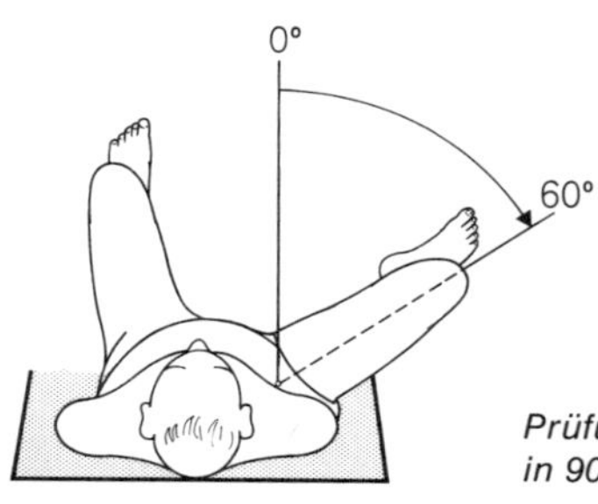

Prüfung in Rückenlage in 90° Beugestellung

5,4 (Normal und Gut)

Seitlage mit dem Bein in leichter Rückstreckung. Das unten liegende Bein ist gebeugt, um das Gleichgewicht zu halten.
Fixation des Beckens.
Der Patient abduziert das Bein bis zum vollen Bewegungsausmaß ohne Außenrotation in der Hüfte. Widerstand wird am Oberschenkel in Knienähe gegeben.

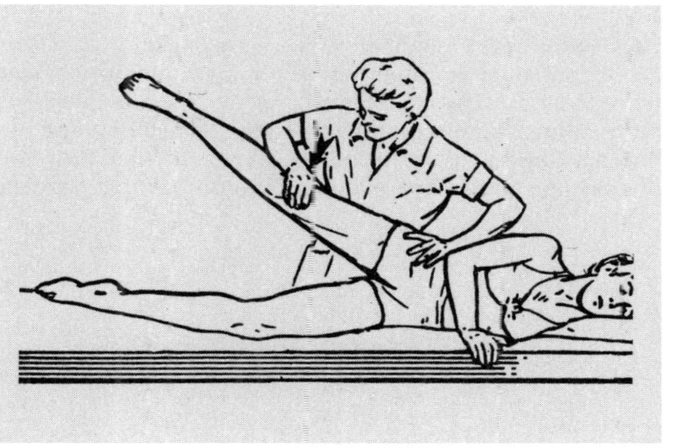

3 (Ausreichend)

Seitlage mit dem Bein in leichter Rückstreckung. Das unten liegende Bein ist gebeugt, um das Gleichgewicht zu halten.
Fixation des Beckens.
Der Patient abduziert das Bein bis zum vollen Bewegungsausmaß.

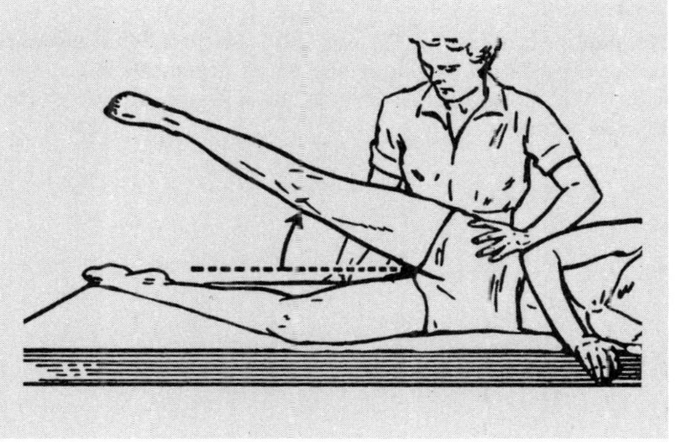

2 (Schwach)

Rückenlage mit gestreckten Beinen.
Fixation des Beckens.
Der Patient abduziert das Bein bis zum vollen Bewegungsausmaß, ohne zu rotieren.

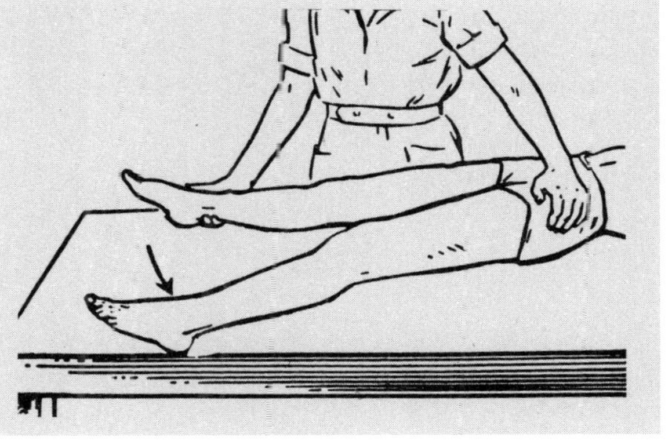

1,0 (Muskelkontraktion und Null)

Fasern des M. glutaeus medius können an der lateralen Seite des Os ilium über dem Trochanter major getastet werden.

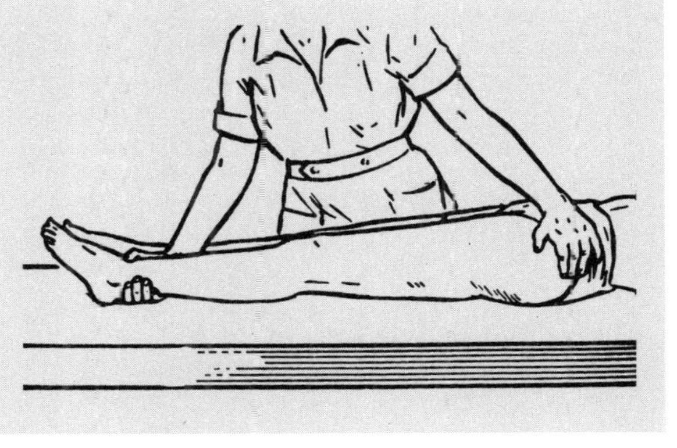

Anmerkung:

Der Patient zieht möglicherweise sein Becken durch kräftige Kontraktion der seitlichen Rumpfmuskulatur hoch und hebt dabei das Bein durch geringe Abduktion an. Der Prüfer muß deshalb das Becken fixieren, um sicher zu gehen, daß die Bewegung nur im Hüftgelenk stattfindet. (Zur Verdeutlichung ist der Arm in einer anderen Stellung gezeichnet.)

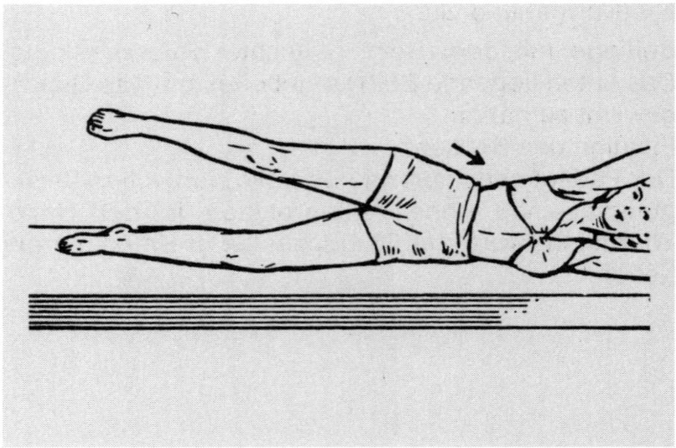

Anmerkung:

Die Außenrotation des Beines muß ausgeschaltet werden, damit nicht die Hüftbeuger den M. glutaeus medius unterstützen. Hüftbeugung bewirkt Mitanspannen des M. tensor fasciae latae.

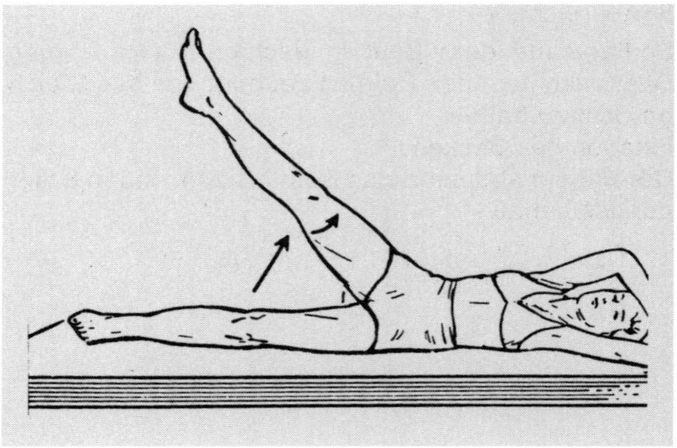

Hüfte: Abduktion aus leichter Beugestellung

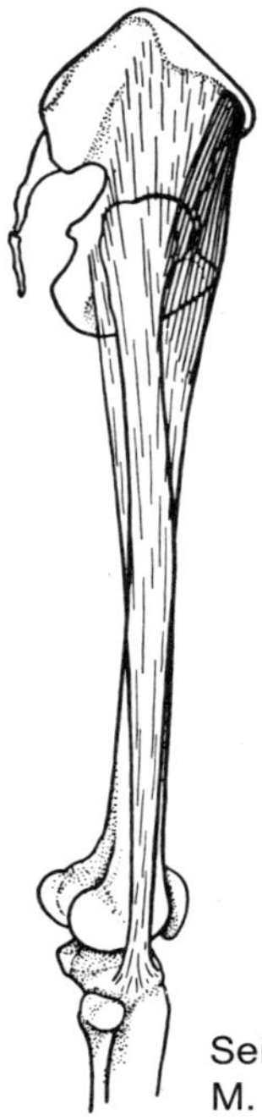

Seitenansicht
M. tensor fasciae latae

Bewegungsausmaß:

Unvollständig, da kombinierte Gelenkbewegung (Beugung, Innenrotation, Abduktion).

Bewegungseinschränkende Faktoren:

Keine, da unvollständiges Bewegungsausmaß.

Gegenhalt:

1. Gewicht des Rumpfes.
2. Kontraktion der seitlichen Rumpfmuskulatur und des M. latissimus dorsi.

Hauptmuskel

Muskel	Ursprung	Ansatz
Tensor fasciae latae N: Glutaeus superior (L4–L5)	a) Bereich der Spina iliaca anterior superior	a) Tractus iliotibialis, der am Condylus lateralis tibiae befestigt ist

Hilfsmuskeln

Vordere Bündel der Mm. glutaei med. et min.

5,4 (Normal und Gut)

Seitlage, das untere Knie leicht gebeugt, das obere Bein in etwa 45 Grad Hüftbeugung.
Fixation des Beckens.

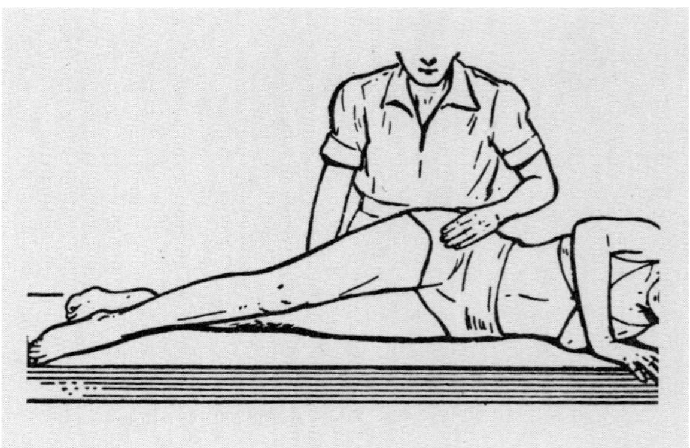

5,4 (Normal und Gut), Forts.

Der Patient abduziert das Bein in einem Bewegungsausmaß von ungefähr 30 Grad. Widerstand am Oberschenkel in Knienähe.

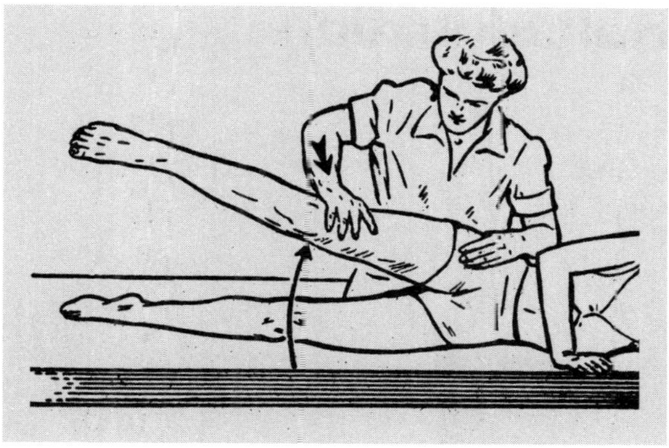

3 (Ausreichend)

Ausgangsstellung wie oben.
Fixation des Beckens.
Der Patient abduziert das Bein in einem Bewegungsausmaß von ungefähr 30 Grad.

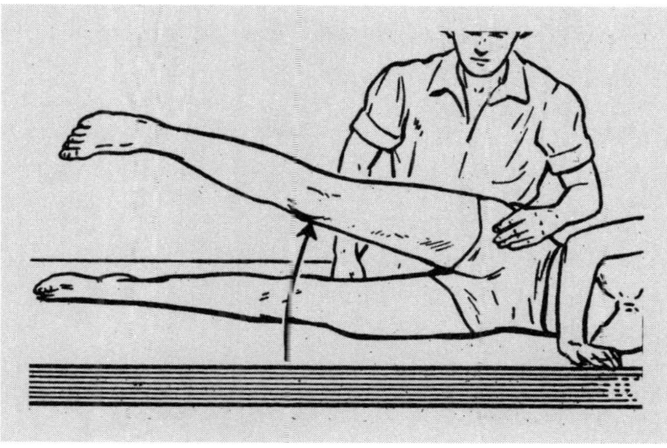

2 (Schwach)

Langsitz mit zurückgeneigtem Oberkörper, die Arme hinten abgestützt.
Fixation des Beckens.
Der Patient abduziert das Bein um etwa 30 Grad.

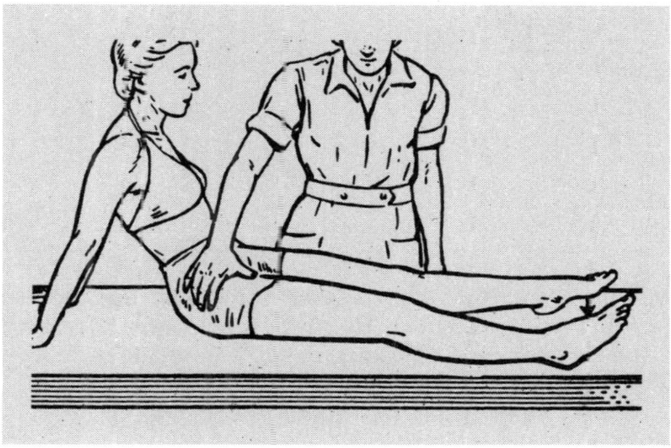

1,0 (Muskelkontraktion und Null)

Ausgangsposition wie bei MT 2.
Eine Muskelkontraktion kann beobachtet und/oder getastet werden vor dem Trochanter major und seitlich am Knie.

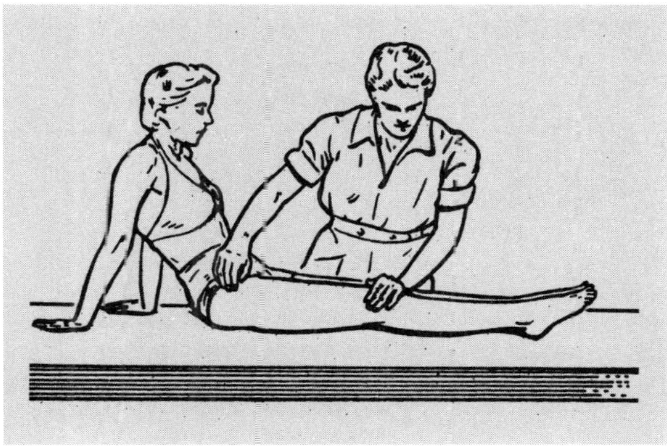

Hüftadduktion

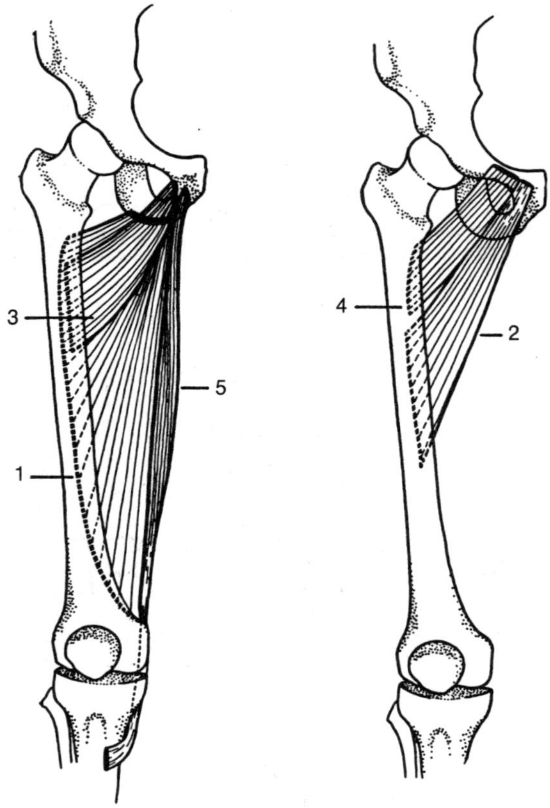

Bewegungsausmaß

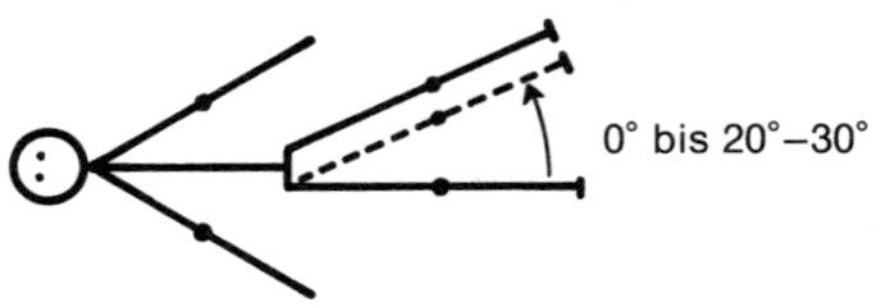

Bewegungseinschränkende Faktoren:

1. Kontakt mit dem anderen Bein.
2. Bei gebeugter Hüfte Spannung des Ligamentum ischiofemorale.

Gegenhalt:

1. Gewicht des Rumpfes.
2. Die Adduktoren des (gehaltenen) gegenseitigen Beines.

◀ Vorderansicht

1. M. adductor magnus und minimus
2. M. adductor longus
3. M. adductor brevis
4. M. pectineus
5. M. gracilis

Neutral-0-Stellung: Die Verbindungsgerade der beiden Spinae iliacae ant. sup. bildet mit der Linie zwischen Spina iliaca ant. sup. und Epicondylus lat. femoris (oder Tractus ilio-tibialis) einen rechten Winkel.

Anlegen des Winkelmessers

- Ruhender Arm: parallel zur Körperlängsachse.
- Beweglicher Arm: vordere Mittellinie des Oberschenkels.

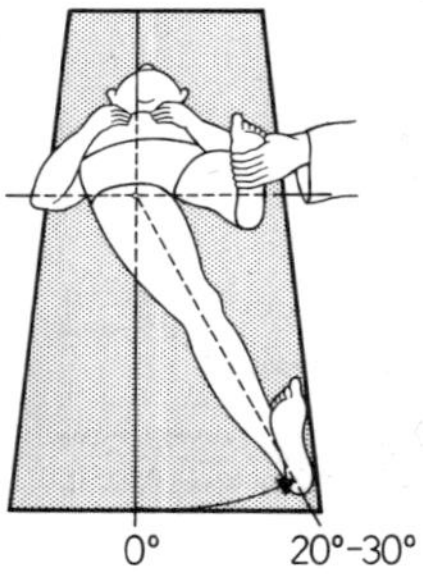

Prüfung in Rückenlage mit gestrecktem Gelenk
Für diese Messung muß die Gegenseite etwas im Hüftgelenk gebeugt werden.

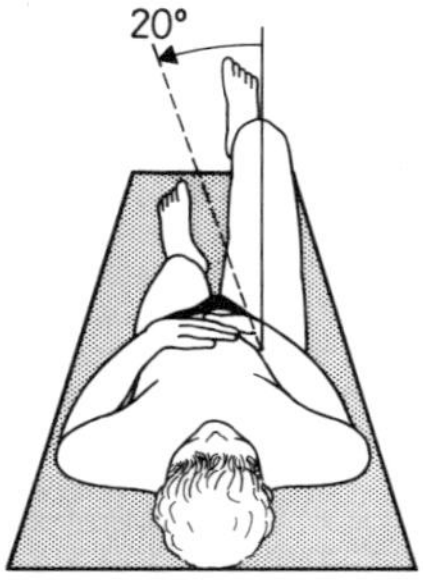

Prüfung in Rückenlage in 90° Beugestellung

5,4 (Normal und Gut)

Seitlage. Das zu prüfende Bein liegt auf der Unterlage, und das obere Bein wird in etwa 25 Grad Abduktion unterstützt.
Der Patient adduziert das untere Bein, bis es das obere Bein berührt. Widerstand wird oberhalb des Kniegelenks gegeben.

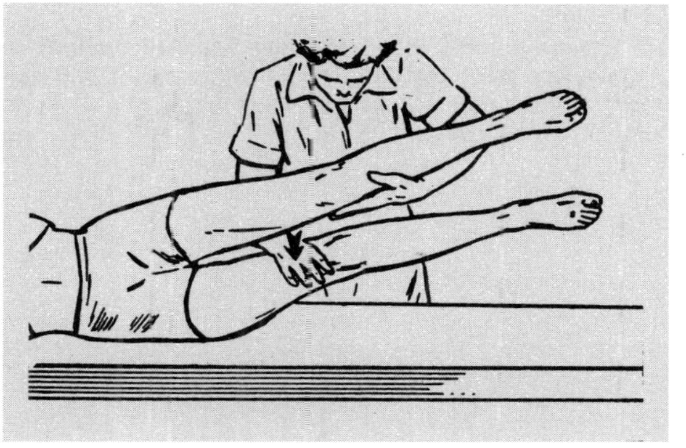

3 (Ausreichend)

Seitlage. Das zu prüfende Bein liegt auf der Unterlage, und das obere Bein wird in etwa 25 Grad Abduktion unterstützt.
Der Patient adduziert das untere Bein, bis es das obere Bein berührt.

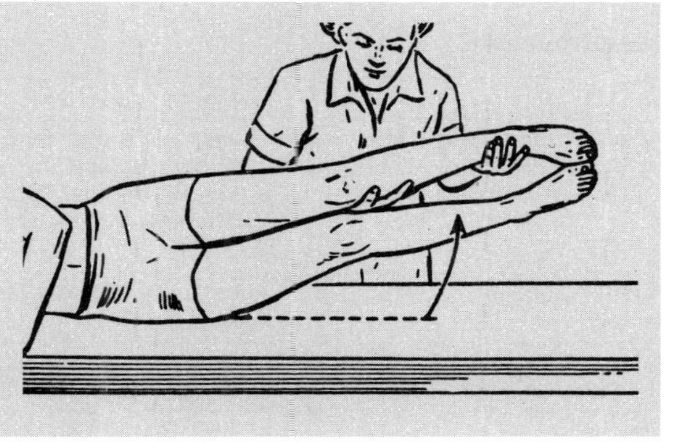

2 (Schwach)

Rückenlage mit in 45 Grad Abduktion liegendem Bein.
Fixation des Beckens.
Der Patient adduziert das Bein bis zum vollen Bewegungsausmaß, ohne die Hüfte aufzudrehen.

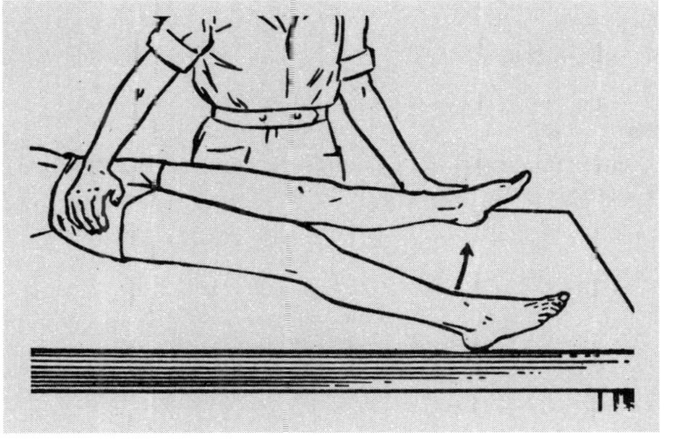

1,0 (Muskelkontraktion und Null)

Fasern der Adduktoren können auf der Innenseite des Oberschenkels getastet werden.

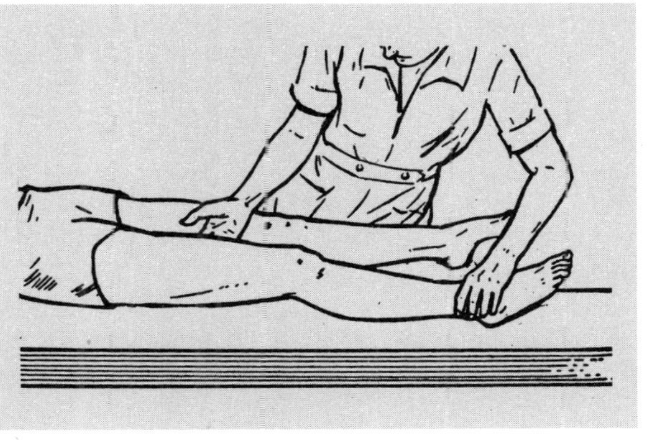

Anmerkung:

Der Patient versucht möglicherweise seine Hüftbeuger zu gebrauchen, indem er das Bein einwärts rotiert und das Becken nach hinten auf die Unterlage drückt. Die Seitlage muß korrekt eingehalten werden.

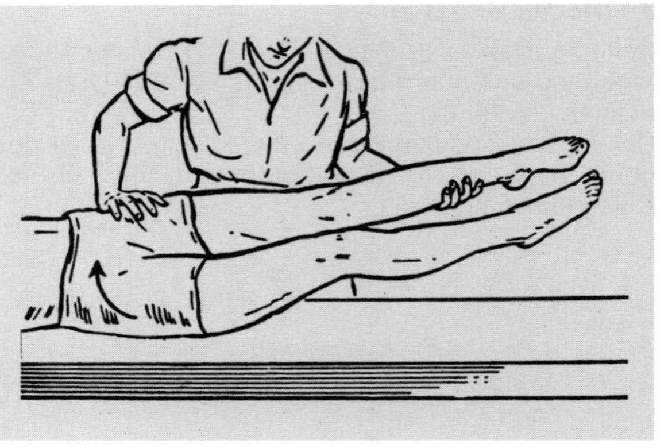

Hauptmuskeln

Muskel	Ursprung	Ansatz
Adductor magnus und minimus N: obturatorius und Ast des tibialis (L 3, 4)	a) Laterale Kante der unteren Fläche des Tuber ischiadicum b) Unterer Ast des Os ischium c) Vorderfläche des unteren Schambeinastes	a) In ganzer Länge am Labium mediale der Linea aspera und am Epicondylus medialis femoris b) Lig. collaterale tibiale des Kniegelenkes
Adductor brevis N. obturatorius (L 3, 4)	Außenfläche und oberer Anteil des unteren Schambeinastes	Oberes Drittel des Labium mediale der Linea aspera
Adductor longus N: obturatorius (L 3, 4)	a) Vorderfläche des Os pubis zwischen Symphyse und Tuberculum pubicum	a) Mittleres Drittel des Labium mediale der Linea aspera
Pectineus N: femoralis (L 2, 3, 4)	a) Eminentia iliopubica, Pecten ossis pubis und Tuberculum pubicum	a) In einer Linie zwischen Trochanter minor und Linea aspera
Gracilis N: obturatorius (L 3, 4)	a) Untere Hälfte der Symphyse b) Unterer Schambeinbogen	a) Mediale Fläche der Tibia unterhalb des Condylus, am Pes anserinus superficialis

Hilfsmuskeln

Glutaeus maximus mit seinem Ansatz an der Tuberositas glutaea
Quadratus femoris

Außenrotation der Hüfte

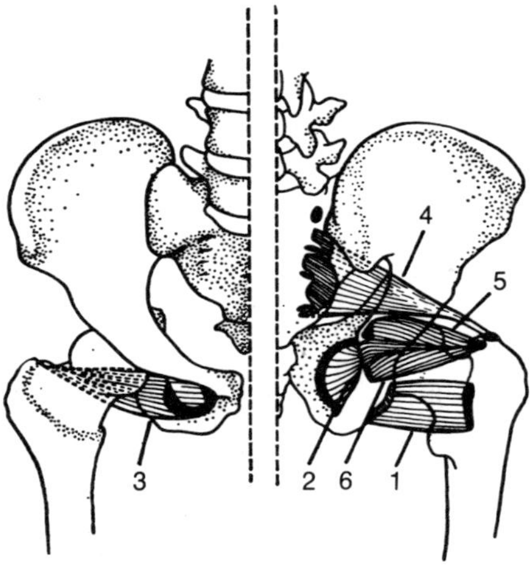

Vorderansicht Rückansicht
1. M. quadratus femoris
2. M. obturatorius internus
3. M. obturatorius externus
4. M. piriformis
5. M. gemellus superior
6. M. gemellus inferior

Bewegungsausmaß:

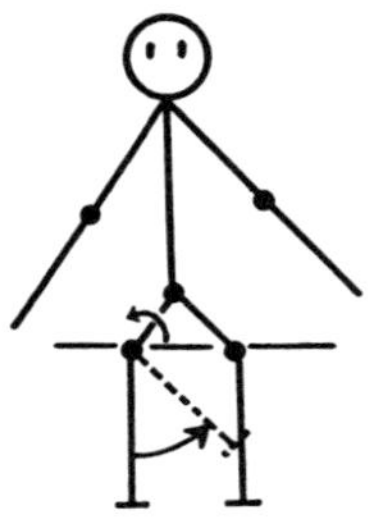

(weniger bei gestrecktem Hüftgelenk)

Bewegungseinschränkende Faktoren:
1. Spannung des lateralen Bandes des Ligamentum iliofemorale.
2. Spannung der Innenrotatoren des Hüftgelenks.

Gegenhalt:
1. Gewicht des Rumpfes.

Neutral-0-Stellung: s. Abbildung

Anlegen des Winkelmessers
- Ruhender Arm: senkrecht.
- Beweglicher Arm: vordere Mittellinie des Unterschenkels.

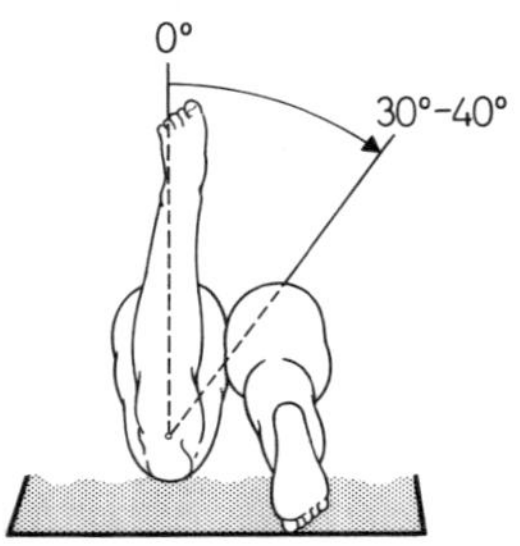

Prüfung in Bauchlage mit gestrecktem Gelenk
Das Knie ist rechtwinklig angebeugt, der Unterschenkel dient als Zeiger.

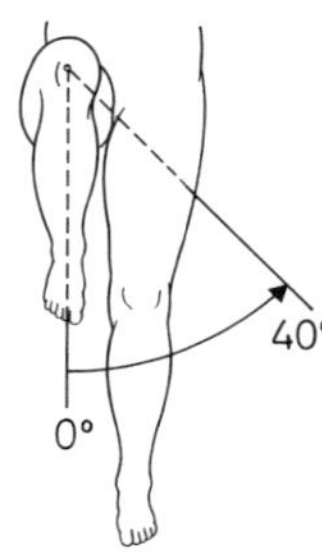

Prüfung in Rückenlage in 90° Beugestellung
Das Knie ist rechtwinklig angebeugt, der Unterschenkel dient als Zeiger. Die Rotation wird in Bezug auf die quere Spinaachse gemessen.

5,4 (Normal und Gut)

Sitz mit über der Tischkante hängenden Beinen. Gegendruck oberhalb des Knies, um Abduktion und Beugung der Hüfte zu vermeiden. Der Patient hält sich an der Tischkante fest, um das Becken zu fixieren. Der Patient rotiert den Oberschenkel nach außen.
Widerstand wird oberhalb des Knöchels gegeben.

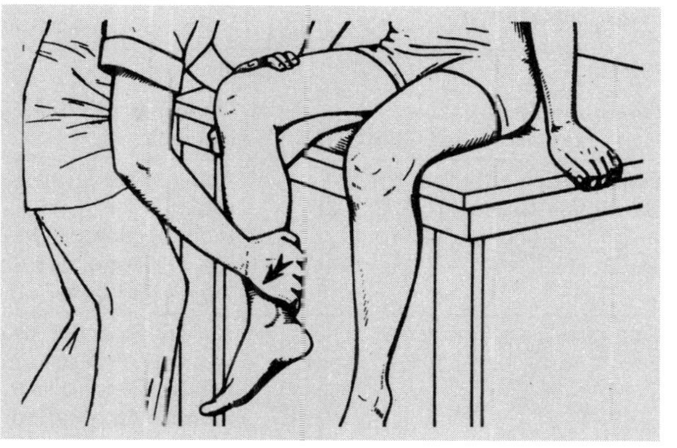

3 (Ausreichend)

Sitz mit über der Tischkante hängenden Beinen. Gegendruck oberhalb des Knies. Der Patient rotiert das Bein nach außen bis zum vollen Bewegungsausmaß mit Beckenfixation durch den Patienten selbst.

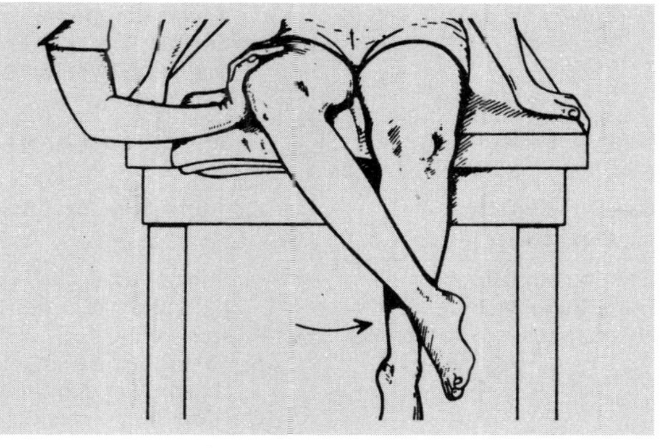

2 (Schwach)

Ausgangsposition wie bei 3 (Ausreichend), doch Ausführung mit unvollständigem Bewegungsausmaß.

Anmerkung:

Wird MT 2, 1 und 0 in Rückenlage geprüft, kann das passive Auswärtsrollen des Beines die Funktion der Muskeln vortäuschen. (Abbildung)

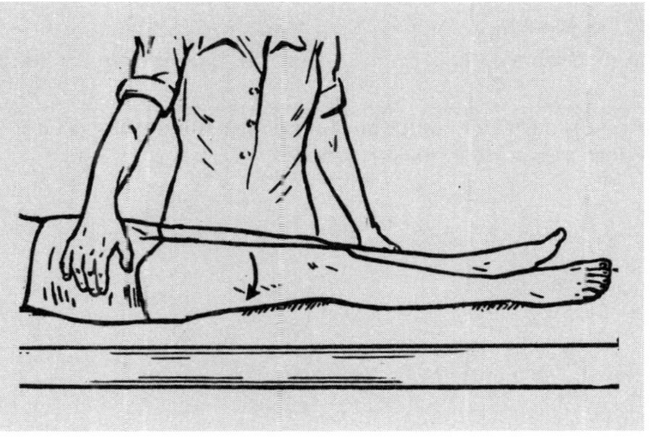

1,0 (Muskelkontraktion und Null)

Ausgangsposition wie oben.
Die Kontraktion der Außenrotatoren kann durch tiefe Palpation hinter dem Trochanter major festgestellt werden.

Anmerkung:

Der Widerstand sollte bei Prüfungen der Hüft- und Schulterrotationen langsam und sorgfältig gegeben werden. Der Einsatz des langen Hebelarmes kann die Gelenkstrukturen verletzen, wenn er nicht kontrolliert wird.

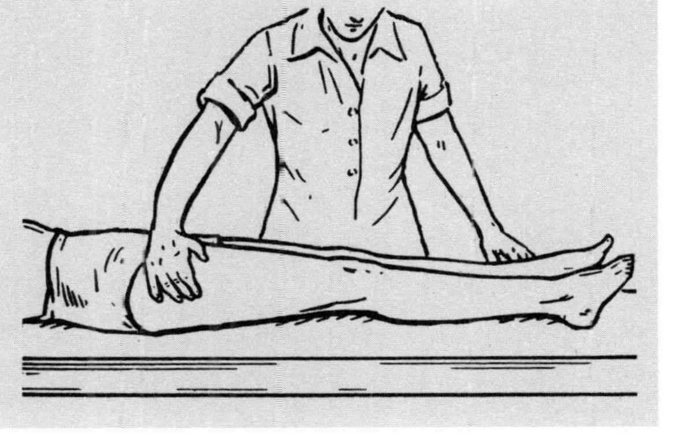

Hauptmuskeln

Muskel	Ursprung	Ansatz
Quadratus femoris N: Plexus sacralis (L 4, 5, S 1)	a) Oberer Anteil der Außenkante des Tuber ischiadicum	a) Crista intertrochanterica
Obturatorius internus N: Plexus sacralis (L 5, S 1, 2)	a) Knöcherner Innenrand des Foramen obturatum b) Innenfläche des Beckens zwischen dem oberen Anteil des Foramen ischiadicum majus und dem Foramen obturatum	a) Durch das Foramen ischiadicum minus zur Vorderfläche des Trochanter major oberhalb der Fossa trochanterica
Obturatorius externus N: obturatorius (L 3, 4)	a) Außenfläche der knöchernen Begrenzung des Foramen obturatum b) Mediale zwei Drittel der Außenfläche der Membrana obturatoria	a) An der Fossa trochanterica des Schenkelhalses
Piriformis N: Plexus sacralis (L 5–S 2)	a) Vorderfläche des Os sacrum zwischen 1. und 4. Foramen sacrale b) Oberer Rand des Foramen ischiadicum majus und Vorderfläche des Ligamentum sacrotuberale	a) Durch das Foramen ischiadicum majus zum oberen Anteil des Trochanter major femoris
Gemellus superior N: Plexus sacralis (S 1, 2, 3)	Außenfläche der Spina ischiadica	Sehne des M. obturatorius internus und mit ihr zur Fossa trochanterica
Gemellus inferior N: Plexus sacralis (L 5, S 1)	Oberer Anteil des Tuber ischiadicum	Sehne des M. obturatorius internus und mit ihr zur Fossa trochanterica
Glutaeus maximus (Abb. Seite 34) N: glutaeus inferior (L 5, S 1, 2)	a) Labium externum der Crista iliaca oberhalb und hinter der Linea glutaea posterior b) Hinterfläche des unteren Kreuzbeinanteils und seitlich am Steißbein c) Hinterfläche des Ligamentum sacrotuberale	a) Tractus iliotibialis der Fascia lata über dem Trochanter major b) Tuberositas glutaea femoris
Hilfsmuskeln		
M. sartorius	M. biceps femoris (langer Kopf)	Alle Adduktoren, ausgenommen der M. gracilis

Anmerkung: Der Hauptmuskel bei der Außenrotation der Hüfte ist der M. glutaeus maximus, er wird jedoch in seiner Funktion als Hüftstrecker getestet.

Hüftinnenrotation

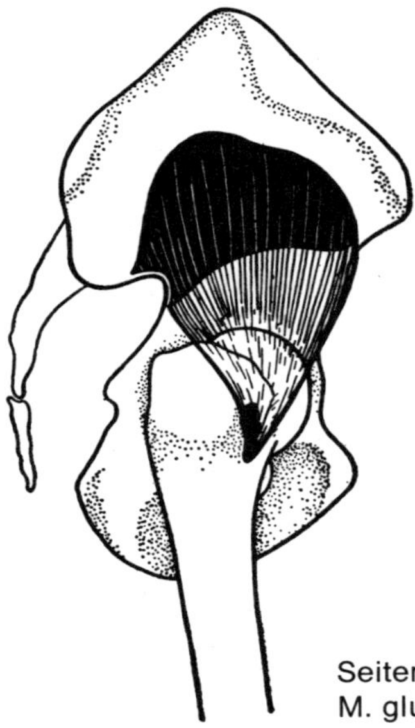

Seitenansicht
M. glutaeus minimus

Bewegungsausmaß:

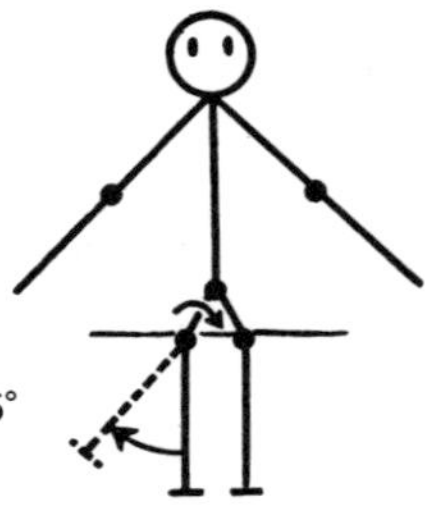

Bewegungseinschränkende Faktoren:

1. Bei gestrecktem Hüftgelenk das Lig. iliofemorale.
2. Bei gebeugtem Hüftgelenk Spannung des Lig. ischiofemorale.
3. Spannung der Außenrotatoren des Hüftgelenks.

Gegenhalt:

1. Gewicht des Rumpfes.

Hauptmuskeln

Muskel	Ursprung	Ansatz
Glutaeus minimus N: glutaeus superior (L 4, 5, S 1)	a) Außenfläche des Os ilium zwischen Linea glutaea anterior und supraacetabularis b) Incisura ischiadica major	a) Vorderfläche des Trochanter major b) Mit einigen Fasern an der Hüftgelenkskapsel
Tensor fasciae latae N: glutaeus superior (L 4, 5, S 1)	a) Bereich der Spina iliaca anterior superior	a) Tractus iliotibialis, der am Condylus lateralis tibiae befestigt ist

Hilfsmuskeln

M. Glutaeus medius (vordere Fasern)
M. semitendinosus
M. semimembranosus

Neutral-0-Stellung: s. Abbildung

Anlegen des Winkelmessers
- Ruhender Arm: senkrecht.
- Beweglicher Arm: vordere Mittellinie des Unterschenkels.

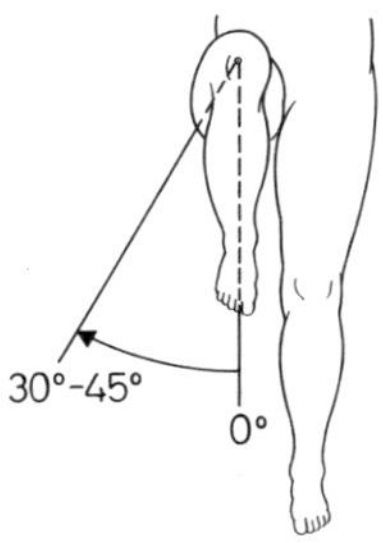

Prüfung in Rückenlage in 90° Beugestellung
Das Knie ist rechtwinklig angebeugt, der Unterschenkel dient als Zeiger. Die Rotation wird in Bezug auf die quere Spinaachse gemessen.

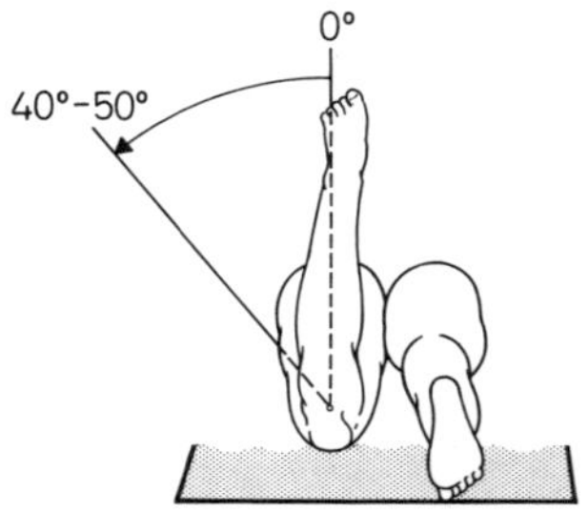

Prüfung in Bauchlage mit gestrecktem Gelenk
Das Knie ist rechtwinklig angebeugt, der Unterschenkel dient als Zeiger.

5,4 (Normal und Gut)

Sitz mit über der Tischkante hängenden Beinen. Gegendruck oberhalb des Knies, um Adduktion in der Hüfte zu vermeiden (der Patient hält sich an der Tischkante fest, um sein Becken zu fixieren). Der Patient rotiert den Oberschenkel nach innen.
Widerstand wird oberhalb des Knöchels gegeben.

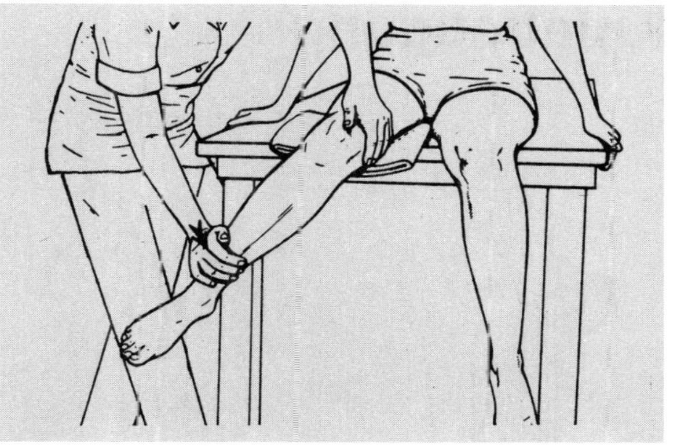

3 (Ausreichend)

Sitz mit über der Tischkante hängenden Beinen. Gegendruck oberhalb des Knies. Der Patient rotiert den Oberschenkel bis zum vollen Bewegungsausmaß nach innen mit Fixation des Beckens.

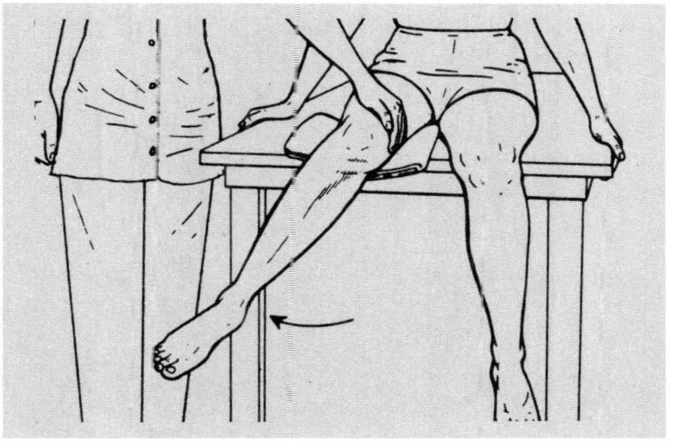

2 (Schwach)

Rückenlage mit auswärts rotiertem Bein.
Fixation des Beckens.
Der Patient rotiert das Bein nach innen bis zum vollen Bewegungsausmaß.

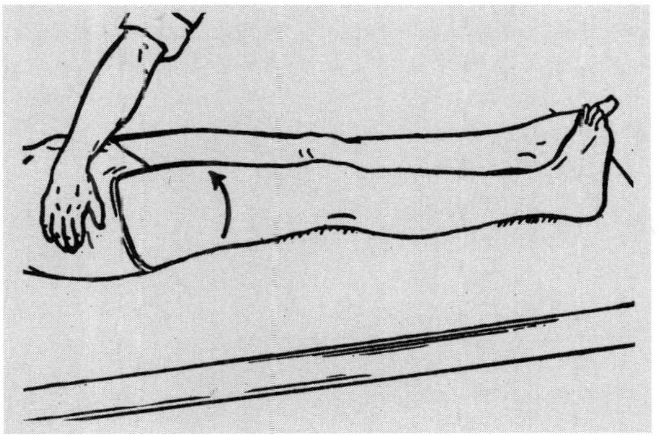

1,0 (Muskelkontraktion und Null)

M. tensor fasciae latae kann vor dem Trochanter major getastet werden. Die Fasern des M. glutaeus minimus liegen unterhalb des M. glutaeus medius und des M. tensor fasciae latae.

Anmerkung:

Wenn der Patient das Becken auf der zu prüfenden Seite anhebt, um die Innenrotation zu erleichtern, muß das Becken fixiert werden (nicht abgebildet).

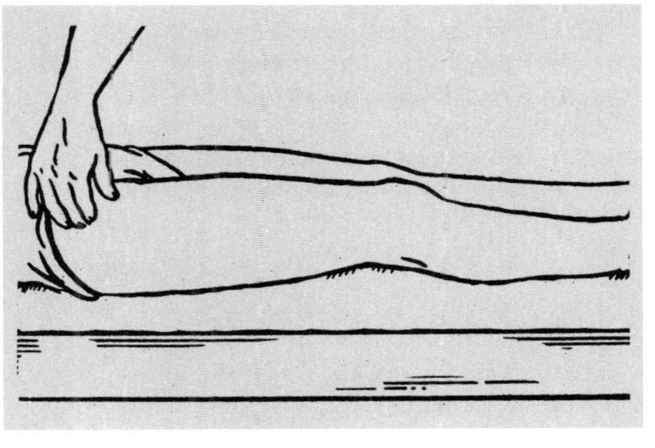

Kniebeugung

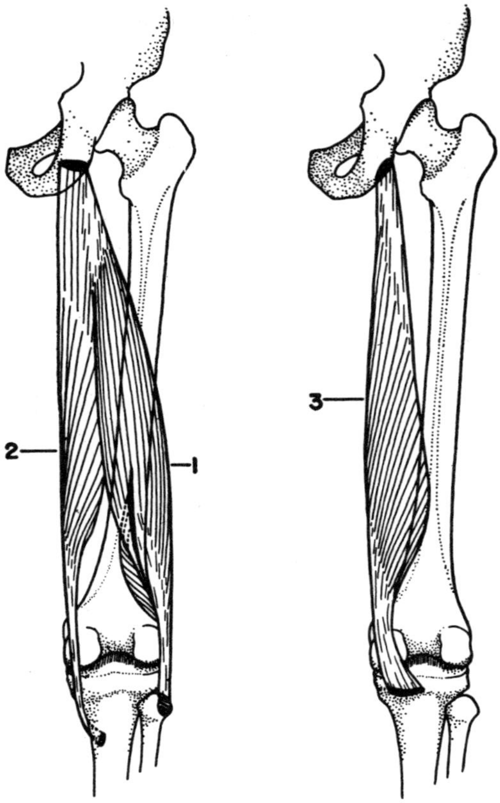

Rückansicht
1. M. biceps femoris
2. M. semitendinosus
3. M. semimembranosus

Bewegungsausmaß:

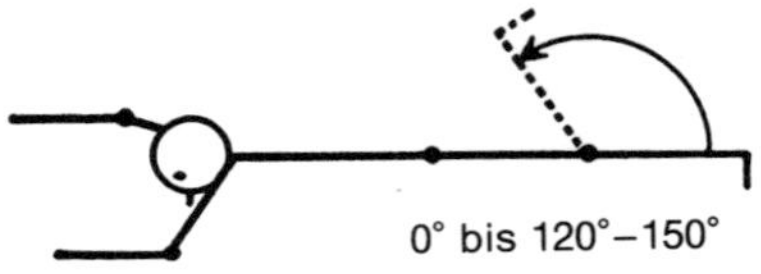

Bewegungseinschränkende Faktoren:
1. Spannung der Kniestrecker, besonders des M. rectus femoris bei gestrecktem Hüftgelenk.
2. Berührung von Unterschenkel und Oberschenkel.

Gegenhalt:
1. Gewicht von Oberschenkel und Becken.
2. Kontraktion der Mm. iliocostalis lumborum und des M. quadratus lumborum.

Neutral-0-Stellung: gestrecktes Knie.

Anlegen des Winkelmessers
- Ruhender Arm: seitliche Oberschenkelmittellinie.
- Beweglicher Arm: parallel zur Fibula.

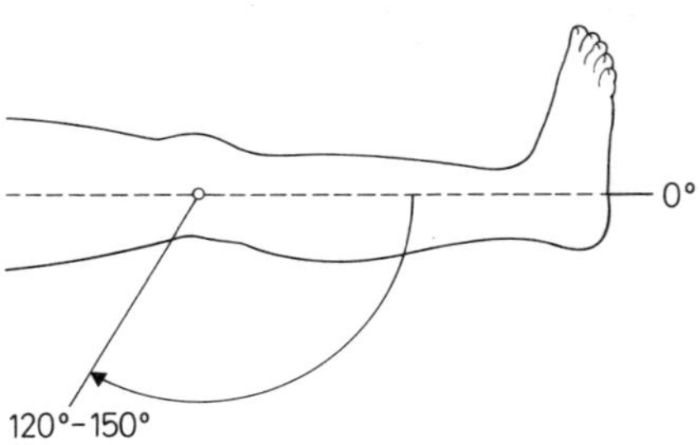

Prüfung in Rückenlage bei leicht gebeugtem Hüftgelenk

5,4 (Normal und Gut) (M. biceps femoris)

Bauchlage mit gestreckten Beinen.
Fixation des Beckens.
Der Patient beugt das Knie. Der Prüfer umfaßt das Fußgelenk, rotiert den Unterschenkel nach außen (der Muskel hat so einen besseren Ansatzwinkel) und gibt Widerstand gegen die Beugung, um den M. biceps zu prüfen.

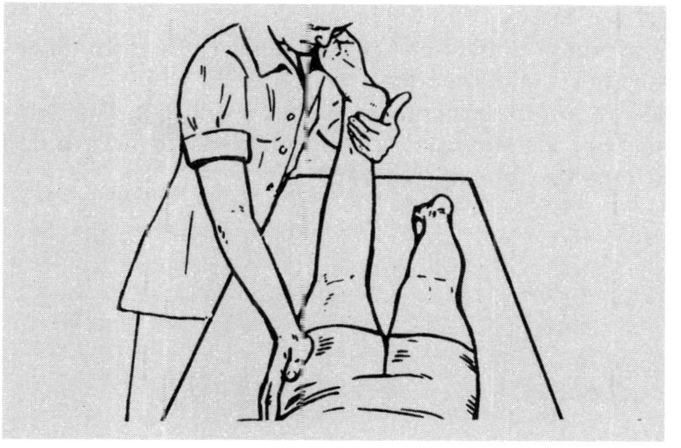

5,4 (Normal und Gut) (Mm. semitendinosus und semimembranosus)

Bauchlage mit gestreckten Beinen.
Fixation des Beckens.
Der Patient beugt das Knie. Der Prüfer umfaßt das Fußgelenk, rotiert den Unterschenkel nach innen und gibt Widerstand gegen die Beugung, um dem Mm. semitendinosus und semimembranosus zu prüfen.

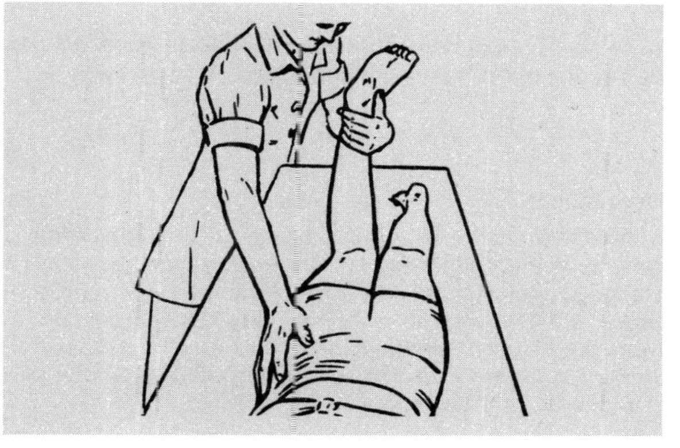

3 (Ausreichend)

Bauchlage mit gestreckten Beinen. Fixation des Oberschenkels medial und lateral ohne Druck auf dem zu prüfenden Muskel.
Der Patient beugt das Knie bis zum vollen Bewegungsausmaß. (Wenn der M. gastrocnemius schwach ist, kann man eine Ausgangsstellung von 10 Grad Beugewinkel wählen.) Wenn der M. biceps femoris kräftiger ist, rotiert der Unterschenkel stärker nach außen, wenn die Mm. semitendinosus und semimembranosus stärker sind, rotiert der Unterschenkel während der Beugung stärker nach innen.

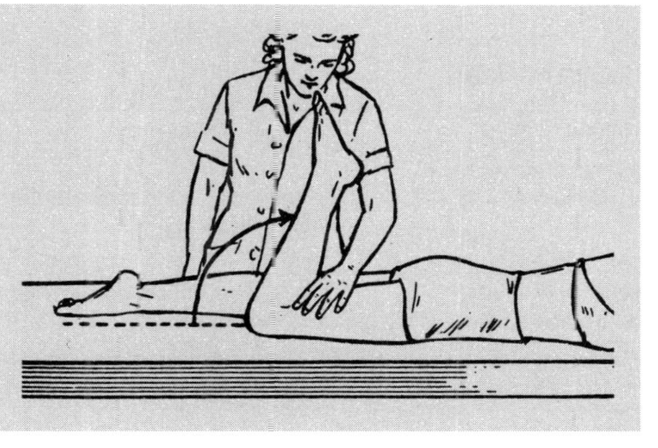

2 (Schwach)

Seitlage mit gestreckten Beinen. Das oben liegende Bein wird unterstützt.
Fixation des Oberschenkels.
Der Patient beugt das Knie bis zum vollen Bewegungsausmaß. Ungleiche Muskelanspannung bewirkt die Rotation des Unterschenkels wie oben beschrieben.

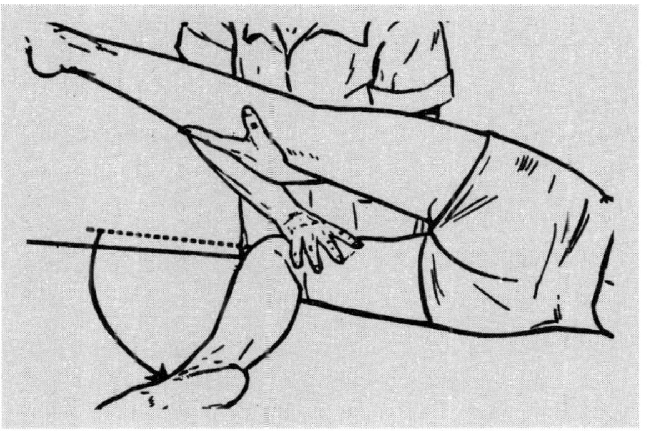

1,0 (Muskelkontraktion und Null)

Bauchlage mit leicht gebeugtem Knie und unterstütztem Unterschenkel.
Der Patient versucht das Knie zu beugen. Die Sehnen der Kniebeuger können medial und lateral der Kniekehle getastet werden.

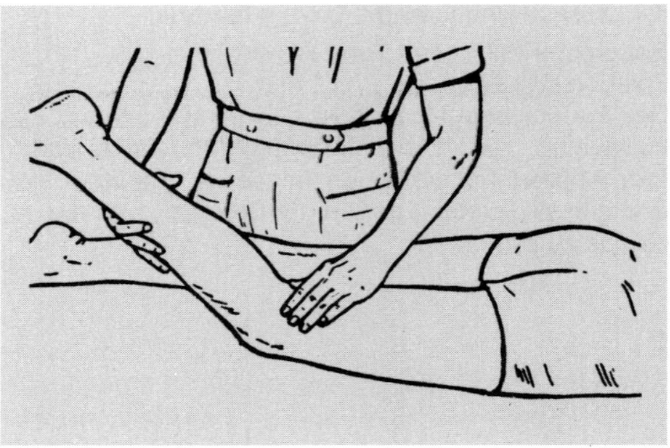

Anmerkung:

Der Patient beugt möglicherweise sein Hüftgelenk, um die Bewegung mit schon leicht gebeugtem Knie zu beginnen.

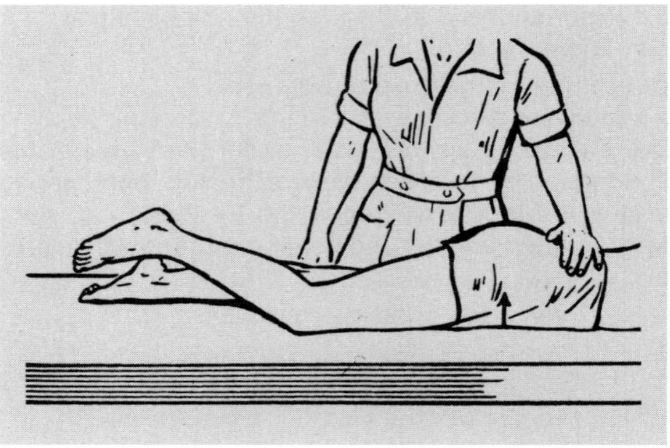

Anmerkung:

Wenn der M. sartorius mithilft, bewirkt er mit der Hüftbeugung auch die Außenrotation. Die Kniebeugung aus dieser Stellung ist leichter, weil der Unterschenkel nicht senkrecht gegen die Schwerkraft gehoben wird (nicht abgebildet). Wenn der M. gracilis mithilft, bewirkt er eine Hüftadduktion. Starke Plantarflexion sollte vermieden werden, um die Mithilfe des M. gastrocnemius zu verhindern.

Hauptmuskeln

Muskel	Ursprung	Ansatz
Semimembranosus N: tibialis (L 4, 5, S 1, 2, 3)	Obere und laterale Vertiefung am Tuber ischiadicum	a) Hinterfläche der medialen Tibiakondyle b) Faserig an der Rückseite der lateralen Femurkondyle
Semitendinosus N: tibialis (L 4, 5, S 1, 2, 3)	Untere und mittlere Vertiefung am Tuber ischiadicum	Medial an der Vorderfläche des proximalen Tibiaschaftes
Biceps femoris (langer Kopf) N: tibialis (S 1, 2, 3)	Untere und mittlere Vertiefung am Tuber ischiadicum	Caput fibulae
Biceps femoris (kurzer Kopf) N: fibularis (L 4, 5, S 1, 2)	Mittleres Drittel vom Labium laterale der Linea aspera und proximal vom Epicondylus lateralis	Caput fibulae

Hilfsmuskeln

M. popliteus
M. sartorius

M. gracilis
M. gastrocnemius

Kniestreckung

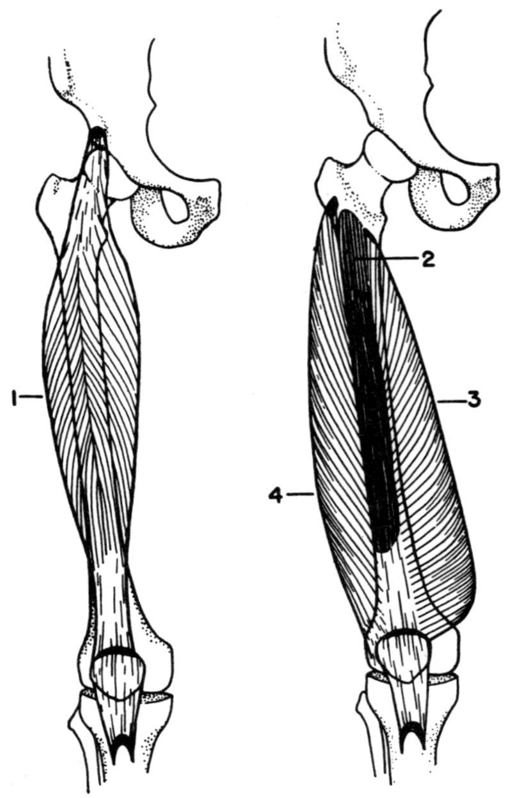

Bewegungsausmaß:

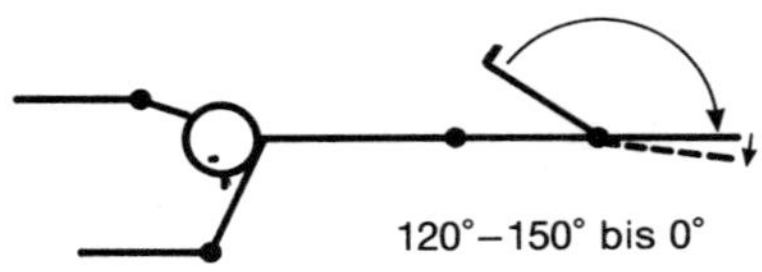

Bewegungseinschränkende Faktoren:

1. Spannung des Lig. popliteum obliquum, der Kreuzbänder und der Kollateralbänder des Kniegelenks.
2. Spannung der Kniebeuger.

Gegenhalt:

1. Gewicht von Oberschenkel, Becken und Rumpf.
2. Kontraktion der vorderen Bauchmuskulatur, um den Ursprung des M. rectus femoris zu fixieren.

◀ Vorderansicht
M. quadriceps femoris
1. rectus femoris
2. vastus intermedius
3. vastus medialis
4. vastus lateralis

Hauptmuskel

Muskel	Ursprung	Ansatz
Quadriceps femoris: Rectus femoris N: femoralis (L 2, 3, 4)	a) Rauhigkeit oberhalb des Acetabulumrandes	a) Oberer Patellarand
Vastus intermedius N: femoralis (L 2, 3, 4)	a) Seitlich an der Vorderfläche der oberen zwei Drittel des Femurschaftes	a) Bildet den tiefen Anteil der Quadricepssehne, die am unteren Patellarand ansetzt
Vastus medialis N: femoralis (L 2, 3, 4)	Mediale Lippe der Linea aspera	Medialer Patellarand und Quadricepssehne
Vastus lateralis N: femoralis (L 2, 3, 4)	a) Linea intertrochanterica b) Laterale Fläche des Trochanter major c) Labium laterale der Linea aspera d) Tuberositas glutaea	Außenrand der Patella, einen Teil der Quadricepssehne bildend

Anmerkung zum Ansatz: die vier Muskeln vereinigen sich zu einer gemeinsamen Sehne, die an der Patella ansetzt. Distal von der Patella setzen sich die Sehnenzüge als Ligamentum patellae fort und inserieren an der Tuberositas tibiae.

Neutral-0-Stellung: gestrecktes Knie

Anlegen des Winkelmessers
– Ruhender Arm: seitliche Oberschenkelmittellinie.
– Beweglicher Arm: parallel zur Fibula.

Prüfung in Rückenlage bei leicht gebeugtem Hüftgelenk

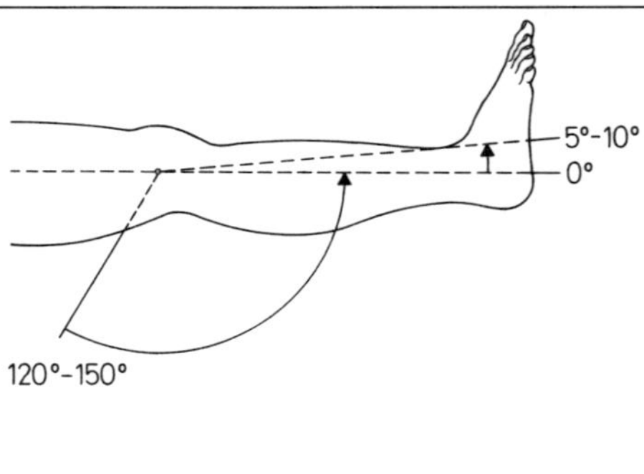

5,4 (Normal und Gut)

Rückenlage mit Unterschenkelüberhang. Fixation des Beckens ohne Druck auf den Ansatz des M. rectus femoris.
Der Patient streckt das Knie bis zum vollen Bewegungsausmaß ohne Endstreckung. (Widerstand gegen die Endstreckung kann das Gelenk verletzen und ist kein echtes Zeichen für die Kraft der Extensoren, da eine Mitkontraktion anderer Muskeln des Knies für die Endstreckung benötigt wird.) Widerstand wird oberhalb des Fußgelenks gegeben. (Die Tischkante muß gepolstert sein.)

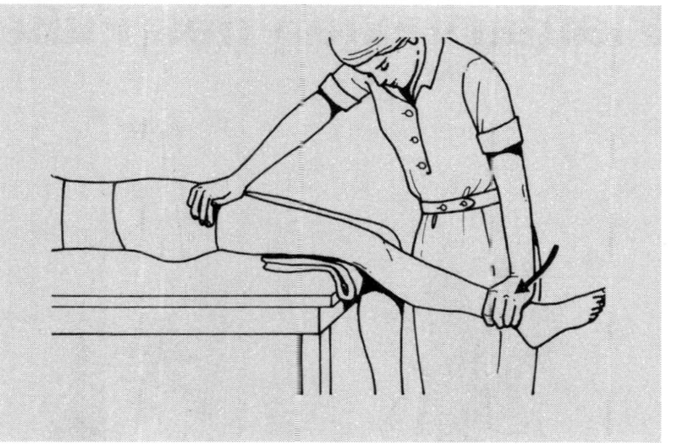

3 (Ausreichend)

Wie oben.
Fixation des Beckens.
Der Patient streckt das Knie bis zum vollen Bewegungsausmaß ohne Innen- und Außenrotation in der Hüfte (Rotation erlaubt eine Streckung schräg, nicht direkt senkrecht gegen die Schwerkraft).

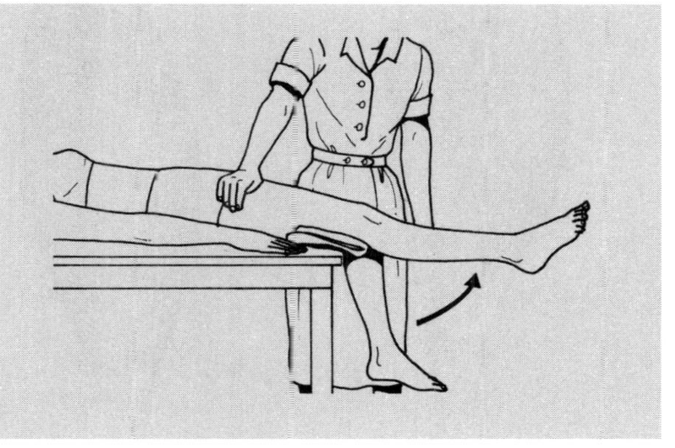

2 (Schwach)

Seitlage mit unterstütztem obenliegendem Bein. Das zu prüfende Bein ist gebeugt. Fixation des Oberschenkels. (Man vermeide zu starken Druck auf den M. quadriceps.) Der Patient streckt das Kniegelenk bis zum vollen Bewegungsausmaß.

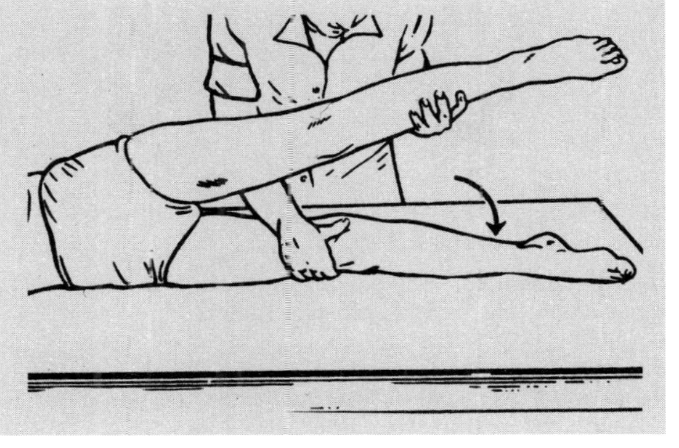

1,0 (Muskelkonzentration und Null)

Rückenlage mit leicht gebeugtem, unterstütztem Kniegelenk. Patient versucht, das Knie zu strecken. Eine Kontraktion des M. quadriceps kann durch Tasten der Sehne zwischen Patella und Tuberositas tibiae oder des Muskels selbst festgestellt werden (letzteres nicht abgebildet).

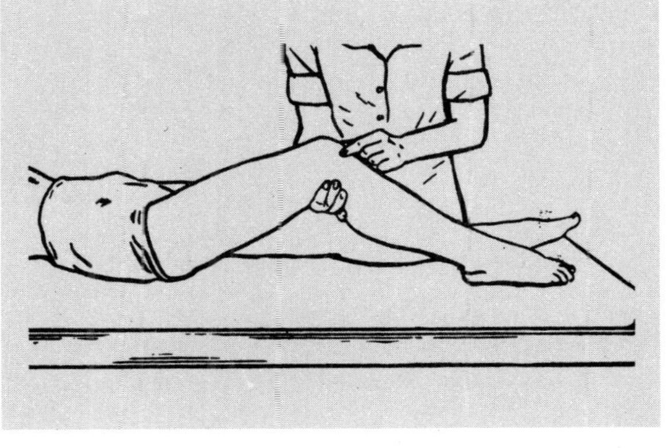

Plantarflexion des Fußes

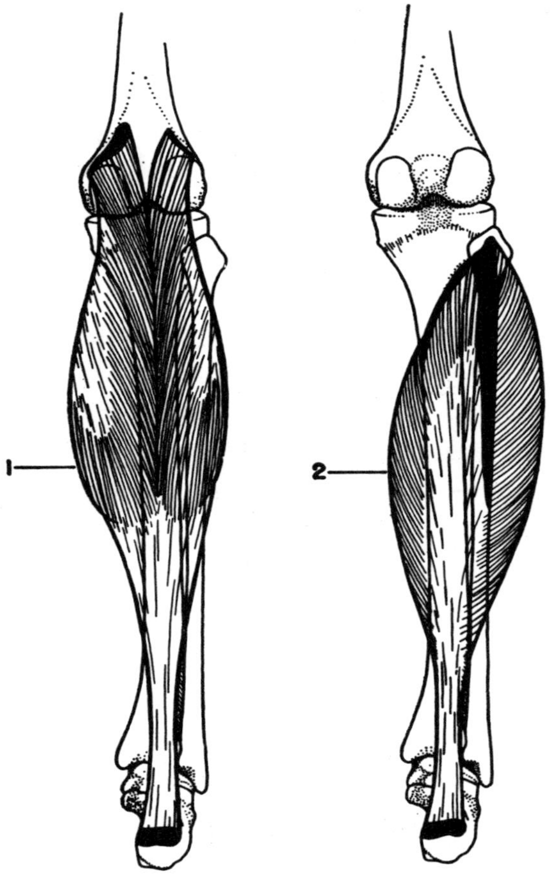

Bewegungsausmaß:

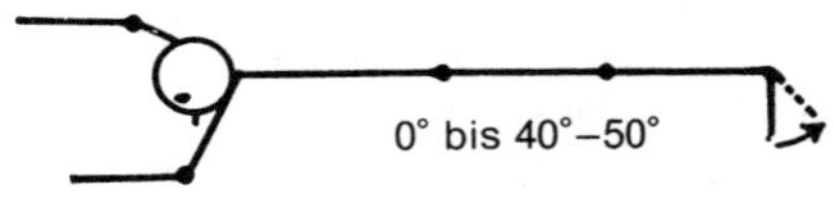

Bewegungseinschränkende Faktoren:

1. Spannung des Lig. fibulotalare anterior und der vorderen Fasern des Lig. deltoideum.
2. Spannung der Dorsalflektoren des Fußes.
3. Berührung der hinteren Talusfläche mit der Tibia.

Gegenhalt:

1. Gewicht des ganzen Körpers (für 5–3).

◄ Rückansicht
1. M. gastrocnemius } M. triceps
2. M. soleus } surae

Neutral-0-Stellung: Fuß gegenüber dem Unterschenkel rechtwinklig wie beim aufrechten Stehen.

Anlegen des Winkelmessers
- Ruhender Arm: parallel zur seitlichen Mittellinie der Fibula.
- Beweglicher Arm: seitliche Mittellinie des fünften Mittelfußknochens.

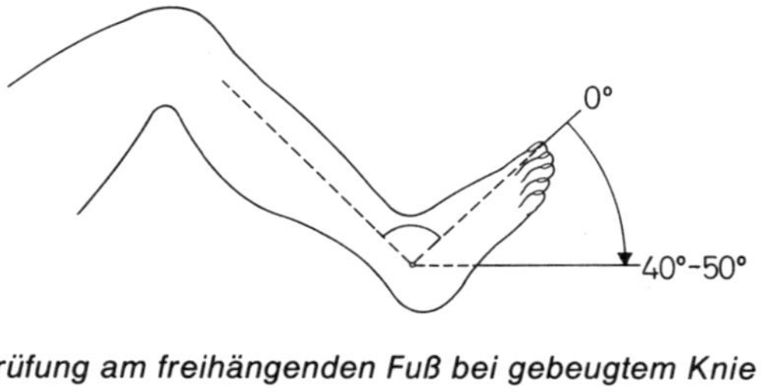

Prüfung am freihängenden Fuß bei gebeugtem Knie

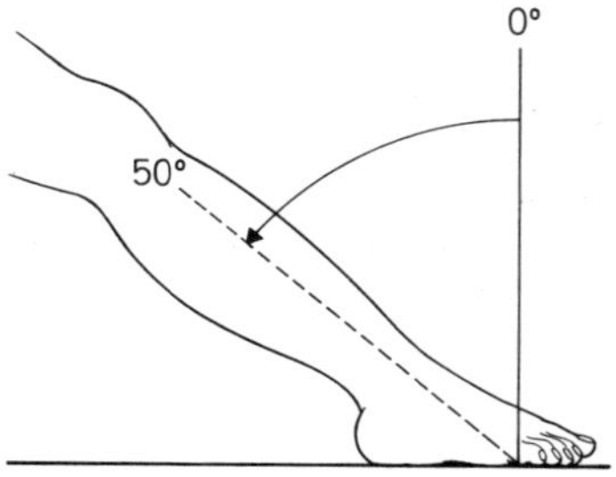

Prüfung mit flach auf den Boden gesetztem Fuß
Wenn der ganze Fuß auf dem Boden bleibt, kann an der Achse des Unterschenkels der Bewegungsausschlag gemessen werden.

5,4 (Normal und Gut)

Stand auf dem zu prüfenden Bein mit gestrecktem Kniegelenk. Für Normal-Bewertung: Der Patient hebt die Ferse vom Boden bis zum vollen Bewegungsausmaß der Plantarflexion. Er kann diese Bewegung 4 oder 5mal korrekt wiederholen. (Der M. tibialis posterior, der M. peronaeus longus et brevis müssen normal oder gut sein, um den Vorfuß zu fixieren und um der Bewegung zu helfen, indem Druck gegen den Boden ausgeübt wird.) Für Gut-Bewertung: Der Patient kann das volle Bewegungsausmaß nur 2–3mal erreichen.

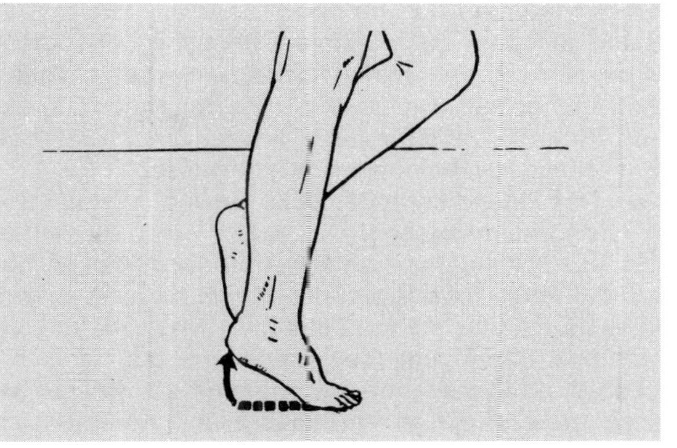

3 (Ausreichend)

Stand auf dem zu prüfenden Bein mit gestrecktem Knie. Der Patient plantarflektiert den Fuß so weit, daß sich die Ferse vom Boden löst (nicht abgebildet).

2 (Schwach)

Seitlage. Das zu prüfende Bein liegt mit seiner Außenseite auf der Unterlage, das Knie ist gestreckt, der Fuß in Mittelstellung. Fixation des Unterschenkels.
Der Patient plantarflektiert den Fuß bis zum vollen Bewegungsausmaß.

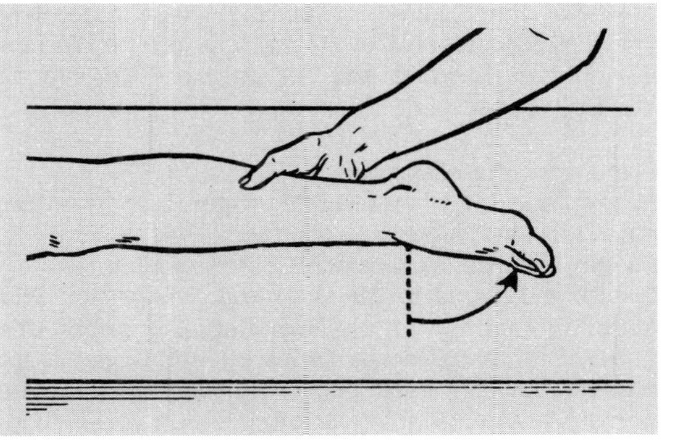

1,0 (Muskelkontraktion und Null)

Eine Kontraktion des M. gastrocnemius kann durch Tasten der Sehne über dem Calcaneus und den Muskelfasern an der lateralen und medialen Seite der Wadenmuskulatur festgestellt werden (nicht abgebildet).

Anmerkung der Bearbeiterin:
Alternativvorschlag für die Bewertung:
MT 5 (Normal). Der Patient hebt sich 10mal auf die Fußspitze.
MT 4 (Gut). Der Patient hebt sich 5mal auf die Fußspitze.
MT 3 (Ausreichend). Der Patient hebt sich 1mal auf die Fußspitze.

Hauptmuskeln

Muskel	Ursprung	Ansatz
Gastrocnemius N: tibialis (S 1, 2)	Medialer Kopf: Am oberen hinteren Anteil des Condylus medialis femoris und seiner Umgebung	Als Achillessehne in der Mitte der Rückfläche des Calcaneus (Tuber calcanei)
	Lateraler Kopf: Seitlich am Condylus lateralis femoris und an der Rückfläche des Femur unmittelbar darüber	
Soleus N: tibialis (S 1, 2)	a) Hinterfläche des Fibulaköpfchens b) Proximales Drittel der Hinterfläche des Fibulaschaftes c) Linea poplitea und mittleres Drittel der medialen Tibiakante	Achillessehne

Hilfsmuskeln

M. tibialis posterior
M. peronaeus longus
M. peronaeus brevis
M. flexor hallucis longus
M. flexor digitorum longus
M. plantaris

5,4 (Normal und Gut) für den M. soleus
Stand auf dem zu prüfenden Bein mit gebeugtem Knie. Normal: Der Patient hebt die Ferse im vollen Bewegungsmaß vom Boden, ohne das Knie zu strekken. Er kann die Bewegung 4- oder 5mal gut (ohne Ermüdungserscheinungen) wiederholen.
Gut: Der Patient kann das volle Bewegungsmaß nur 2- oder 3mal erreichen.
Die Ausführung der Plantarflexion durch den M. flexor digitorum longus und den Flexor hallucis longus kann durch die starke Zehenbeugung und unvollständige Beteiligung des Calcaneus deutlich werden. Wird die Beugung durch die Ersatzmuskeln M. peronaeus longus et brevis ausgeführt, kommt es zu einer Pronation, während der Einsatz des M. tibialis posterior eine Supination zur Folge hat. Die gemeinsame Aktion dieser drei Muskeln zeigt eine Plantarflexion des Vorfußes mit nur geringer Beteiligung des Calcaneus.

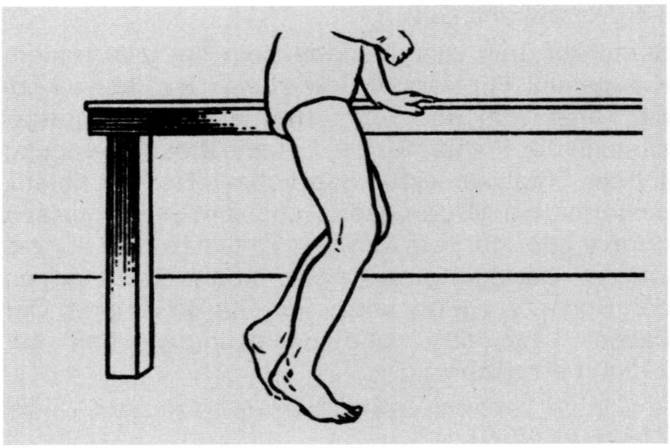

Prüfungen ohne Belastung
Rückenlage mit einem Polster unter dem Knie, um eine Überstreckung zu vermeiden.
Fixation des Beines proximal des Knöchels.
Der Patient plantarflektiert den Fuß. Widerstand wird gegeben, indem man die Ferse faßt und gegen den Zug der Plantarflektoren Druck ausübt. Gegendruck muß mit dem Unterarm gegen die Fußsohle gegeben werden, wenn die Hilfsmuskeln, die den Vorfuß fixieren, intakt sind.
(Die Bewertungen für Normal, Gut und Ausreichend werden je nach Stärke des Widerstandes eingestuft. Dennoch sollten sie mit einem »?« versehen werden, weil nur Prüfungen mit voller Belastung die genaue Einstufung der Kraft von m. gastrocnemius und M. soleus ergeben können.)

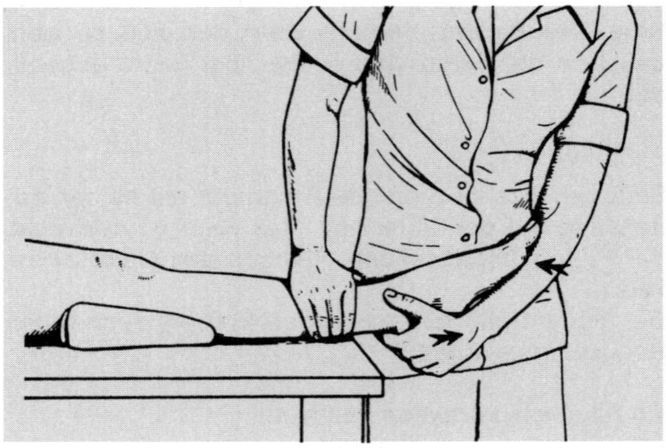

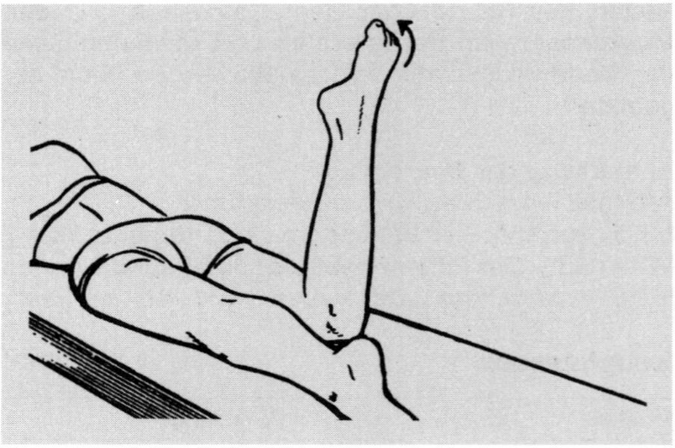

Dorsalextension und Supination des Fußes

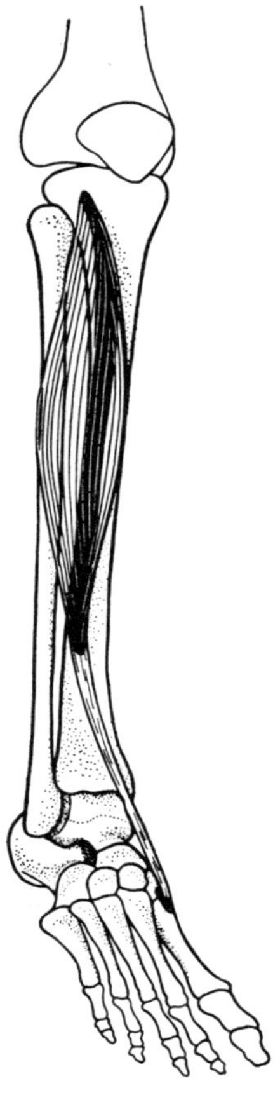

Halbseitenansicht
M. tibialis anterior

Bewegungsausmaß:

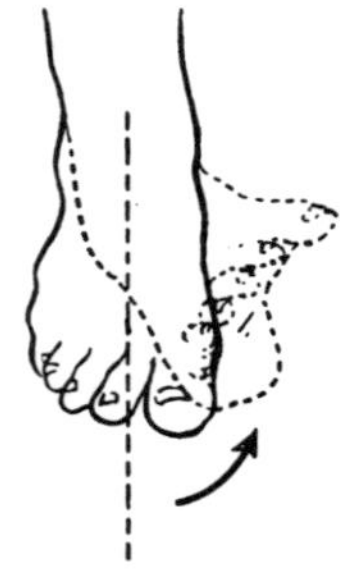

Bewegungseinschränkende Faktoren:

1. Spannung der fibularen Seitenbänder.
2. Spannung der Mm. peroneus longus und brevis.
3. Berührung der medialen Fußwurzelknochen.

Gegenhalt:

1. Gewicht des Beines.

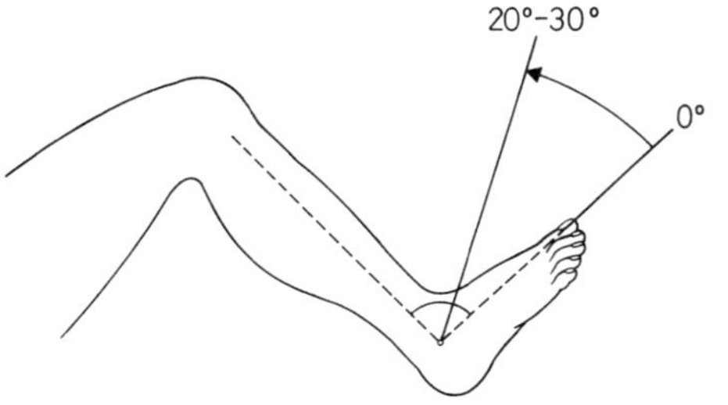

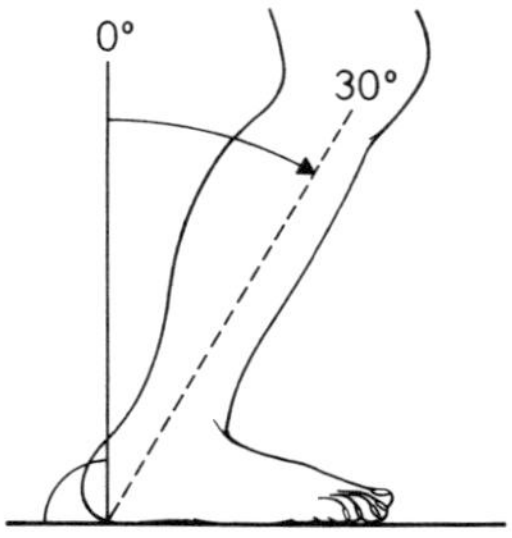

Anmerkung zu *Bewegungen im unteren Sprunggelenk:*

Debrunner: »Die Bezeichnung der Bewegung in den Gelenken des Fußes ist verwirrend mannigfaltig.« Er stellt die Messung zweier verschiedener Bewegungen vor: »Eversion/Inversion« und »Pronation/Supination« mit unterschiedlichen Bewegungsumfängen.
In diesem Buch wird – vereinfachend – die Wirkung der MM. tibialis anterior, tibialis posterior und peronaeus longus und brevis dargestellt und deren Kraft geprüft. Das Bewegungsausmaß wird durch Zeichnungen dargestellt, doch auf eine Gradangabe und Angaben über die Messung verzichtet.

Die Dorsalextension des Fußes ist eine Bewegung, an der sich mehrere Muskeln beteiligen. Sie können einzeln geprüft werden, doch soll die Gelenkmessung hier dargestellt werden. Sie wird analog zur Messung der Plantarflexion durchgeführt.

5,4 (Normal und Gut)

Sitz mit über der Tischkante hängenden Beinen. Fixation des Unterschenkels.
Der Patient dorsalflektiert und supiniert den Fuß mit entspannten Zehen. Widerstand wird an der Innenkante des Fußrückens gegeben.

Anmerkung:
Der Patient muß darauf hingewiesen werden, die Großzehe entspannt zu halten oder alle Zehen zu beugen, um die Mitarbeit des M. extensor hallucis longus auszuschalten.

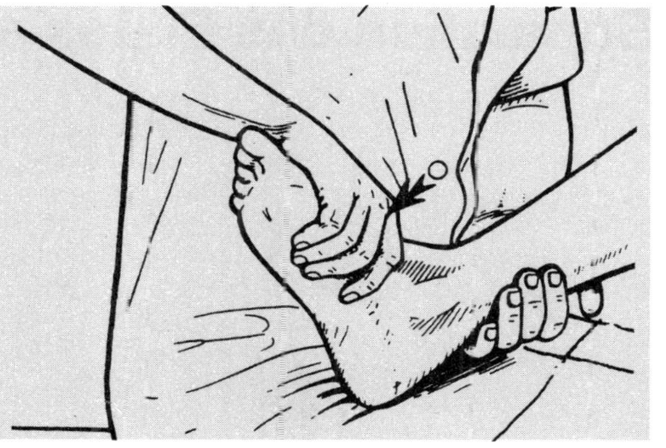

3,2 (Ausreichend und Schwach)

Sitz mit über der Tischkante hängenden Unterschenkeln. Fixation des Unterschenkels.
Der Patient supiniert und dorsalflektiert den Fuß bis zum vollen Bewegungsausmaß mit entspannten Zehen für die 3-Bewertung oder nur um einen Teil des Bewegungsausmaßes für die 2-Bewertung.

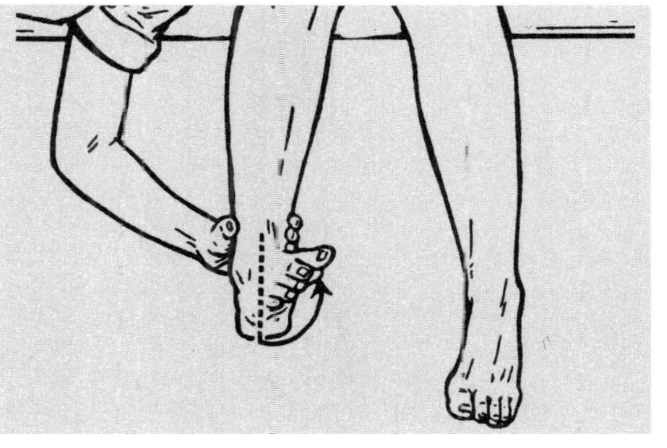

1,0 (Muskelkontraktion und Null)

Die Sehne des M. tibialis anterior kann vor dem Malleolus medialis getastet werden.

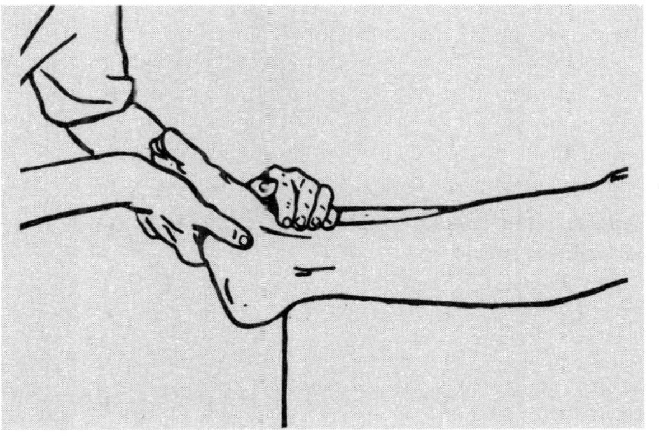

Hauptmuskel

Muskel	Ursprung	Ansatz
Tibialis anterior N: peronaeus profundus (L 4, 5, S 1?)	a) Proximale zwei Drittel lateral der Vorderfläche des Tibiaschaftes b) Membrana interossea c) Fascia cruris	a) Medial an der Unterfläche des Os cuneiforme mediale b) Basis des ersten Mittelfußknochens

Supination des Fußes aus der Plantarflexion

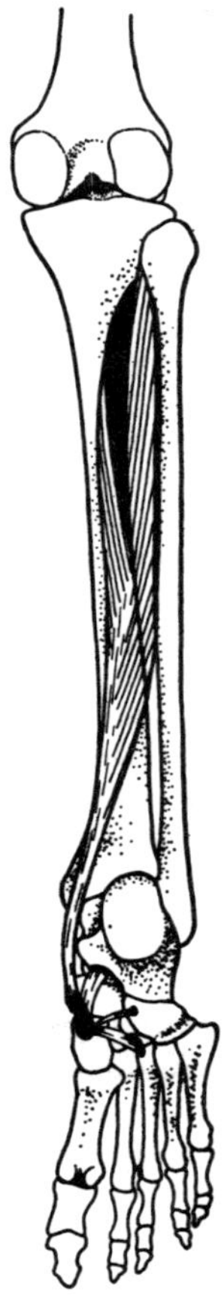

Rückansicht des Unterschenkels und Fußsohle
M. tibialis posterior

Bewegungsausmaß:

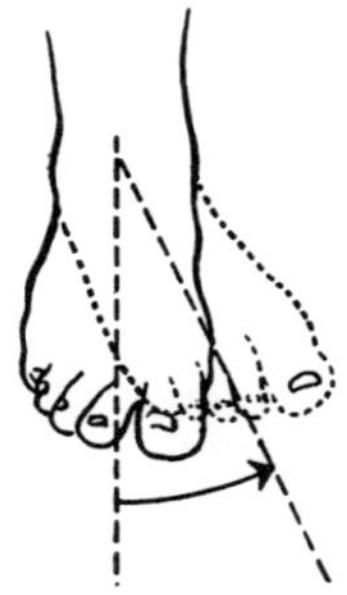

Bewegungseinschränkende Faktoren:

1. Spannung der fibularen Seitenbänder.
2. Spannung der Fibularis-Gruppe.
3. Berührung der medialen Fußwurzelknochen.

Gegenhalt:

1. Gewicht des Beines.

Hauptmuskel

Muskel	Ursprung	Ansatz
Tibialis posterior N: tibialis (L 5, S 1)	a) Membrana interossea und angrenzende Flächen der Tibia und Fibula	a) Tuberositas des Os naviculare b) Drei Ossa cuneiformia

Hilfsmuskeln

M. flexor digitorum longus
M. flexor hallucis longus
M. gastrocnemius (medialer Kopf)

5,4 (Normal und Gut)

Seitlage mit plantarflektiertem Fuß. Fixation des Unterschenkels. Man vermeide zu starken Druck über dem M. tibialis posterior.
Der Patient supinert den Fuß bis zum vollen Bewegungsausmaß unter Beibehaltung der Plantarflexion.
Widerstand wird an der Innenkante des Vorfußes gegeben.

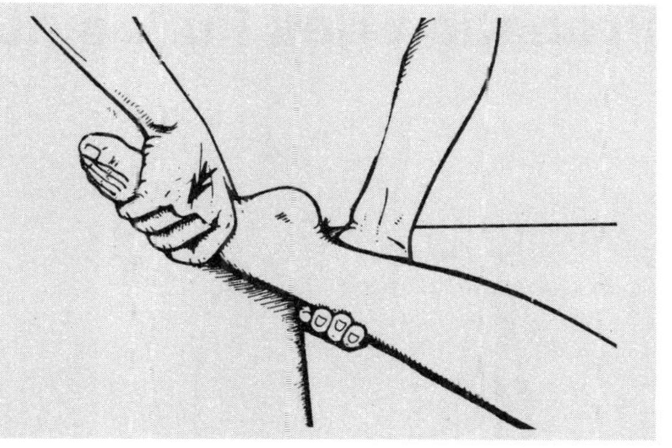

3 (Ausreichend)

Seitlage mit plantarflektiertem Fuß, der auf der Außenkante aufliegt.
Fixation des Unterschenkels. Man vermeide zu starken Druck über dem M. tibialis posterior.
Der Patient supiniert den Fuß bis zum vollen Bewegungsausmaß unter Beibehaltung der Plantarflexion.

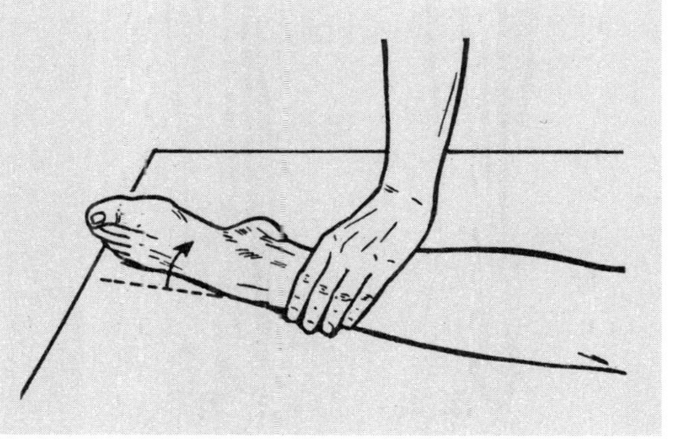

2 (schwach)

Rückenlage. Der plantarflektierte Fuß liegt über der Kante.
Fixation des Unterschenkels.
Der Patient supinert den Fuß bis zum vollen Bewegungsausmaß.

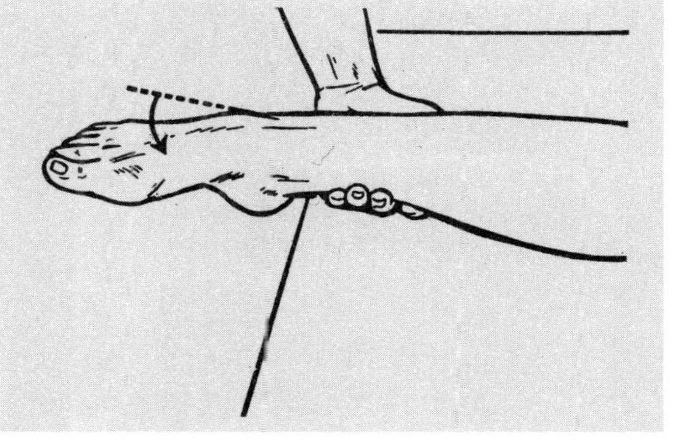

1,0 (Muskelkontraktion und Null)

Die Sehne des M. tibialis posterior kann zwischen dem Mallelus medialis und dem Os naviculare gefunden werden. Sie ist ebenfalls oberhalb des Malleolus tastbar.

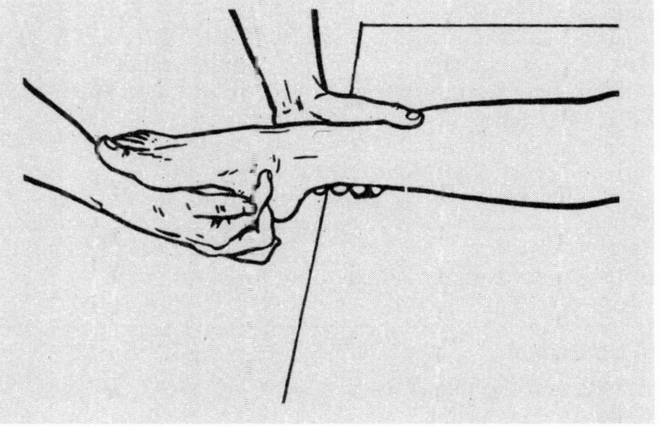

Pronation des Fußes aus der Plantarflexion

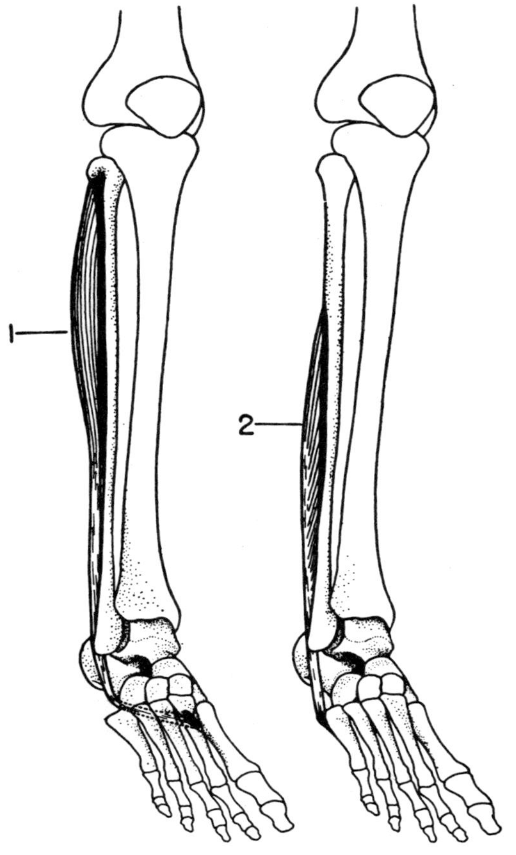

Halbseitenansicht
1. M. peronaeus longus
2. M. peronaeus brevis

Bewegungsausmaß:

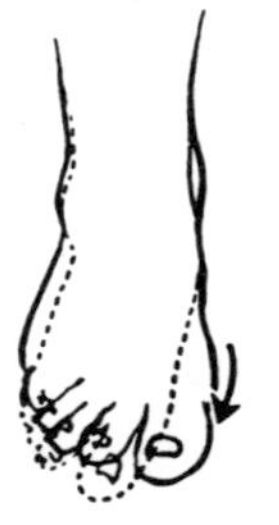

Bewegungseinschränkende Faktoren:

1. Spannung der tibialen Seitenbänder.
2. Spannung des M. tibialis anterior und M. tibialis posterior.
3. Berührung der lateralen Fußwurzelknochen.

Gegenhalt:

1. Gewicht des Beines.

Hauptmuskeln

Muskel	Ursprung	Ansatz
Peronaeus longus N.: peronaeus superficialis (L 4, 5, S 1)	Fibulaköpfchen und proximale zwei Drittel der lateralen Fläche des Fibulaschaftes	Die Sehne zieht hinter dem lateralen Malleolus entlang nach schräg vorne zum Os cuboideum und unterhalb des Fußes zur lateralen Seite der Basis des 1. Mittelfußknochens und des Os cuneiforme mediale
Peronaeus brevis N.: peronaeus superficialis (L 4, 5, S 1)	Distale zwei Drittel der lateralen Seite des Fibulaschaftes	Hinter dem lateralen Malleolus entlang zur lateralen Seite der Basis des 5. Mittelfußknochens

Hilfsmuskeln

M. extensor digitorum longus
M. peronaeus tertius

5,4 (Normal und Gut)

Seitlage mit plantarflektiertem Fuß. Fixation des Unterschenkels.
Der Patient proniert den Fuß aus der Plantarflexion und drückt das Köpfchen des Os metatarsale I nach unten. Um den M. peronaeus brevis zu prüfen, wird Widerstand am Fußaußenrand gegeben. Um den M. peronaeus longus zu prüfen, wird Widerstand gegen die Plantarfläche des Köpfchens des Os metatarsale I gegeben. Sie können zusammen geprüft werden, indem man eine Verwindung macht wie abgebildet. Der M. extensor digitorum longus muß entspannt gehalten werden.

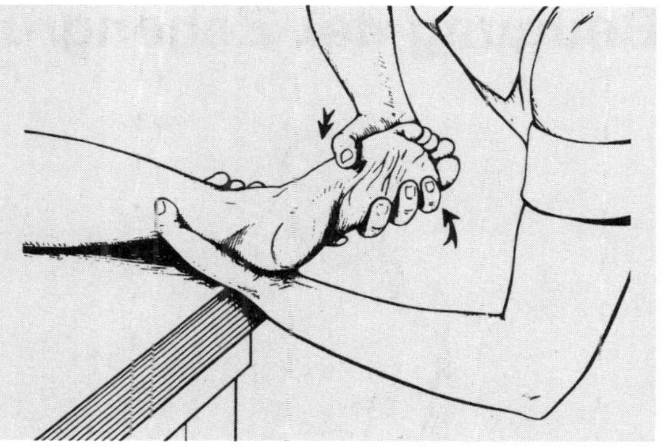

3 (Ausreichend)

Seitlage. Der plantarflektierte Fuß liegt auf dem Innenrand auf.
Fixation des Unterschenkels.
Der Patient proniert den Fuß aus der Plantarflexion und drückt das Os metatarsale I nach unten.

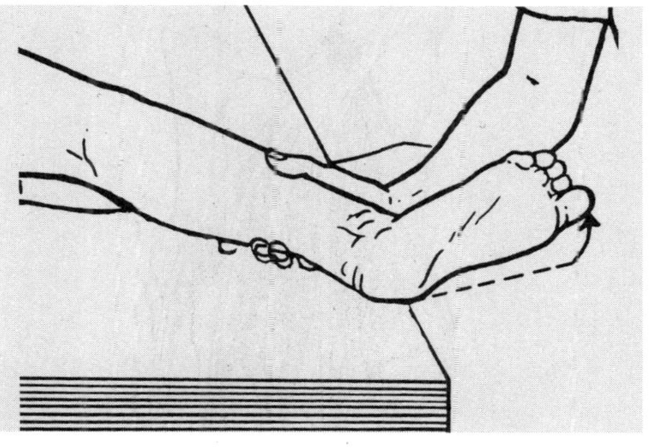

2 (Schwach)

Rückenlage. Der plantarflektierte Fuß liegt über der Tischkante.
Fixation des Unterschenkels.
Der Patient proniert den Fuß aus der Plantarflexion bis zum vollen Bewegungsausmaß, wobei das Os metatarsale I heruntergedrückt wird.

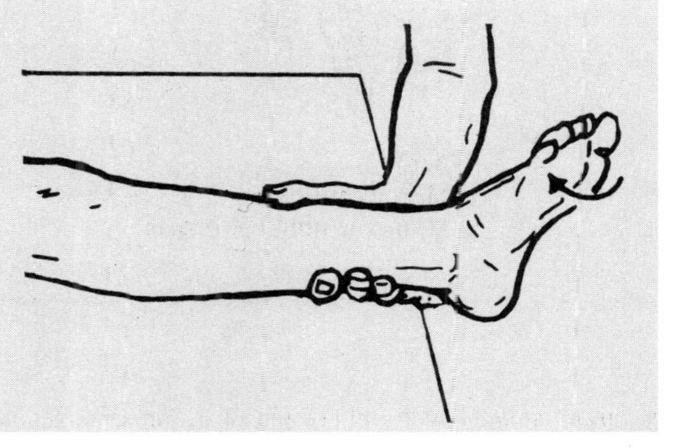

1,0 (Muskelkontraktion und Null)

Die Sehne des M. peronaeus brevis kann gemeinsam mit der des M. peronaeus longus hinter dem Malleolus lateralis getastet werden.

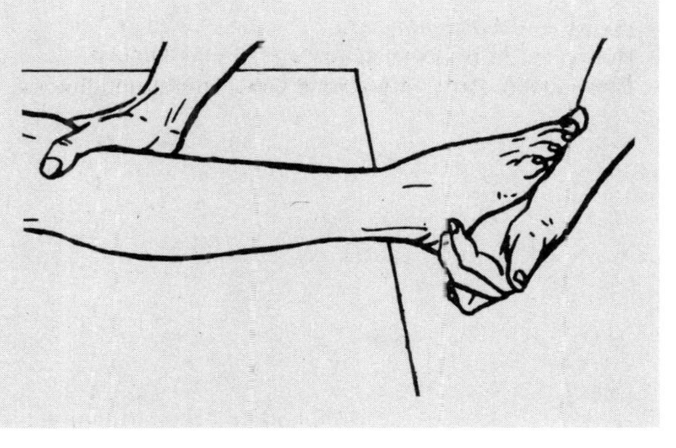

Beugung der Zehengrundgelenke

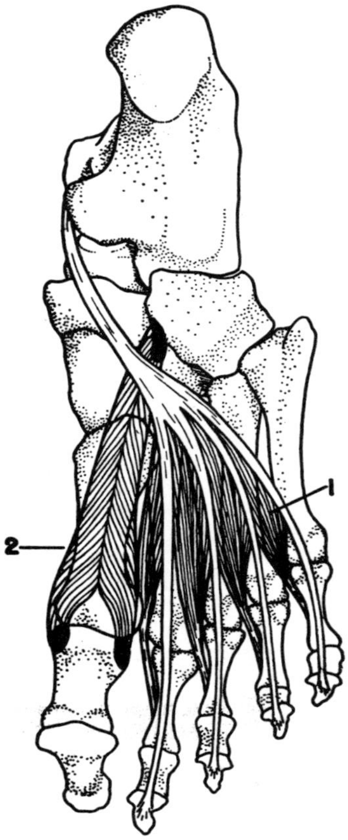

Fußsohle
1. Mm. lumbricales
2. M. flexor hallucis brevis

Bewegungsausmaß:

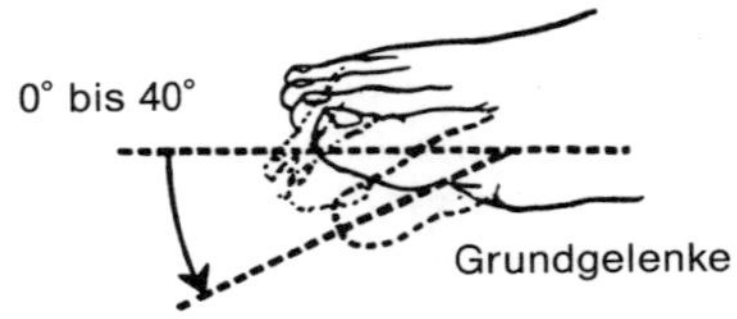

Bewegungseinschränkende Faktoren:
1. Spannung der Sehnen der Zehenstrecker.
2. Berührung der Weichteile.

Gegenhalt:
1. Gewicht von Bein und Fuß.

Neutral-0-Stellung: Fuß steht rechtwinklig zum Unterschenkel, Zehen gestreckt.

Anlegen des Winkelmessers
- Ruhender Arm: Streckseite des Mittelfußknochens.
- Beweglicher Arm: Streckseite des Zehengrundgliedes.

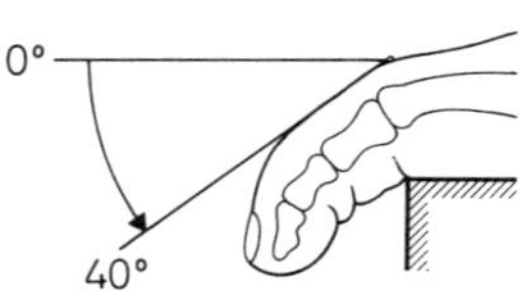

Prüfung der Zehengrundgelenke

Anlegen des Winkelmessers
- Ruhender Arm: Längsachse proximal des zu messenden Gelenks.
- Beweglicher Arm: Längsachse der distal des zu messenden Gelenks liegenden Phalanx.

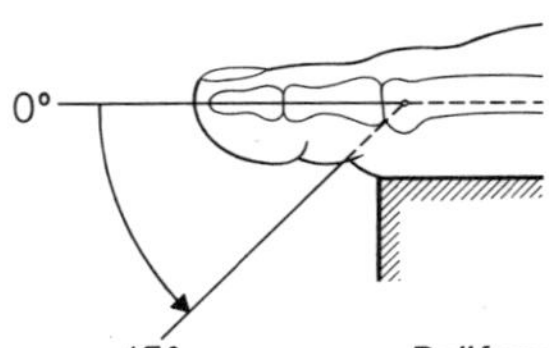

Prüfung des Großzehengrundgelenkes

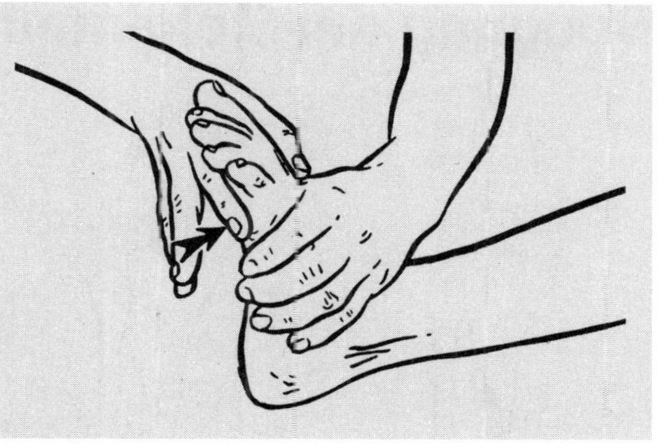

Beugung der Grundgelenke der lateralen 4 Zehen
(Mm. lumbricales)

Rückenlage.
Fixation des Mittelfußes.
Der Patient beugt die lateralen 4 Zehen. Widerstand wird unterhalb der Grundphalangen gegeben für die 5- und 4-Bewertung.

Anmerkung:

Die Streckung der Interphalangealgelenke bei gebeugten Grundgelenken sollte gleichzeitig geprüft werden. Sie ist ein Teil der Wirkung der Mm. lumbricales, wie bei der Hand.
Die Kraft sollte auch an jedem einzelnen Zeh geprüft werden, da die Lumbricales unterschiedlich kräftig sind und eine getrennte Innervation haben.
MT 3 entspricht einem vollständigen Bewegungsausmaß, MT 2 einem unvollständigen Bewegungsausmaß.

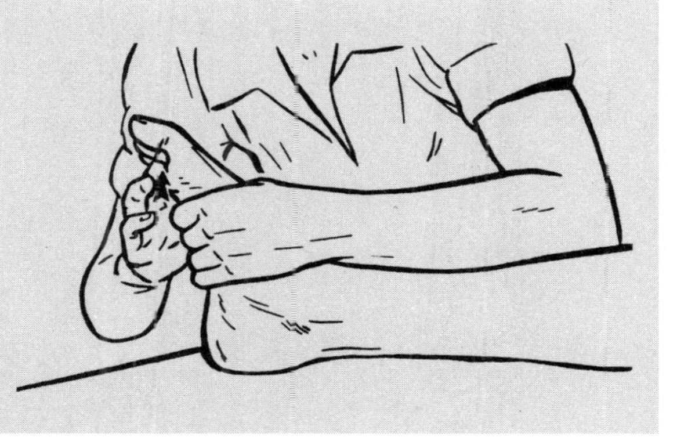

Beugung des Großzehengrundgelenkes
(M. flexor hallucis brevis)

Rückenlage.
Fixation des Mittelfußes.
Der Patient beugt die Großzehe. Widerstand wird unterhalb der Grundphalanx gegeben.

Anmerkung:

Werte unter Normal und Gut sind schwierig festzustellen, da die Beweglichkeit oft eingeschränkt ist und die Muskeln und Sehnen nicht getastet werden können. Erscheint das Bewegungsausmaß normal, so kann für das volle Bewegungsausmaß die 3-Bewertung gegeben werden, die 2-Bewertung für einen Teil des Bewegungsausmaßes.

Beugung der Grundgelenke der lateralen 4 Zehen – Hauptmuskeln

Muskel	Ursprung	Ansatz
Lumbricales 1. M. lumbricalis N: plantaris medialis 2., 3. und 4. M. lumbricales N: plantaris lateralis	An den Sehnen des M. flexor digitorum longus, wo diese sich teilen	Ziehen um die medialen Seiten der lateralen 4 Zehen und setzen an der Dorsalfläche der Grundphalangen und in der Dorsalaponeurose an

Hilfsmuskeln

Mm. interossei dorsales und plantares
M. flexor digiti minimi brevis
M. flexor digitorum longus
M. flexor digitorum brevis

Beugung des Großzehengrundgelenks – Hauptmuskel

Muskel	Ursprung	Ansatz
Flexor hallucus brevis N: plantaris medialis (L 4, 5, S 1)	a) Os cuneiforme mediale b) Ligamentum plantare longum	Mit 2 Sehnen an der medialen und lateralen Seite der Basis der Grundphalanx der Großzehe (je ein Sesambein umschließend)

Hilfsmuskel

M. flexor hallucis longus

Beugung der Zehenmittelgelenke

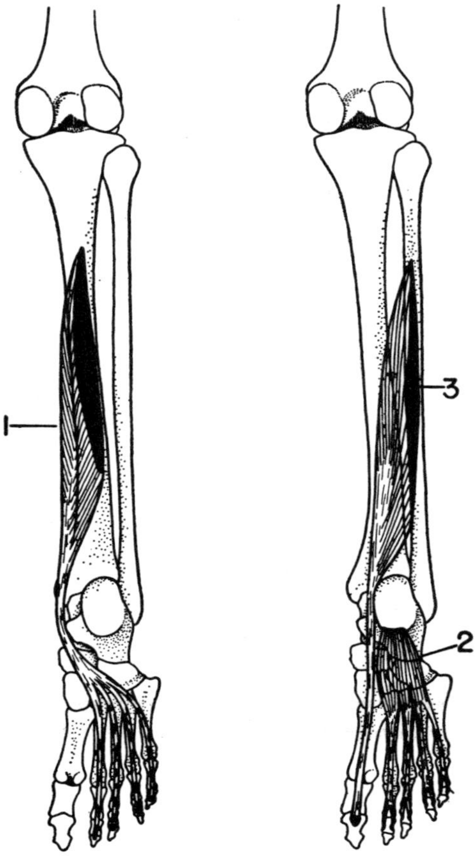

Bewegungsausmaß:

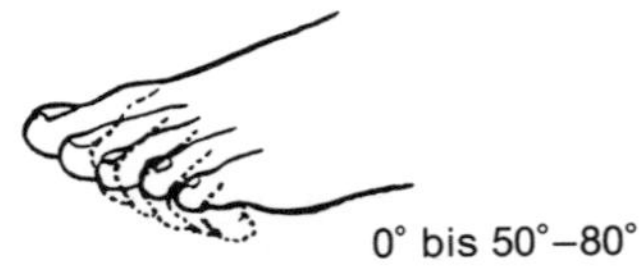

Bewegungseinschränkende Faktoren:

1. Spannung der Sehnen der Zehenstrecker (dorsale Bänder).
2. Berührung der Weichteile der Zehen.

Gegenhalt:

1. Fixation des Fußes durch Supinatoren und Pronatoren.
2. Gewicht von Bein und Fuß.
3. Synergistische Tätigkeit des M. tibialis anterior, um die Plantarflexion des Fußes zu verhindern.

◄ Rückansicht der Unterschenkel und Fußsohlen
1. M. flexor digitorum longus
2. M. flexor digitorum brevis
3. M. flexor hallucis longus

Beugung des Großzehenendgelenks – Hauptmuskel

Muskel	Ursprung	Ansatz
Flexor hallucis longus N: tibialis (L 5, S 1, 2)	a) Distale zwei Drittel der Hinterfläche der Fibula b) Unterer Anteil der Membrana interossea c) Septum intermusculare laterale	Basis der Endphalanx der Großzehe

Neutral-0-Stellung: Fuß steht rechtwinklig zum Unterschenkel, Zehen gestreckt.

Anlegen des (kleinen) Winkelmessers
- Ruhender Arm: Streckseite der proximal des zu messenden Gelenks liegenden Phalanx.
- Beweglicher Arm: Streckseite der distal des zu messenden Gelenks liegenden Phalanx.

Prüfung

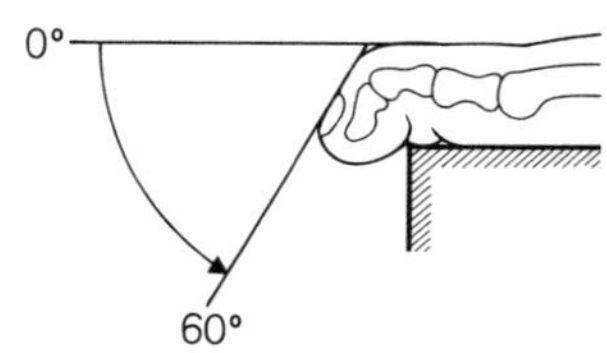

Beugung der Endgelenke der lateralen 4 Zehen

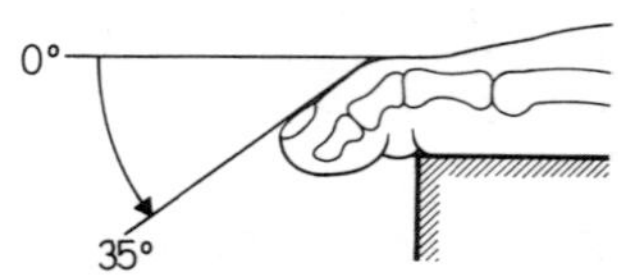

Beugung der Mittelgelenke der lateralen 4 Zehen

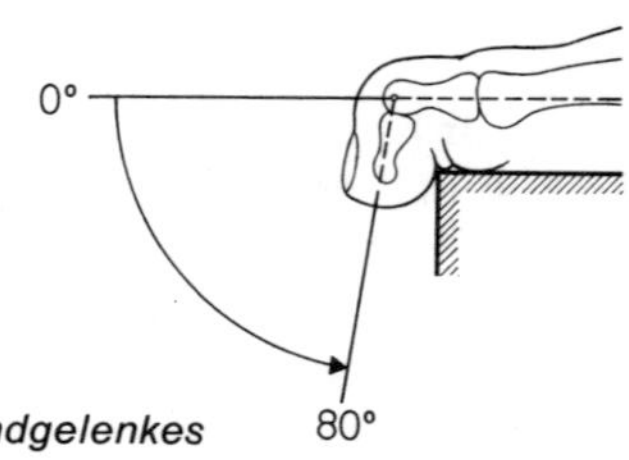

Beugung des Großzehenendgelenkes

Beugung der Endgelenke der lateralen 4 Zehen (M. flexor digitorum longus)

Rückenlage.

Fixation der Mittelphalangen der lateralen 4 Zehen. Der Patient beugt die Zehen. Widerstand wird unterhalb der Endphalangen der lateralen 4 Zehen gegeben für die 5- und 4-Bewertung.

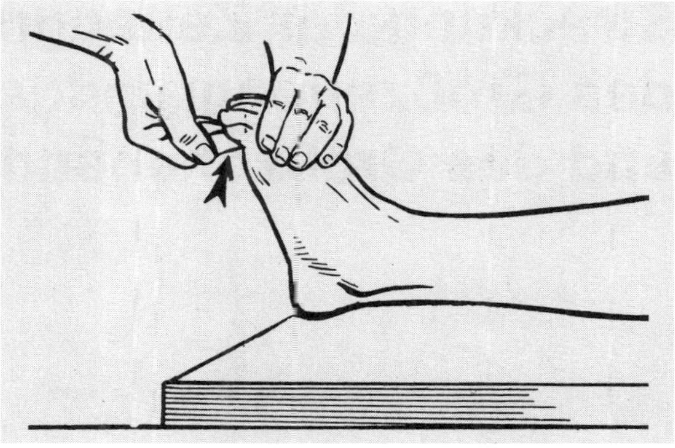

Beugung der Mittelgelenke der lateralen 4 Zehen (M. flexor digitorum brevis)

Rückenlage.

Fixation der Grundphalangen der lateralen 4 Zehen. Der Patient beugt die Zehen. Widerstand wird unterhalb der Mittelphalangen der lateralen 4 Zehen gegeben.

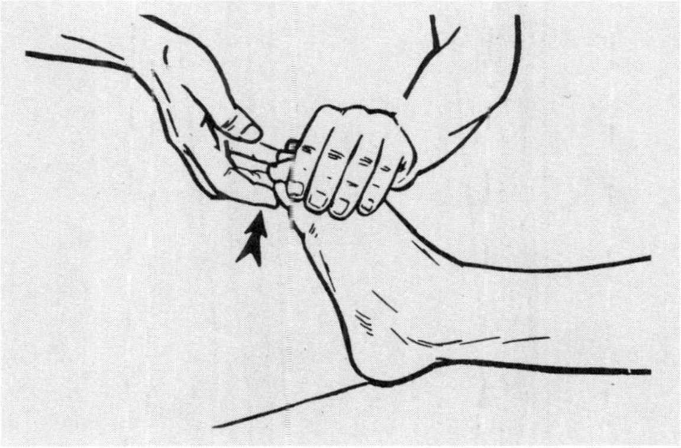

Beugung des Großzehenendgelenkes (M. flexor hallucis longus)

Rückenlage.

Fixation der Großzehengrundphalanx.

Der Patient beugt die Zehe.

Widerstand wird unterhalb der Endphalanx gegeben. (Für die 1- und 0-Bewertung kann die Sehne des M. flexor hallucis longus auf der Plantarseite der Grundphalanx getastet werden.)

Anmerkung:

Die Beweglichkeit kann eingeschränkt sein. Erscheint das Bewegungsausmaß normal, kann für das volle Ausmaß die 3-Bewertung gegeben werden, für einen Teil des Bewegungsausmaßes die 2-Bewertung.

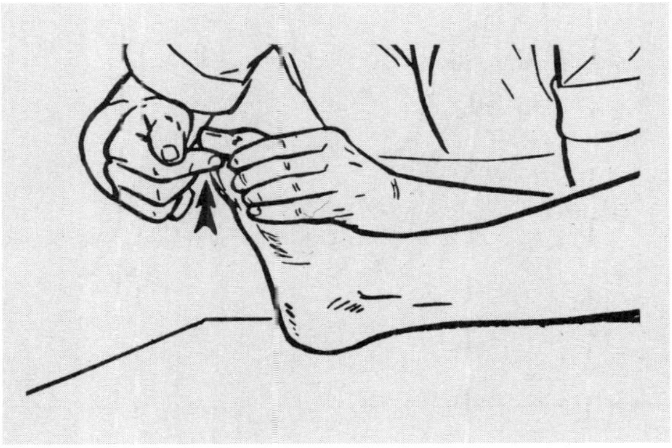

Beugung der Endgelenke der lateralen 4 Zehen – Hauptmuskel

Muskel	Ursprung	Ansatz
Flexor digitorum longus N: tibialis (L 5, S 1)	Hinterfläche des Tibiaschaftes von der Linea poplitea bis 7–8 cm oberhalb der Knöchel	Basis der Endphalangen der lateraler 4 Zehen

Beugung der Mittelgelenke der lateralen 4 Zehen – Hauptmuskel

Muskel	Ursprung	Ansatz
Flexor digitorum brevis N: plantaris medialis (L 4, 5)	a) Tuberculum tibiale des Tuber calcanei b) Proximaler Abschnitt der Plantaraponeurose	Seitlich an den Basen der Mittelphalangen der lateralen 4 Zehen

Streckung der Zehengrundgelenke, des Großzehengrundgelenks und des Großzehenendgelenks

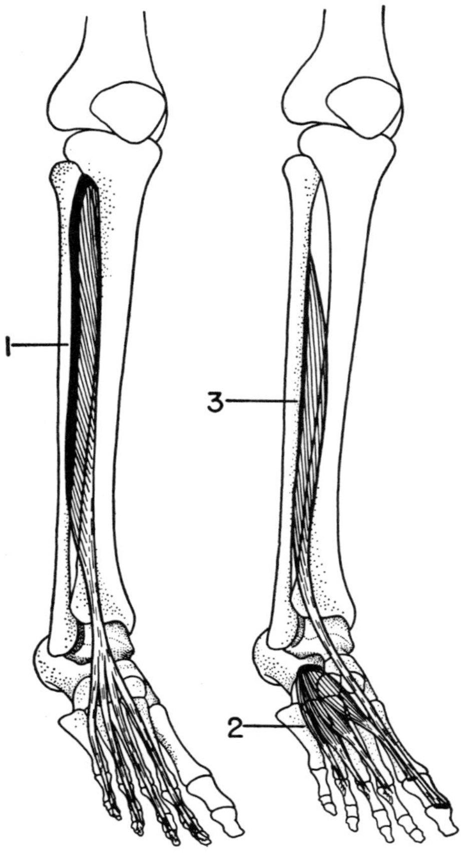

Bewegungsausmaß:

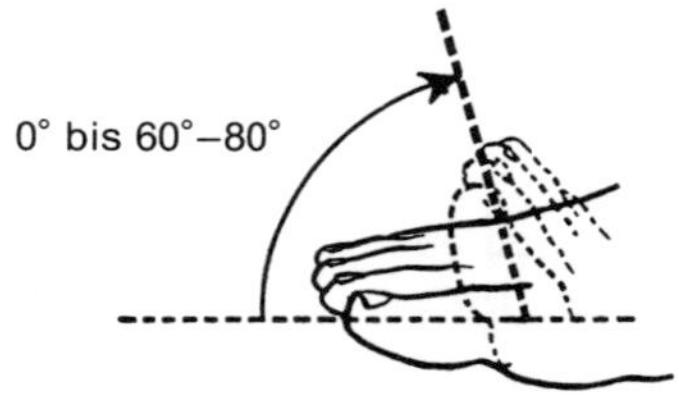

(Streckung aus der Mittelstellung)

Bewegungseinschränkende Faktoren:

1. Spannung der plantaren Bänder und der Ligamenta collateralia.

Gegenhalt:

1. Gewicht von Bein und Fuß.
2. Synergistische Tätigkeit des M. gastrocnemius und m. soleus, um die Dorsalflexion des Fußes zu verhindern, die durch die langen Zehenstrecker bewirkt wird.

◄ Halbseitenansicht
1. M. extensor digitorum longus
2. M. extensor digitorum brevis
3. M. extensor hallucis longus

Neutral-0-Stellung: Fuß steht rechtwinklig zum Unterschenkel, Zehen gestreckt.

Anlegen des (kleinen) Winkelmessers: analog zu den Angaben für die Beugung.

Prüfung

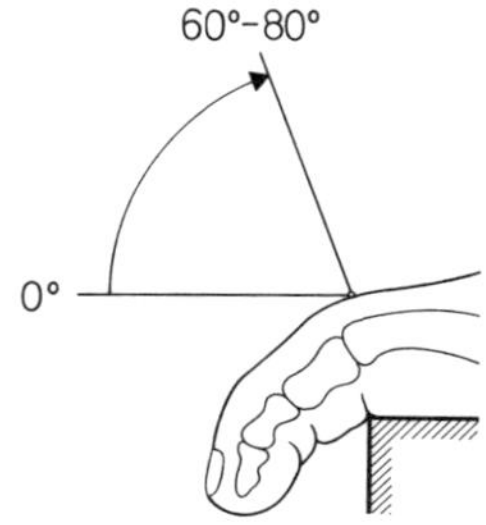

Streckung der Grundgelenke der Zehen 2–5
(Grundgelenke hier in Beugestellung abgebildet)

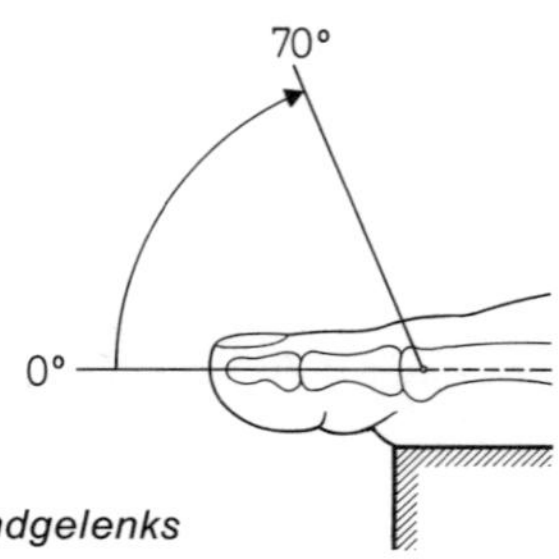

Streckung des Großzehengrundgelenks

(Streckung des Großzehenendgelenks bei Debrunner nicht dargestellt)

Streckung der Grundgelenke der lateralen 4 Zehen (M. extensor digitorum longus und brevis)

Rückenlage.

Fixation des Mittelfußes.

Der Patient streckt die lateralen 4 Zehen. Widerstand wird an den Grundphalangen der Zehen gegeben. (Für die 1- und 0-Bewertung können die Sehnen des M. extensor digitorum longus an der Dorsalfläche des Mittelfußes und die Fasern des M. extensor digitorum brevis an der lateralen Seite des Fußrückens vor dem Knöchel getastet werden.)

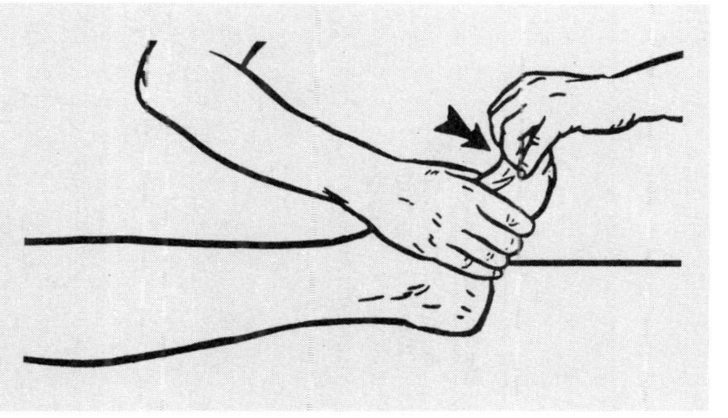

Streckung des Grundgelenks der Großzehe (Extensor hallucis brevis)

Rückenlage.

Fixation des 1. Mittelfußknochens.

Der Patient streckt das Großzehengrundgelenk. Widerstand wird an der Grundphalanx gegeben für die 5- und 4-Bewertung.

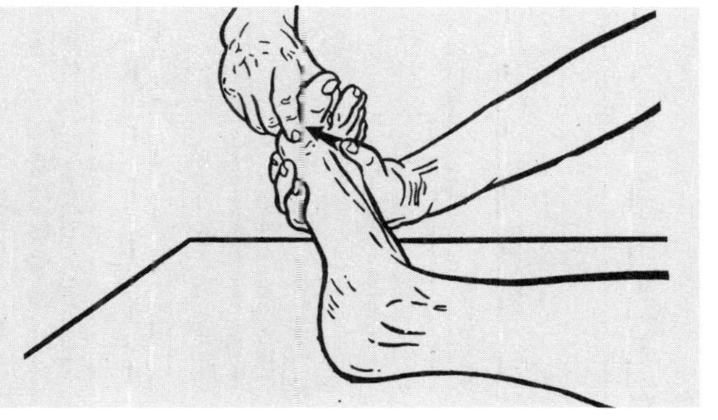

Streckung des Großzehenendgelenks (M. extensor hallucis longus)

Rückenlage.

Fixation der Großzehengrundphalanx. Der Patient streckt das Großzehenendgelenk. Widerstand wird an der Dorsalfläche der Endphalanx gegeben. (Für die 1- und 0-Bewertung kann die Sehne des M. extensor hallucis longus über der Dorsalseite des Großzehengrundgelenks getastet werden und schräg über den Fußrücken verlaufend bis zur Mitte über dem Fußgelenk.) Siehe Anmerkung für die 3- und 2-Bewertung auf Seite 73.

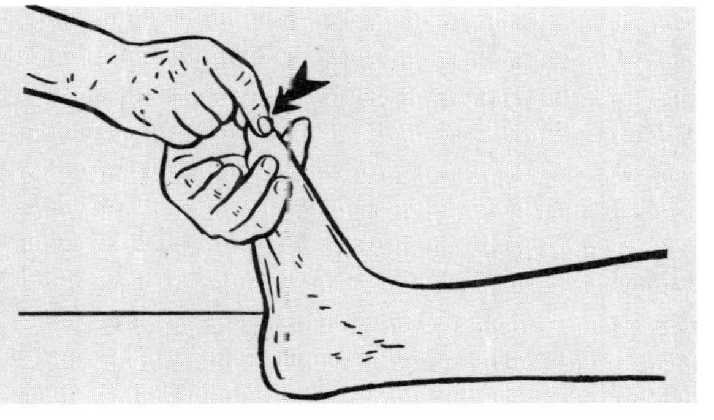

Streckung der Grundgelenke der Zehen 2–5 – Hauptmuskeln

Muskel	Ursprung	Ansatz
Extensor digitorum longus N: peronaeus profundus (L 4, 5, S 1)	a) Condylus lateralis tibiae b) Proximale drei Viertel der Vorderfläche der Fibula c) Fascia cruris	Dorsalaponeurose der 2.–5. Zehe
Extensor digitorum brevis N: peronaeus profundus (L 5, S 1)	Vorne an der oberen, seitlichen Fläche des Calcaneus vor der Rinne für den M. peronaeus brevis	Dorsalaponeurose der 2.–4. Zehe

Streckung des Großzehenendgelenks – Hauptmuskel

Muskel	Ursprung	Ansatz
Extensor hallucis longus N: peronaeus profundus (L 4, 5, S 1)	a) Mittleres Drittel der Vorderfläche der Fibula b) Membrana interossea	Basis der Großzehenendphalanx (Nagelphalanx)

Innervation der Muskeln der oberen Extremität
(Mit den Abgängen vom 11. HN, dem Plexus cervicalis und Plexus brachialis)

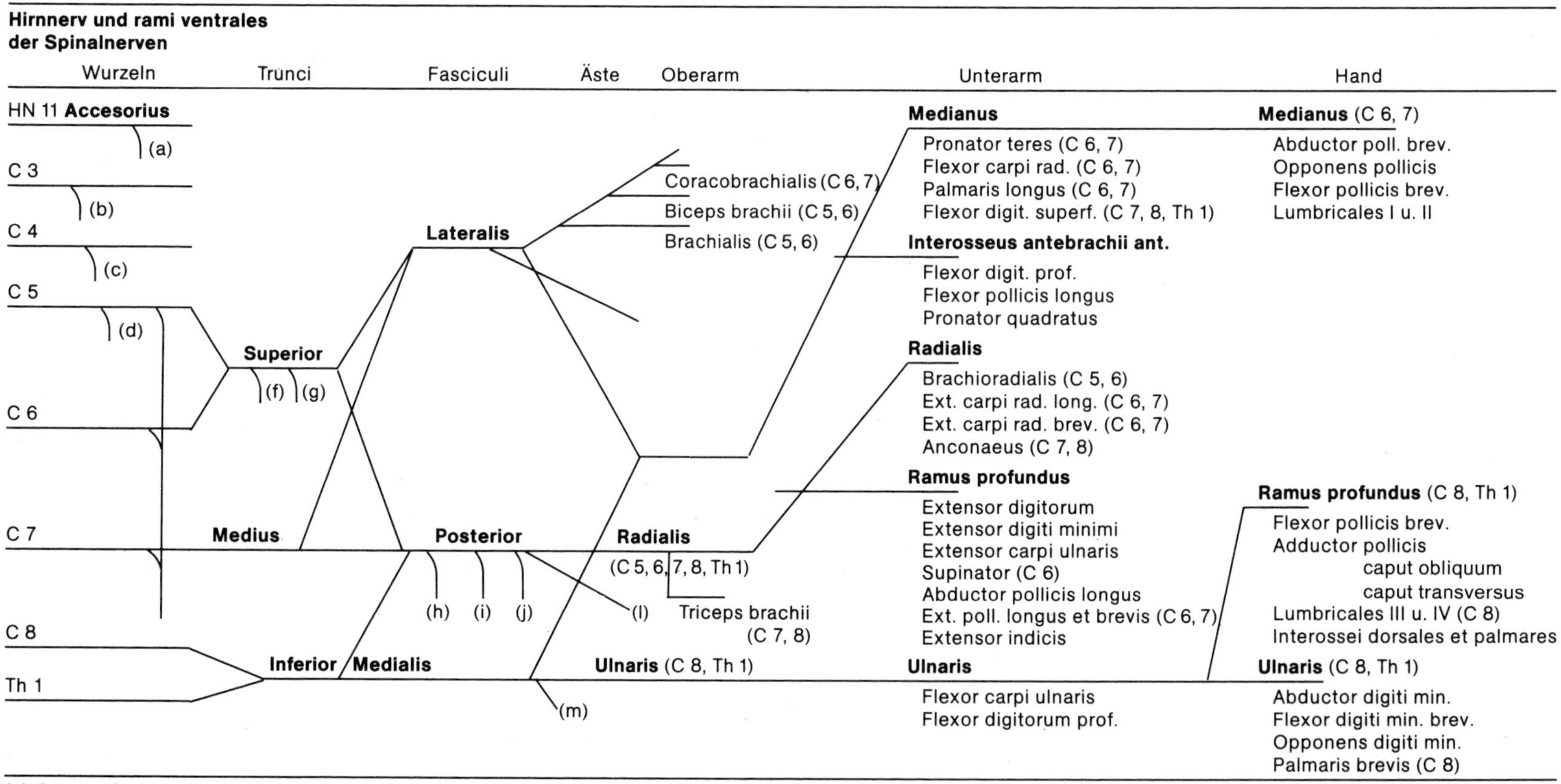

(a) **Accesorius**
M. trapezius u. Sternocleidom.
(b) **Ast** z. Levator scapulae (C 3)
(c) **Ast** z. Levator scapulae (C 4)
(d) **Dorsalis scapulae** (C 5)
Rhomboideus major
Rhomboideus minor
(e) **Thoracicus longus** (C 5–7)
Serratus anterior

(f) N. f. d. Subclavius
(g) **Suprascapularis** (C 5, 6)
Supraspinatus (C 5)
Infraspinatus
(h) und (i)
Subscapulares (C 5, 6)
Subscapularis
Teres major

(j) **Thoracodorsalis** (C 6–8)
Latissimus dorsi
(k) + (m)
Pectorales (C 5–Th 1)
Pectoralis major
Pectoralis minor
(i) **Axillaris**
Deltoideus
Teres minor (C 5)

Nerven in halbfetter Schrift

Aus Worthingham, C. «Innervationstafeln der Muskulatur der oberen und unteren Extremitäten» Stanford University Press, 1944

Abduktion und Aufwärtsdrehung des Schulterblattes

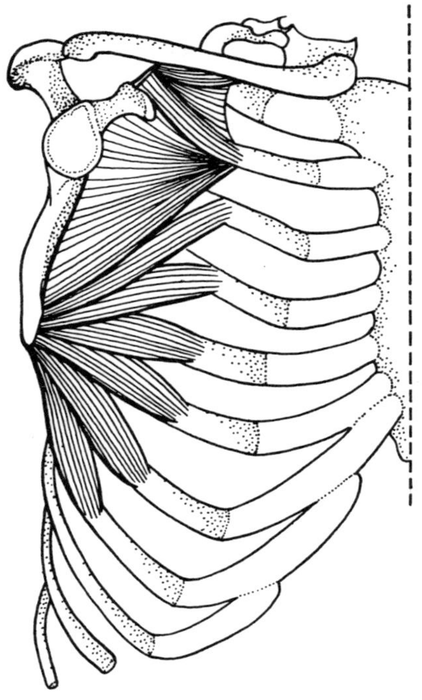

Halbseitenansicht
M. serratus anterior

Bewegungsausmaß:*

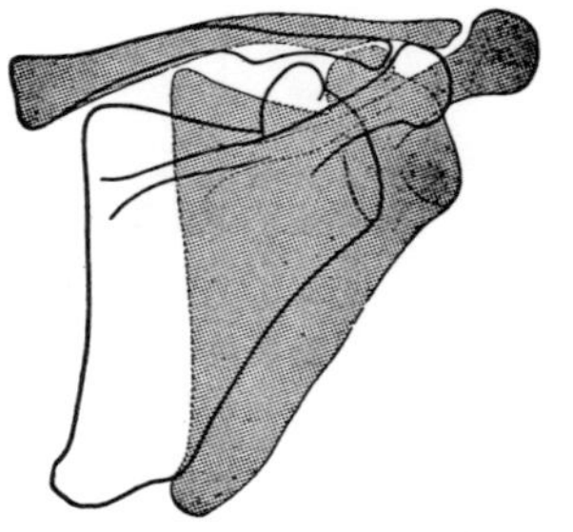

Bewegungseinschränkende Faktoren:

1. Spannung des Ligamentum trapezoideum, das die Drehung des Schulterblattes nach vorn zur Clavicula hemmt.
2. Spannung des M. trapezius und der Mm. rhomboideus major und minor.

Gegenhalt:

1. Gewicht des Rumpfes.
2. Bei kräftiger Schulterblattabduktion Zug des M. obliquus externus der gleichen Seite.

* Gezeichnet nach einem Röntgenbild zu Beginn und am Ende der Bewegung beim Prüfen normaler Muskulatur. Die Formänderung des Schulterblattes ist auf die Drehung in eine andere Ebene während der Bewegung zurückzuführen.

Hauptmuskel

Muskel	Ursprung	Ansatz
Serratus anterior N: thoracicus longus (C 5, 6, 7)	a) Fächerförmig von den Außenflächen und oberen Kanten der oberen 8 oder 9 Rippen b) Aponeurose der Interkostalmuskulatur	a) Ventrale Fläche des angulus superior scapulae b) Ventrale Fläche des Margo medialis des Schulterblattes c) Die unteren 5 oder 6 Muskelportionen setzen an der ventralen Fläche des Angulus inferior scapulae an

Hilfsmuskel

Trapezius, pars descendens

5,4 (Normal und Gut)

Rückenlage mit dem Arm um 90 Grad in leichter Abduktion gehoben, Ellenbogen gestreckt. Der Patient drückt den Arm nach oben durch Abduktion des Schulterblattes. Widerstand wird in Hand und Handgelenk gegeben. Eventuell Ellenbogen fixieren. Druck nach unten und innen gegen den Tisch. Man beachte mögliche »Flügelstellung« des Schulterblattes (Margo medialis wird vom Thorax abgewinkelt).

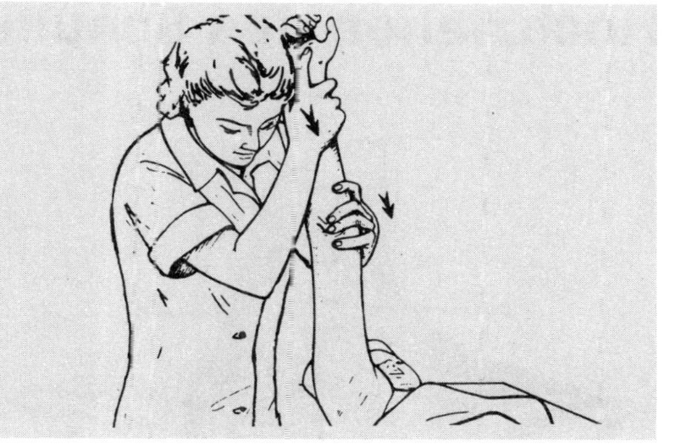

3 (Ausreichend)

Rückenlage mit um 90 Grad eleviertem Arm und auf der Unterlage aufliegendem Schulterblatt.
Fixation des Thorax.
Der Patient streckt den Arm in die Luft, wobei das Schulterblatt völlig abduziert wird, ohne in Flügelstellung zu geraten.
(Wenn die Ellenbogenstrecker schwach sind, kann der Ellenbogen gebeugt werden.)

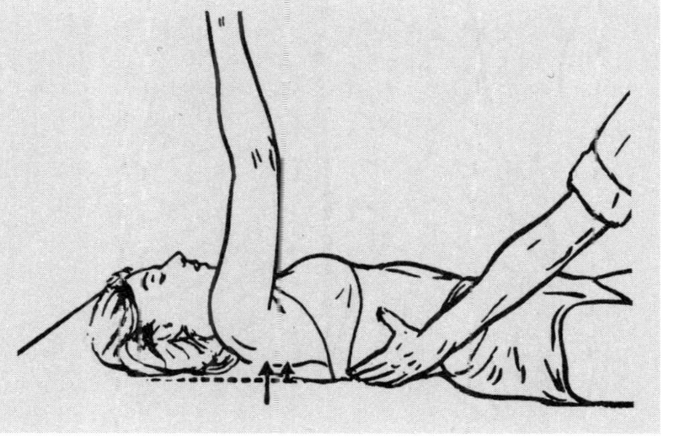

2 (Schwach)

Sitz. der um 90 Grad elevierte Arm ruht auf dem Tisch.
Fixation des Thorax.
Der Patient schiebt den Arm vorwärts durch Abduktion des Schulterblattes.

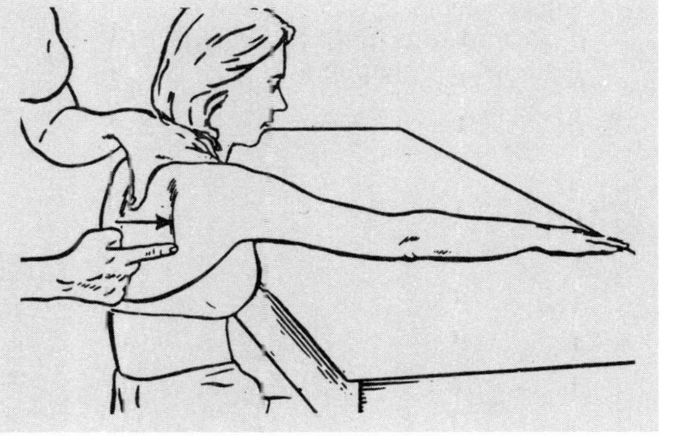

1,0 (Muskelkontraktion und Null)

Der Prüfer schiebt den Arm leicht zurück, um die Kontraktion des M. serratus anterior festzustellen. Man beachte, ob das Schulterblatt in »Flügelstellung« gerät. Der fächerförmige M. serratus anterior kann bei einer Kontraktion an der Außenfläche der Rippen getastet werden (letzteres nicht abgebildet).

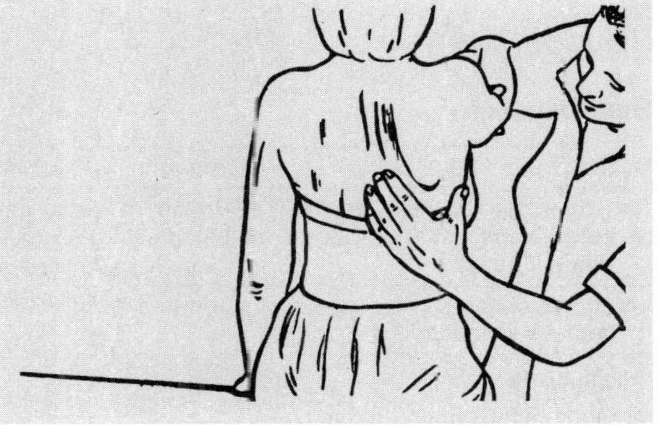

Hochziehen des Schulterblattes

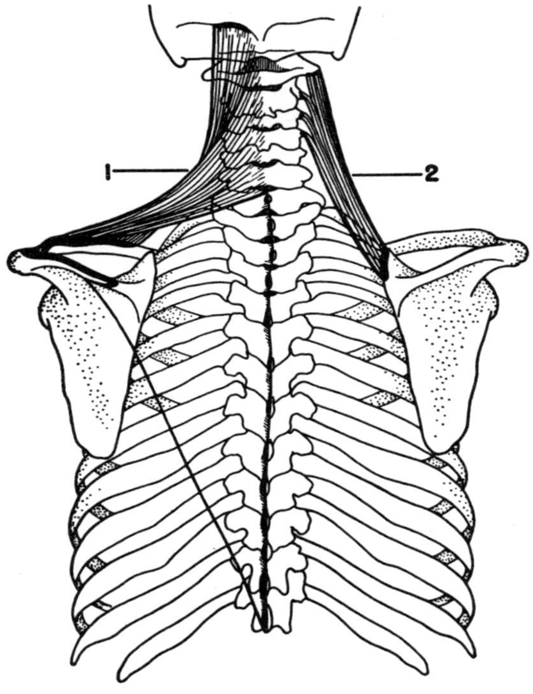

Rückansicht
1. M. trapezius, pars decendens
2. M. levator scapulae

Bewegungsausmaß:*

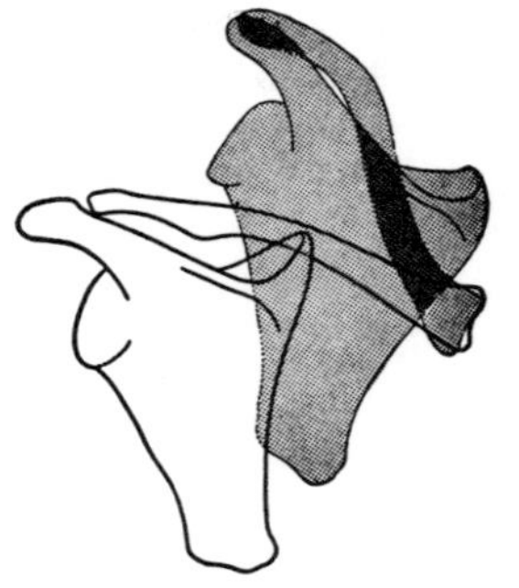

Bewegungseinschränkende Faktoren:
1. Spannung des Lig. costoclaviculare.
2. Spannung der Muskeln, die Schulterblatt und Schlüsselbeine herunterziehen: M. pectoralis minor, M. subclavius, M. trapezius, pars ascendens.

Gegenhalt:
1. Beugemuskeln der Halswirbelsäule (wenn die Prüfung sitzend ausgeführt wird).
2. Gewicht des Kopfes (wenn die Prüfung in Bauchlage ausgeführt wird).

* Gezeichnet nach einem Röntgenbild zu Beginn und am Ende der Bewegung beim Prüfen normaler Muskulatur.

Hauptmuskeln

Muskel	Ursprung	Ansatz
Trapezius, pars descendens N: accessorius und Plexus cervicalis (C 3, 4)	a) Protuberantia occipitalis externa b) Ligamentum nuchae c) Linea nuchae superior	Rückfläche des lateralen Drittels der Clavicula
Levator scapulae N: dorsalis scapulae C 4–C 5	Querfortsätze der oberen 4 Halswirbel	Angulus superior scapulae

Hilfsmuskeln

M. rhomboideus major und minor

5,4 (Normal und Gut)

Sitz mit neben dem Körper hängenden Armen.
Der Patient hebt die Schultern so hoch wie möglich.
Widerstand wird durch Druck nach unten auf den Schultern gegeben.

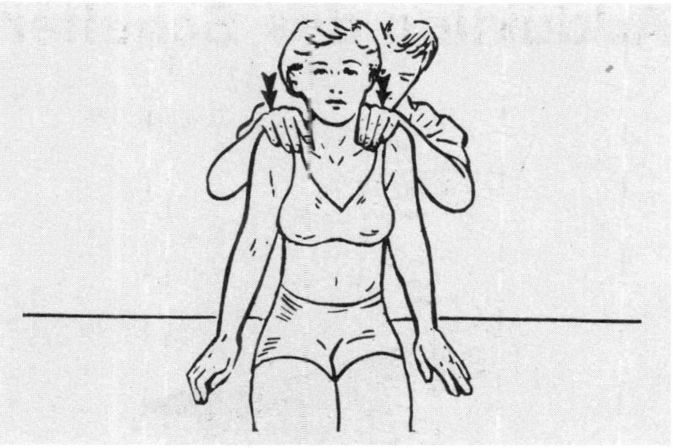

3 (Ausreichend)

Sitz mit neben dem Körper hängenden Armen.
Der Patient hebt die Schultern bis zum vollen Bewegungsmaß.

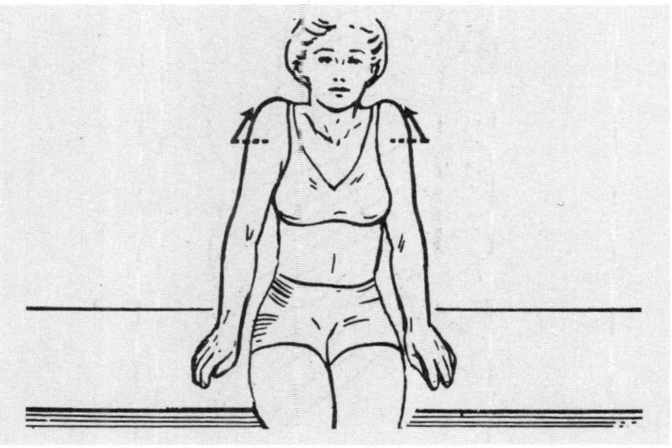

2 (Schwach)

Bauchlage.
Die Schultern werden, wenn nötig, vom Prüfer unterstützt; die Stirn liegt auf der Unterlage.
Der Patient zieht die Schultern an die Ohren bis zum vollen Bewegungsausmaß.

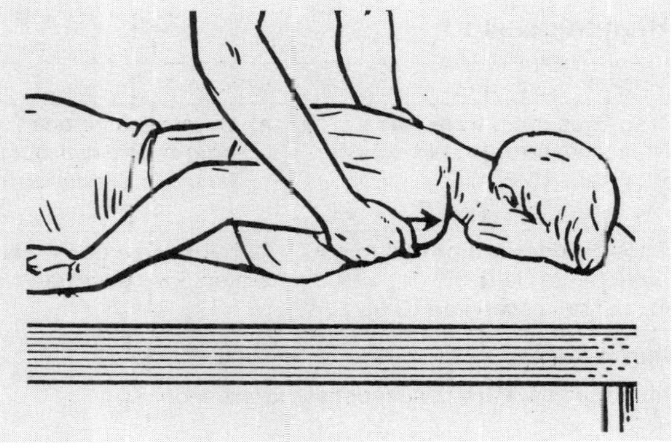

1,0 (Muskelkontraktion und Null)

Bauchlage.
Der Prüfer tastet den oberen Trapeziusrand parallel der Halswirbelsäule und nahe seinem Ansatz über den Schlüsselbeinen (letzteres nicht abgebildet).

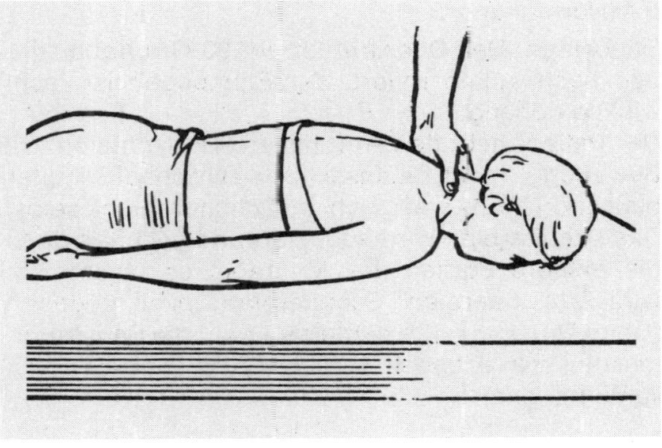

Adduktion des Schulterblattes

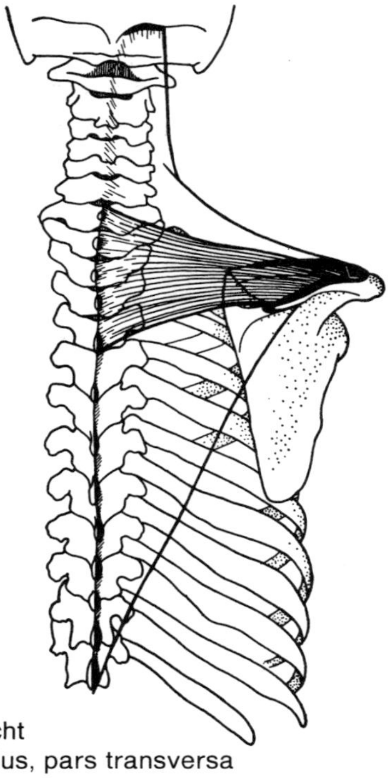

Rückansicht
M. trapezius, pars transversa

Bewegungsausmaß:*

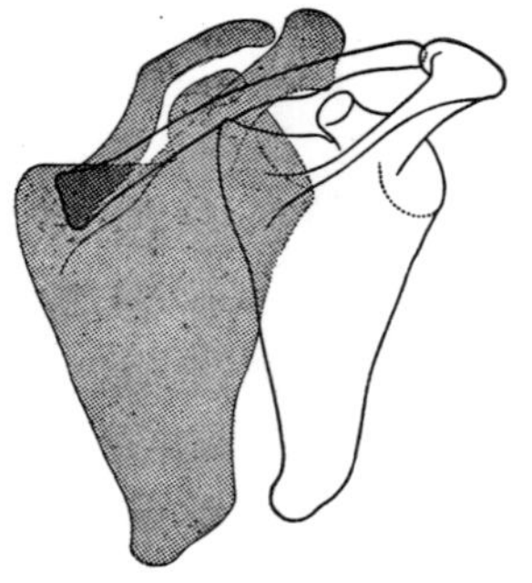

Bewegungseinschränkende Faktoren:

1. Spannung des Lig. conoideum, das die Drehung des Schulterblattes nach hinten hemmt.
2. Spannung der Mm. pectorales major und minor und M. serratus anterior.
3. Berührung des Margo vertebralis des Schulterblattes mit der Muskulatur der Wirbelsäule.

Gegenhalt:

1. Gewicht des Rumpfes.

* Gezeichnet nach einem Röntgenbild zu Beginn und am Ende der Bewegung beim Prüfen normaler Muskulatur.

Hauptmuskeln

Muskel	Ursprung	Ansatz
Trapezius, pars transversa N: accessorius und Plexus cervicalis (C 3, 4)	a) Dornfortsätze des 7. Halswirbels und der oberen Brustwirbel (horizontal verlaufende Muskelfasern)	a) Medialer Rand des Acromions b) Obere Kante der Rückfläche der Spina scapulae c) Akromiales Ende der clavicula
Rhomboideus major und minor (abgebildet Seite 92) N: dorsalis scapulae (C 5)	Dornfortsätze des 7. Halswirbels und der ersten 5 Brustwirbel	Margo medialis des Schulterblattes zwischen der Wurzel der Spina scapulae und dem Angulus inferior

Hilfsmuskeln

M. trapezius, Pars descendens und ascendens

5,4 (Normal und Gut)

Bauchlage. Der Oberarm ist um 90 Grad abduziert und nach außen rotiert, der Ellenbogen ist rechtwinklig gebeugt.
Der Patient hebt den Arm bis zur Horizontalen. Die Bewegung findet hauptsächlich zwischen Schulterblatt und Thorax statt, nicht im Schultergelenk selbst. Das Schulterblatt wird adduziert und gehalten durch die mittlere Portion des M. trapezius. Widerstand wird am lateralen Schulterblattwinkel gegeben. (Ohne Druck auf den humerus.) Sind die Schultergelenkmuskeln schwach, kann der Arm über die Tischkante hängen.

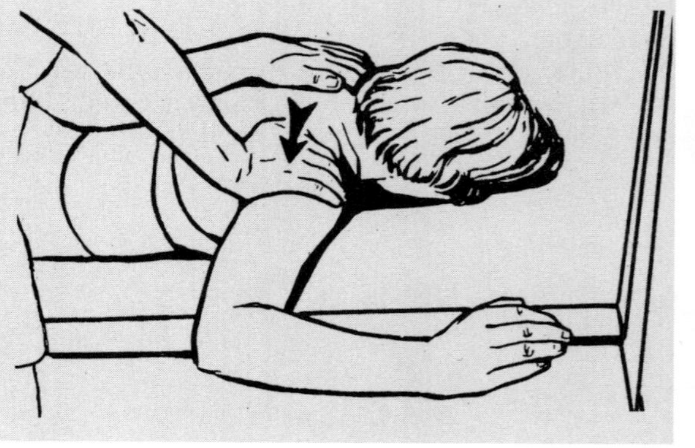

3 (Ausreichend)

Bauchlage. Der Oberarm ist um 90 Grad abduziert und nach außen rotiert, der Ellenbogen ist rechtwinklig gebeugt.
Der Patient hebt den Arm und adduziert das Schulterblatt.

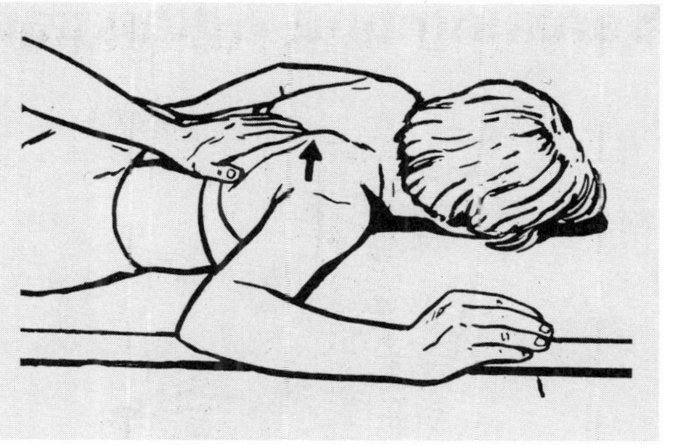

2 (Schwach)

Sitz. Der Arm ruht in Mittelstellung zwischen Anteversion und Abduktion auf dem Tisch.
Fixation des Thorax.
Der Patient führt den Arm in der Horizontalen in die volle transversale Abduktion und adduziert dabei das Schulterblatt.

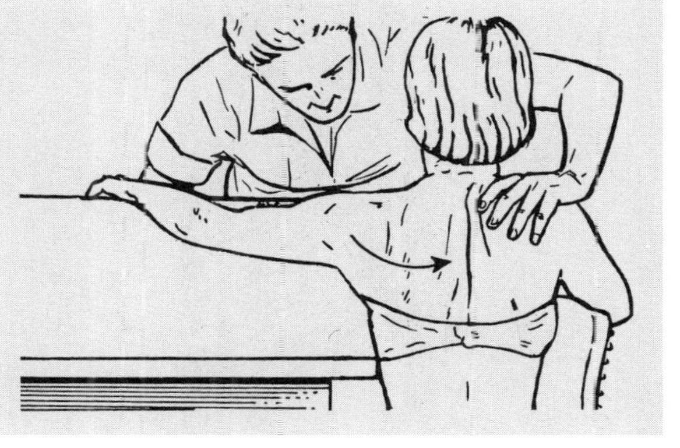

1,0 (Muskelkontraktion und Null)

Sitz oder Bauchlage.
Die mittleren Fasern des M. trapezius werden zwischen der Wurzel der Spina scapulae und der Wirbelsäule getastet, um eine Kontraktion festzustellen.

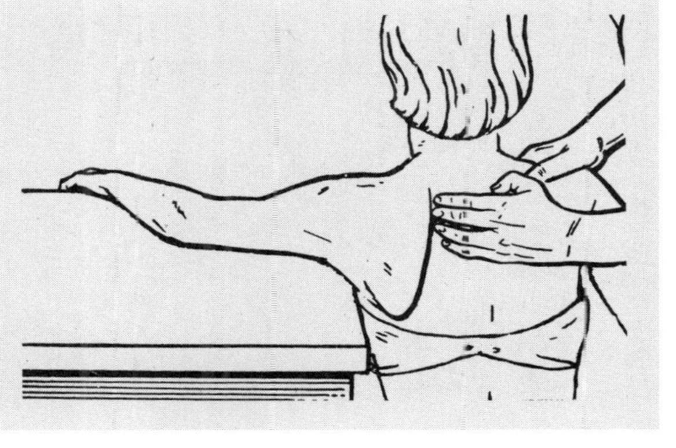

Anmerkung:
Wird beim Versuch, die Prüfung durchzuführen, die Schulter mit abduziertem Schulterblatt auf den Tisch heruntergedrückt, so kontrahiert sich nur die hintere Deltaportion, das Schulterblatt wird aber nicht gehalten oder adduziert.

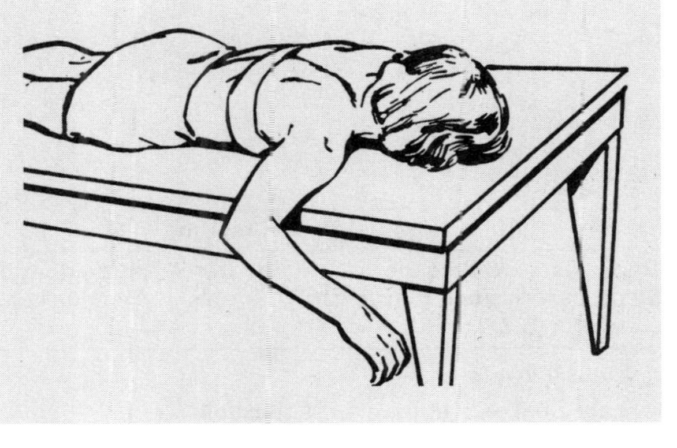

Senkung und Adduktion des Schulterblattes

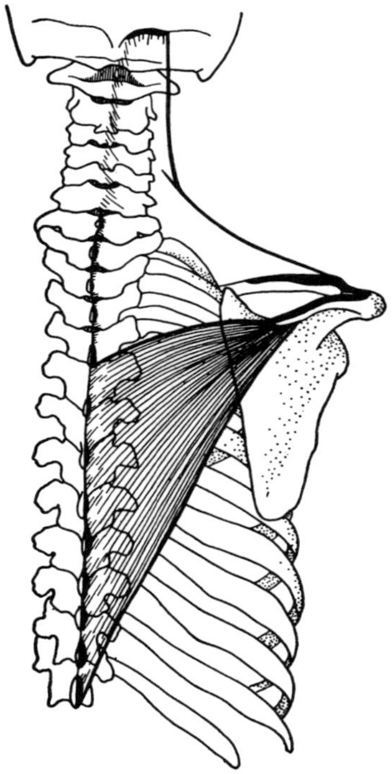

Rückansicht
M. trapezius, pars ascendens

Bewegungsausmaß:*

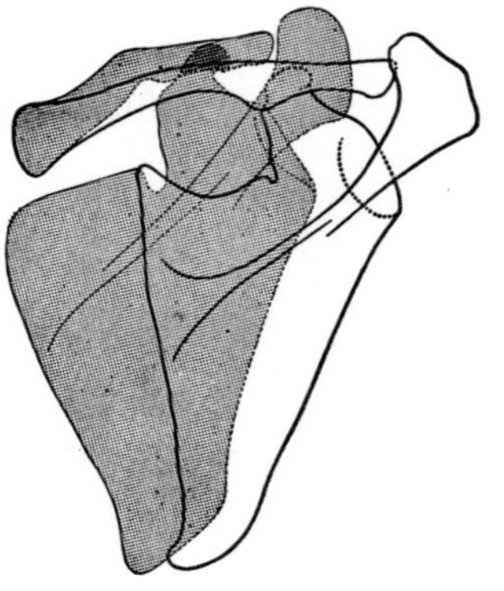

Bewegungseinschränkende Faktoren:

1. Spannung des Lig. interclaviculare und des Discus articulare des Sternoclaviculargelenks.
2. Spannung des M. trapezius, pars descenders, M. levator scapulae und M. sternocleidomastoideus (Pars clavicularis).

Gegenhalt:

1. Gewicht des Rumpfes.
2. Kontraktion des Erector spinae.

* Gezeichnet nach einem Röntgenbild zu Beginn und am Ende der Bewegung beim Prüfen normaler Muskulatur.

Hauptmuskel

Muskel	Ursprung	Ansatz
Trapezius, pars ascendens N: accessorius und Plexus cervicalis (C 3, 4)	a) Dornfortsätze der unteren Brustwirbel und entsprechendes Lig. supraspinale	a) Trigonum spinae

Hilfsmuskeln

M. trapezius, pars transversa: Adduktion

5.4 (Normal und Gut) (1. Möglichkeit)

Bauchlage. Die Stirn liegt auf der Unterlage, der zu prüfende Arm neben dem Ohr ausgestreckt.
Der Patient löst den Arm von der Unterlage und fixiert das Schulterblatt kräftig durch die untere Trapeziusportion. Widerstand wird durch Druck nach oben außen auf dem lateralen Schulterblattwinkel gegeben. (Ist die Schulterelevation eingeschränkt, kann der Arm seitlich über die Tischkante hängen.)

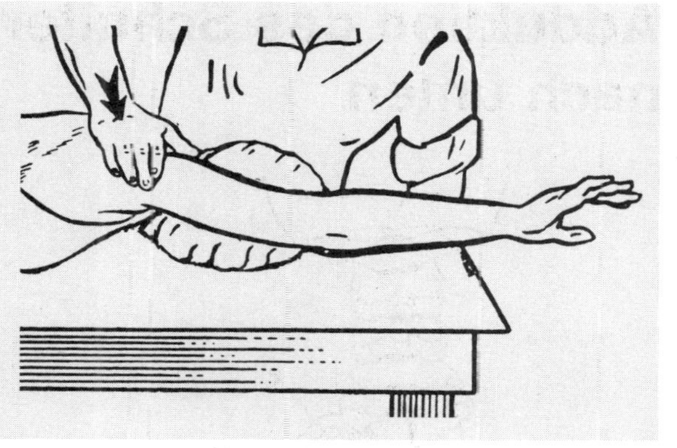

5,4 (Normal und Gut) (2. Möglichkeit)

Ist der M. deltoideus schwach, wird der Arm passiv vom Prüfer angehoben. Der Patient versucht, die Bewegung selbst auszuführen. Widerstand wird wie oben auf dem Schulterblatt gegeben.

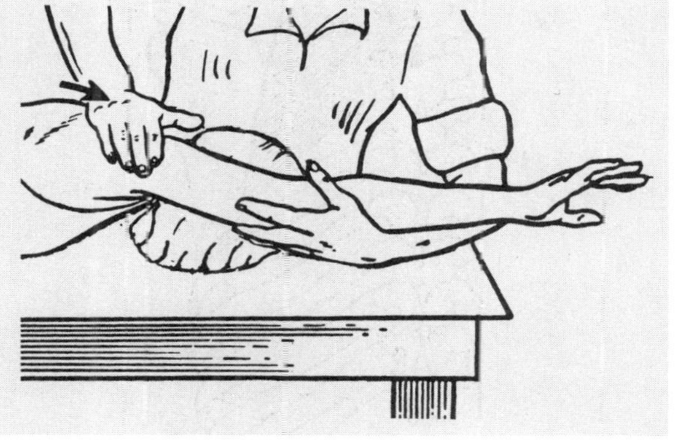

3,2 (Ausreichend und Schwach)

Bauchlage. Die Stirn liegt auf der Unterlage, der zu prüfende Arm neben dem Ohr.
Der Patient löst den Arm exakt von der Unterlage, ohne daß das Schulterblatt hochrutscht oder das Akromion absinkt, für die 3-Bewertung oder nur teilweise für die 2-Bewertung.

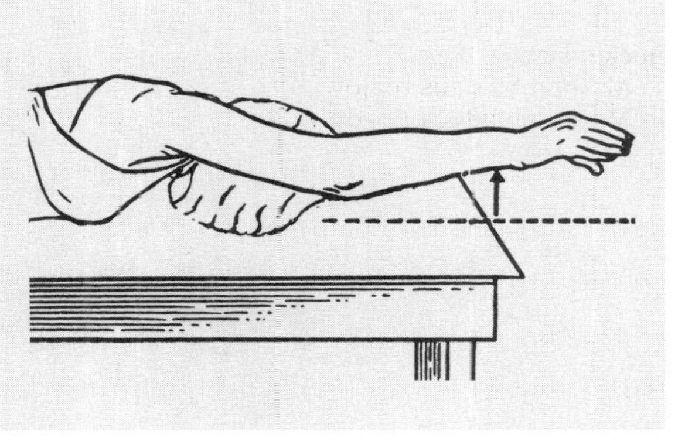

1,0 (Muskelkontraktion und Null)

Der Prüfer tastet die Fasern der unteren Trapeziusportion zwischen den Dornfortsätzen der Brustwirbel 3–12 und dem Schulterblatt.

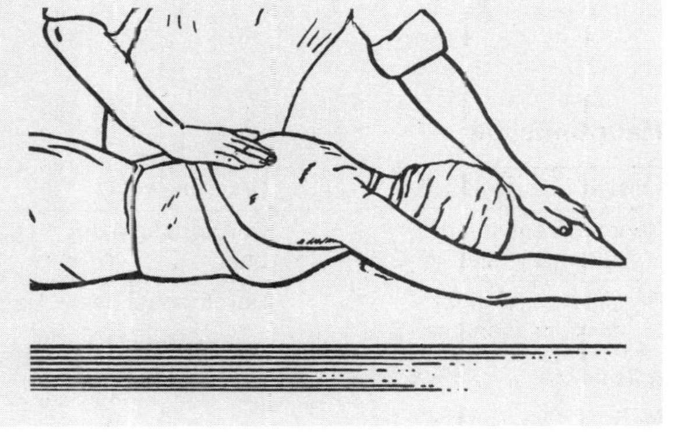

Adduktion des Schulterblattes und Drehung* nach unten

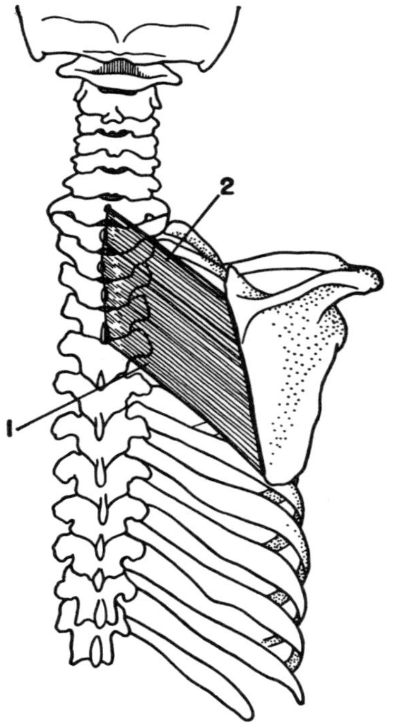

Rückansicht
1. M. rhomboideus major
2. M. rhomboideus minor

*Bewegungsausmaß**:*

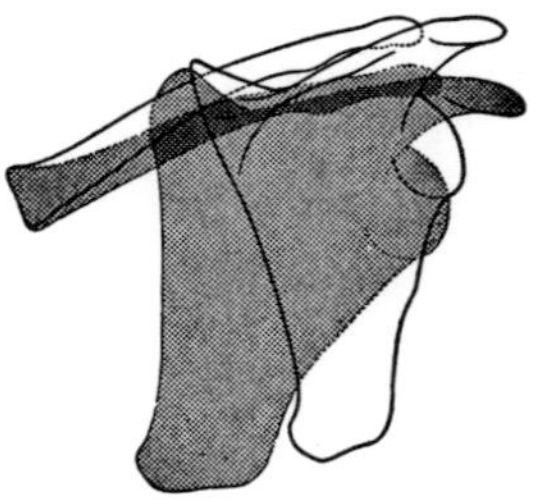

Bewegungseinschränkende Faktoren:
1. Spannung des Lig. conoideum, das die Drehung des Schulterblattes nach hinten zur Clavicula hemmt.
2. Spannung des M. pectoralis major und minor und M. serratus anterior.
3. Berührung des Margo vertebralis des Schulterblattes mit der Muskulatur der Wirbelsäule.

Gegenhalt:
1. Gewicht des Rumpfes.

---

* Bezugspunkt: Angulus lateralis
** Gezeichnet nach einem Röntgenbild zu Beginn und am Ende der Bewegung beim Prüfen normaler Muskulatur.

Hauptmuskeln

Muskel	Ursprung	Ansatz
Rhomboideus major N: dorsalis scapulae (C 5)	Dornfortsätze des 1., 2., 3. und 4. Brustwirbels	Margo medialis scapulae
Rhomboideus minor N: dorsalis scapulae (C 5)	Dornfortsatz des 7. Halswirbels	Margo medialis scapulae

Hilfsmuskel

M. trapezius (Adduktion)

5,4 (Normal und Gut)

Bauchlage mit auf dem Rücken liegendem innenrotiertem Arm und entspannten Schultern.
Der Patient hebt den Arm und adduziert das Schulterblatt. Widerstand wird am Margo medialis des Schulterblattes durch Druck nach außen und etwas nach unten gegeben.

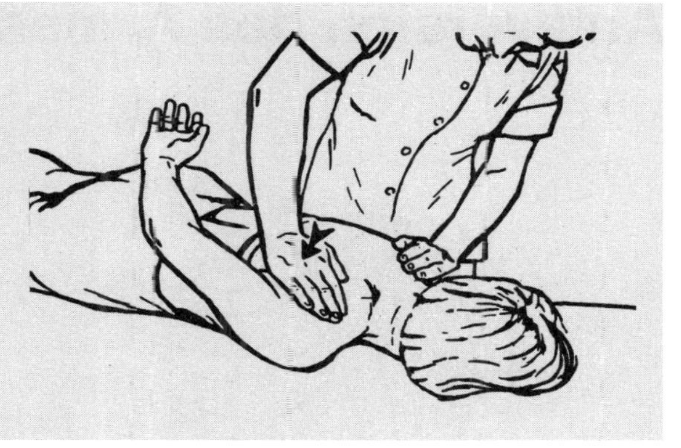

3 (Ausreichend)

Bauchlage mit auf dem Rücken liegendem innenrotiertem Arm und entspannten Schultern.
Der Patient hebt den Arm und adduziert das Schulterblatt bis zum vollen Bewegungsausmaß.
(Sind die Schultermuskeln schwach, kann etwas Widerstand gegen das Schulterblatt für die 3-Bewertung gegeben werden.)

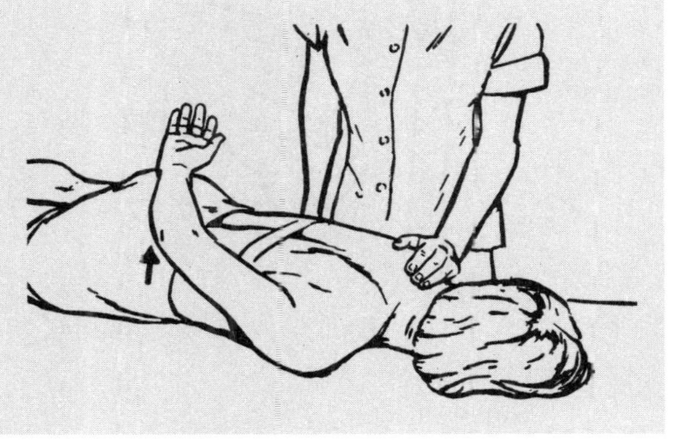

2 (Schwach)

Sitz mit auf dem Rücken liegendem innenrotiertem Arm. Fixation des Rumpfes durch ventralen und dorsalen Druck, um Beugung und Drehung zu verhindern.
Der Patient adduziert die Schulterblätter bis zum vollen Bewegungsausmaß.

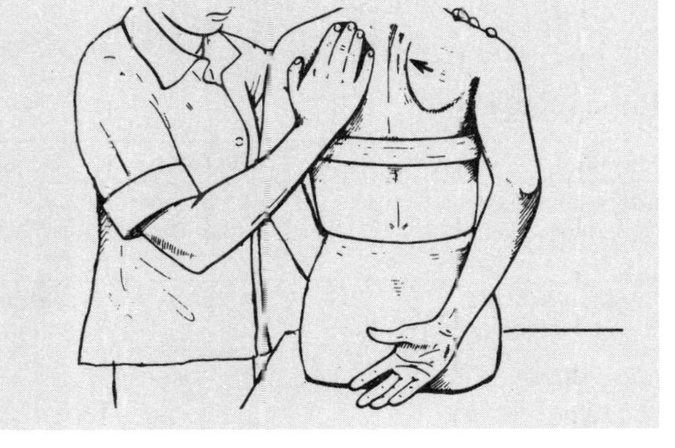

1,0 (Muskelkontraktion und Null)

Der Prüfer tastet die Mm. rhomboidei zwischen dem Margo medialis und den lateralen Fasern des unteren M. trapezius.

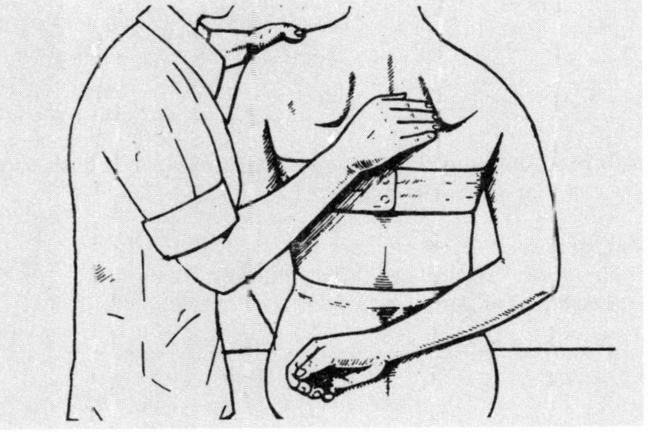

Anteversion des Armes bis 90°

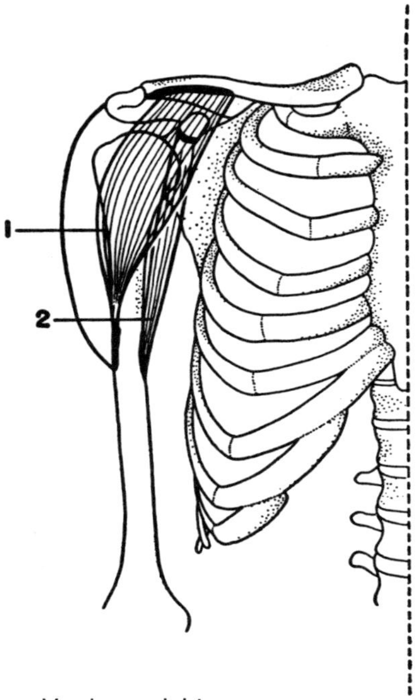

Vorderansicht
1. M. deltoideus, pars clavicularis
2. M. coracobrachialis

Bewegungsausmaß:

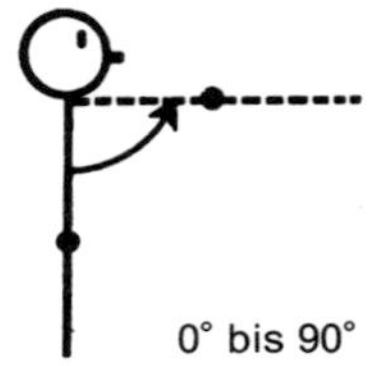

Bewegungseinschränkende Faktoren:
Berühren des Tuberculum majus mit dem Acromion.

Gegenhalt:
1. Gewicht des Rumpfes.
2. Kontraktion der Mm. trapezius und serratus anterior.

Hauptmuskeln

Muskel	Ursprung	Ansatz
Deltoideus, pars clavicularis N: axillaris (C 5, 6)	a) Vordere Kante der Oberfläche des lateralen Drittels der Clavicula	a) Tuberositas deltoidea an der lateralen Seite des Humerus nahe der Schaftmitte
Coracobrachialis N: musculocutaneus (C 7)	a) Spitze des Processus coracoideus	a) Mediale Humerusfläche gegenüber Ansatz des M. deltoideus

Hilfsmuskeln

M. biceps brachii
M. deltoideus (Pars acromialis)
M. pectoralis major (Pars clavicularis)

Neutral-0-Stellung: Im Stehen hängt der Arm seitlich, der Daumen ist nach vorne gedreht.

Anlegen des Winkelmessers
- Ruhender Arm: parallel zur mittleren Axillarlinie.
- Beweglicher Arm: seitliche Mittellinie des Oberarms.

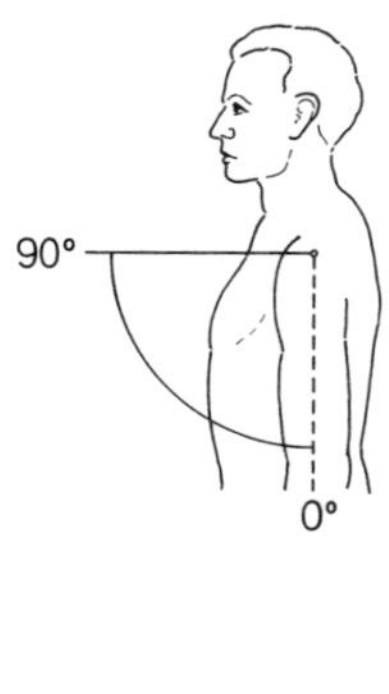

Prüfung im Stehen

5,4 (Normal und Gut)

Sitz mit neben dem Körper hängendem Arm und leicht gebeugtem Ellenbogen.
Fixation des Schulterblattes.
Der Patient hebt den Arm um 90 Grad (Handfläche nach unten). Widerstand wird oberhalb des Ellenbogens gegeben. (Der Patient darf seinen Arm weder rotieren noch horizontal ad- oder abduzieren.)

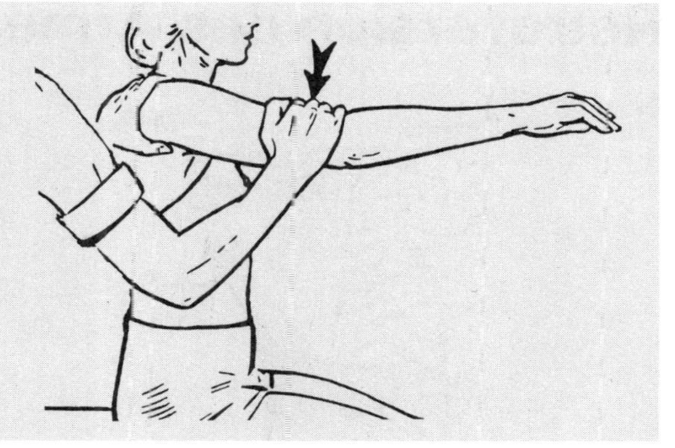

3 (Ausreichend)

Sitz mit neben dem Körper hängendem Arm und leicht gebeugtem Ellenbogen.
Fixation des Schulterblattes. Der Patient hebt den Arm um 90 Grad nach vorn mit nach unten gerichteter Handfläche.

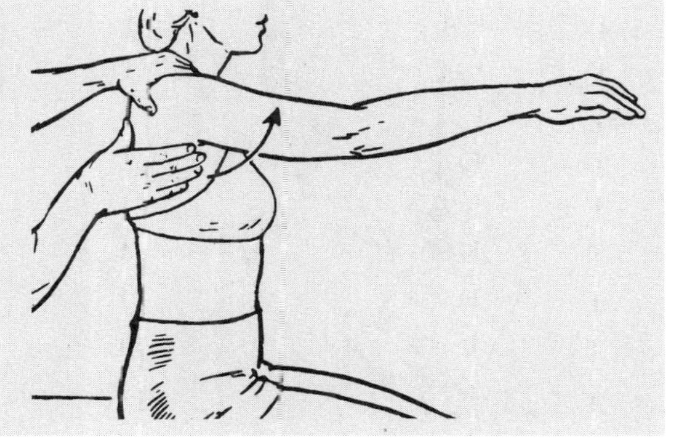

2 (Schwach)

Seitlage. Der Arm liegt seitlich vom Körper auf einem glatten Brett, der Ellenbogen ist leicht gebeugt. Fixation des Schulterblattes.
Der Patient bewegt den Arm um 90 Grad nach vorn. MT 2 (Schwach) kann auch im Sitzen oder in Rückenlage geprüft werden: Der Patient erreicht das volle Bewegungsausmaß nicht. (Nicht abgebildet)

1,0 (Muskelkontraktion und Null)

Rückenlage.
Der Prüfer tastet die Fasern der vorderen Deltaportion an der Vorderseite des Schultergelenks. Der Coracobrachialis liegt tief darunter.

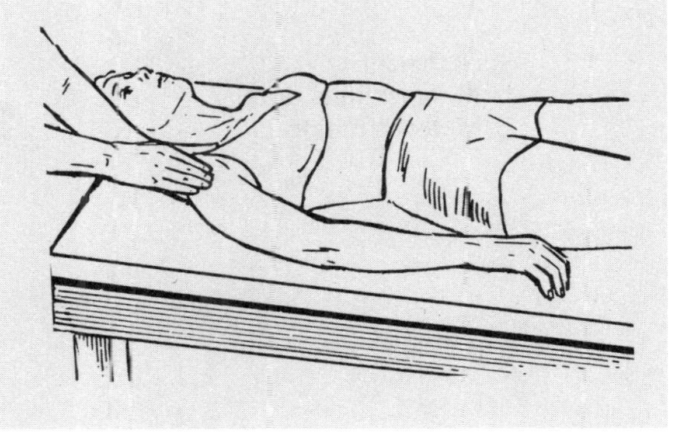

Anmerkung:

Der Patient rotiert möglicherweise seinen Oberarm nach außen und versucht den Arm mit Hilfe des M. biceps zu heben. Der Arm muß mit der Handinnenfläche nach unten gehalten werden.

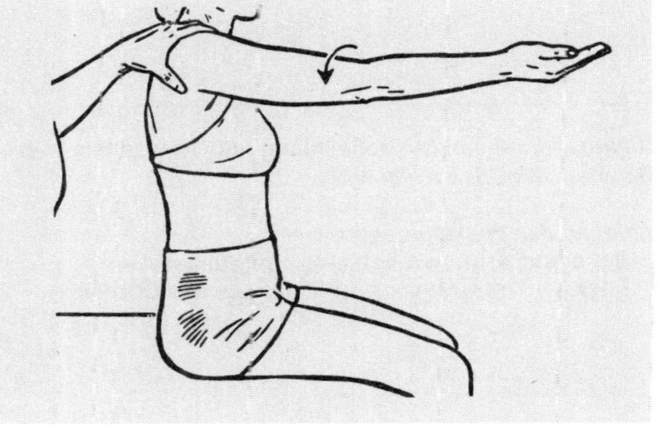

Retroversion des Armes

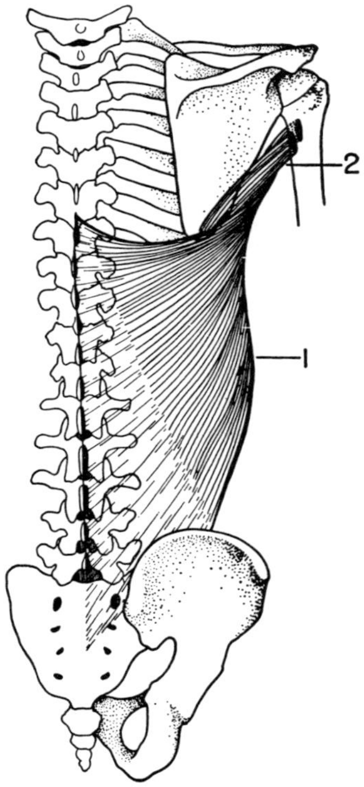

Rückansicht
1. M. latissimus dorsi
2. M. teres major

Bewegungsausmaß:

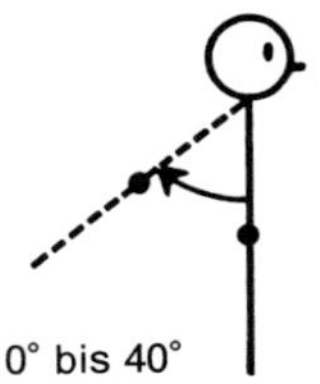

Retroversion aus der Mittelstellung.

Bewegungseinschränkende Faktoren:
1. Spannung der Muskeln, die den Arm nach vorn heben.
2. Berührung des Tuberculum majus humeri mit dem Acromion.

Gegenhalt:
1. Gewicht des Rumpfes.
2. Kontraktion der Mm. Thomboidei und des M. trapezius.

Neutral-0-Stellung: Im Stehen hängt der Arm seitlich, der Daumen ist nach vorn gedreht.

Anlegen des Winkelmessers
- Ruhender Arm: parallel zur Körperlängsachse.
- Beweglicher Arm: vordere Mittellinie des Oberarms.

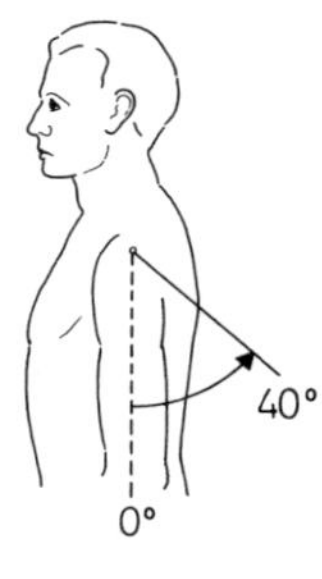

Prüfung im Stehen

5,4 (Normal und Gut)

Bauchlage mit innenrotiertem und adduziertem Arm (Handfläche nach oben, um Außenrotation zu verhindern).
Fixation des Schulterblattes.
Der Patient führt den Arm nach hinten bis zum vollen Bewegungsausmaß. Widerstand wird oberhalb des Ellenbogens gegeben.

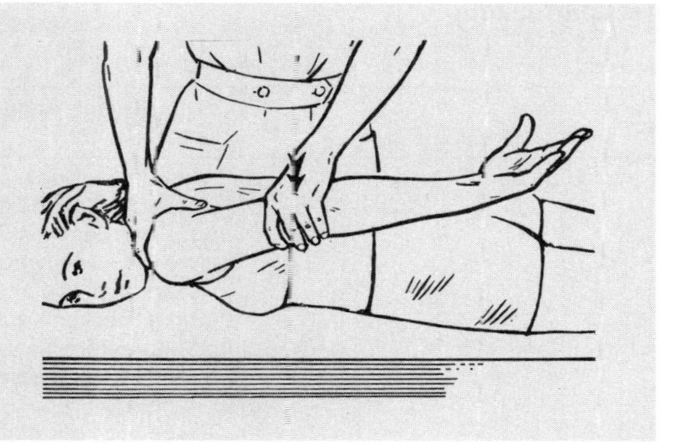

3 (Ausreichend)

Bauchlage mit neben dem Körper liegendem Arm.
Fixation des Schulterblattes.
Der Patient führt den Arm nach hinten bis zum vollen Bewegungsausmaß.

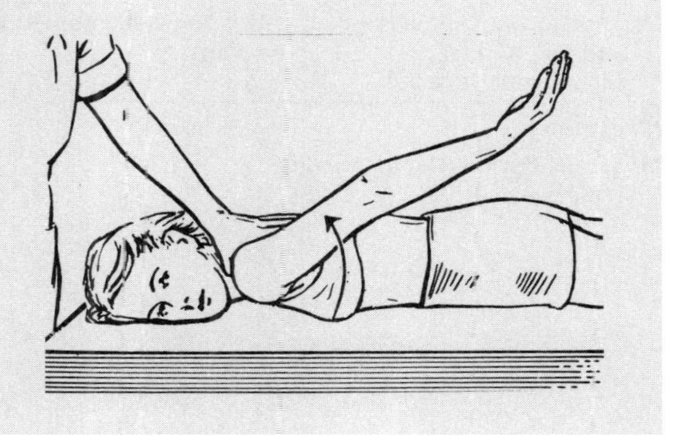

2 (Schwach)

Seitlage. Der Arm liegt leicht nach vorn auf einem glatten Brett.
Fixation des Schulterblattes.
Der Patient streckt den innenrotierten Arm bis zum vollen Bewegungsausmaß nach hinten.
MT 2 (Schwach) kann auch in Bauchlage geprüft werden: Der Patient erreicht das volle Bewegungsausmaß nicht.

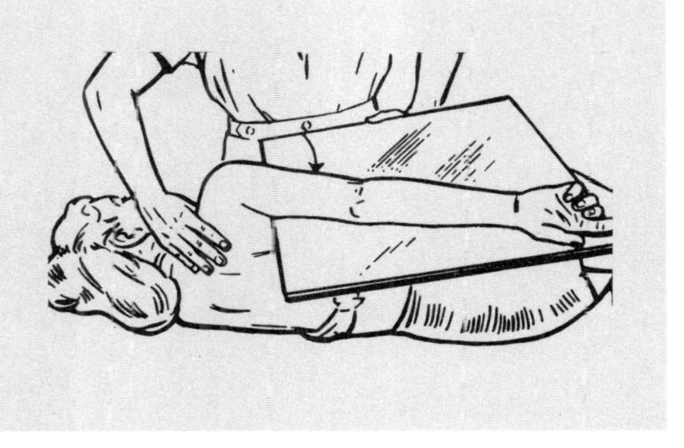

1,0 (Muskelkontraktion und Null)

Bauchlage.
Der Prüfer tastet die Fasern des M. teres major am unteren Anteil der Außenkante des Margo axillaris des Schulterblattes (nicht abgebildet) und die Fasern des M. latissimus dorsi etwas weiter unterhalb.

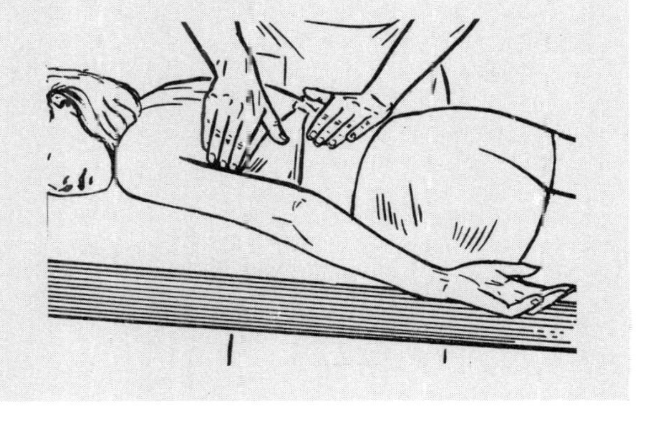

Anmerkung:

Die Bewegung muß in erster Linie im Schultergelenk selbst stattfinden. Der Patient darf das Schulterblatt nicht nach vorn ziehen, um das volle Bewegungsausmaß zu erreichen (nicht abgebildet).
Anmerkung des Übersetzers:
Muß der Patient mit Unterarmstützen gehen, ist es wichtig, die Prüfung auch im Sitzen mit seitlich aufgestützten Händen durchzuführen. Das Becken müßte mehrere Male von der Unterlage abgehoben werden können.

Hauptmuskeln

Muskel	Ursprung	Ansatz
Teres major N: thoracodorsalis (C 5, 6)	Dorsalfläche des Angulus inferior des Schulterblattes	Tuberculum minus humeri hinter dem M. latissimus dorsi
Latissimus dorsi N: thoracodorsalis (C 6, 7, 8)	a) Dornfortsätze der unteren 6 Brustwirbel b) Hintere Schicht der Lumbodorsalfaszie, durch die der Muskel an den Dornfortsätzen der Lendenwirbel und des Os sacrum, am Lig. supraspinale und am hinteren Anteil des Beckenkamms angreift c) Labium externum des Beckenkamms lateral des M. sacrospinalis d) 3–4 untere Rippen e) Gewöhnlich mit einigen Fasern am Angulus caudalis des Schulterblattes	Am Grund des Sulcus intertubercularis humeri
Deltoideus, pars spinalis N: axillaris (C 5, 6) (abgebildet Seite 98)	Unterer Anteil der Rückseite der Spina scapulae	Tuberositas deltoidea an der lateralen Seite des Humerus nahe der Schaftmitte

Hilfsmuskel

M. triceps brachii (Caput longum)

Abduktion des Armes bis 90°

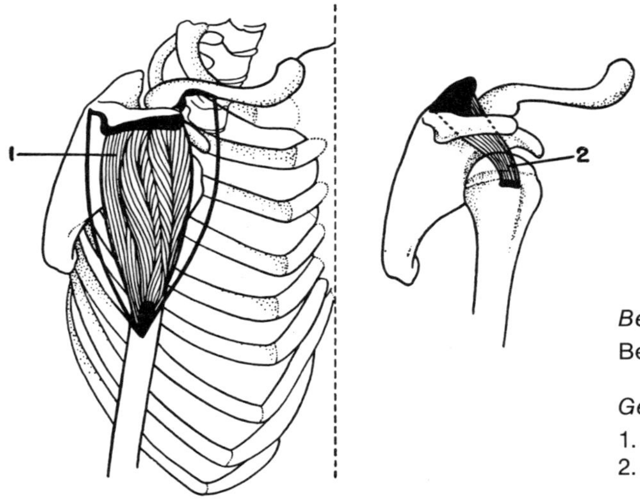

Seitenansicht
1. M. deltoideus, pars acromialis
2. M. supraspinatus

Bewegungsausmaß:

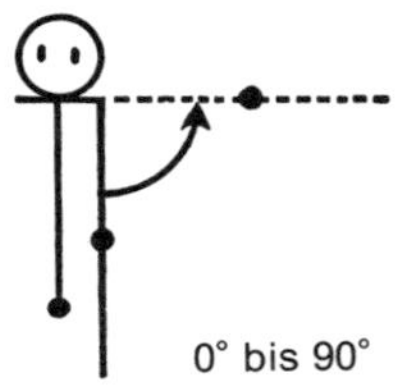

Bewegungseinschränkende Faktoren:
Berührung des Tuberculum majus mit dem Acromion.

Gegenhalt:
1. Gewicht des Rumpfes.
2. Muskeln, die das Schulterblatt fixieren.

Hauptmuskeln

Muskel	Ursprung	Ansatz
Deltoideus, pars acromialis N: axillaris (C 5, 6)	Laterale Kante und obere Fläche des Akromion	Tuberositas deltoidea an der lateralen Seite des Humerus nahe der Schaftmitte
Supraspinatus N: suprascapularis (C 5, 6)	Mediale zwei Drittel der Fossa supraspinata	Tuberculum majus humeri

Hilfsmuskeln

M. deltoideus (vordere und hintere Portion)
M. serratus anterior (direkte Wirkung auf das Schulterblatt)
M. biceps brachii, caput longum

Neutral-0-Stellung: Im Stehen hängt der Arm seitlich, der Daumen ist nach vorne gedreht.

Anlegen des Winkelmessers
– Ruhender Arm: parallel zur mittleren Axillarlinie.
– Beweglicher Arm: seitliche Mittellinie des Oberarms.

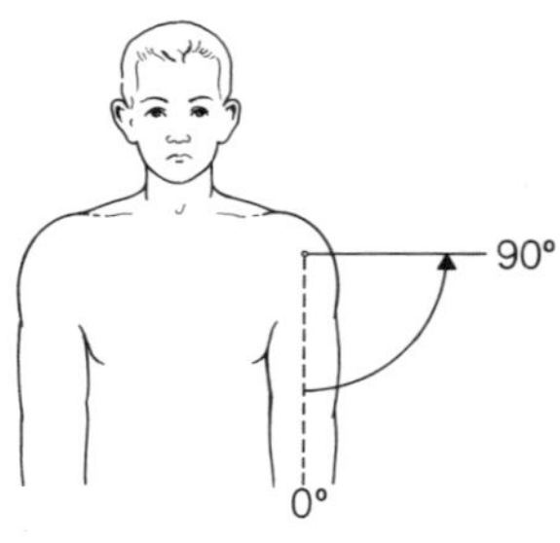

Prüfung im Stehen

5,4 (Normal und Gut)

Sitz. Der Arm hängt neben dem Körper in Mittelstellung zwischen Innen- und Außenrotation, der Ellenbogen ist leicht gebeugt.
Fixation des Schulterblattes.
Der Patient abduziert den Arm bis 90 Grad ohne Außenrotation der Schulter (Handfläche zeigt nach unten). Widerstand wird oberhalb des Ellenbogens gegeben.

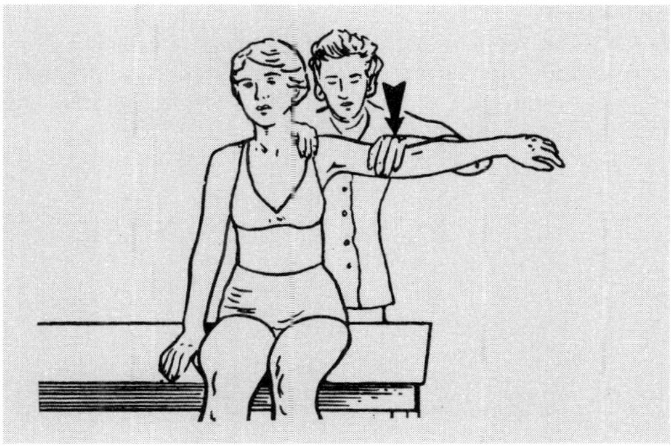

3 (Ausreichend)

Sitz. Der Arm hängt neben dem Körper in Mittelstellung zwischen Innen- und Außenrotation, der Ellenbogen ist leicht gebeugt.
Fixation des Schulterblattes.
Der Patient abduziert den Arm bis 90 Grad ohne Außenrotation der Schulter (Handfläche zeigt nach unten).

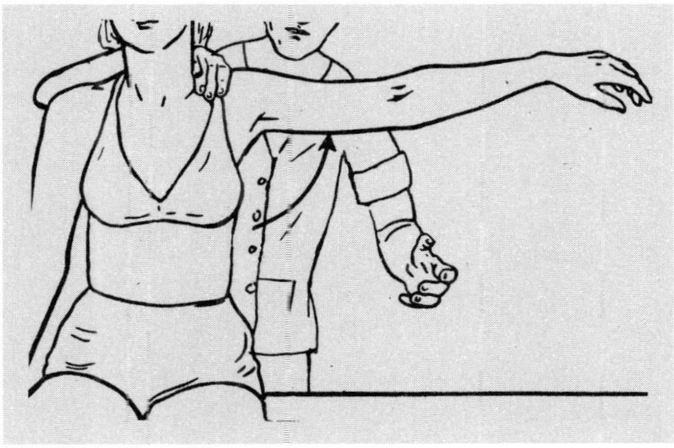

2 (Schwach)

Rückenlage. Der Arm liegt in Mittelstellung zwischen Innen- und Außenrotation neben dem Körper, der Ellenbogen ist leicht gebeugt.
Fixation des Schulterblattes auf dem Akromion.
Der Patient abduziert den Arm bis 90 Grad ohne Außenrotation im Schultergelenk.

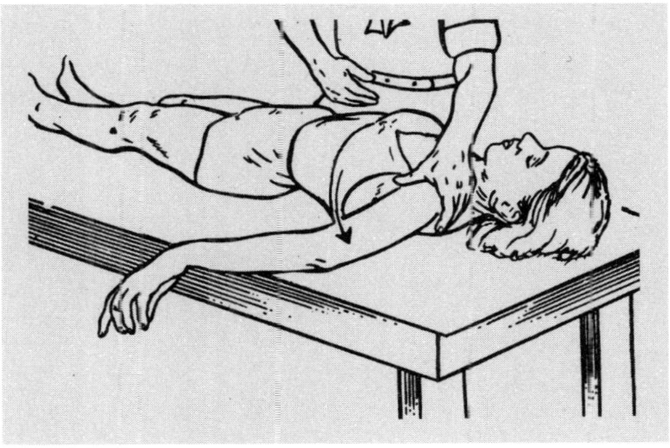

1,0 (Muskelkontraktion und Null)

Der Prüfer tastet den M. deltoideus an der lateralen Seite des oberen Drittels des Oberarms.

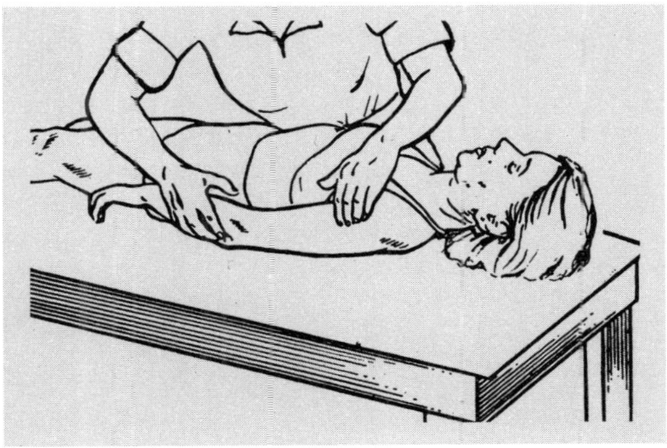

Anmerkung:

Der Patient rotiert den Arm möglicherweise nach außen, um die Abduktion durch den M. biceps brachii zu unterstützen. Der Arm muß in Mittelstellung zwischen Innen- und Außenrotation gehalten werden.

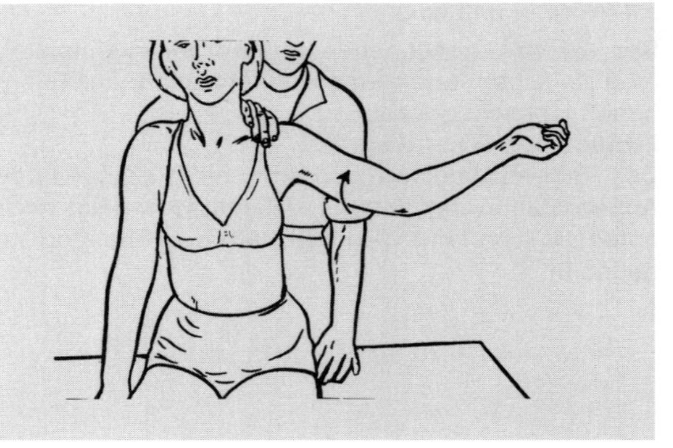

Rückführen des Armes aus der Abduktion (transversale Abduktion)

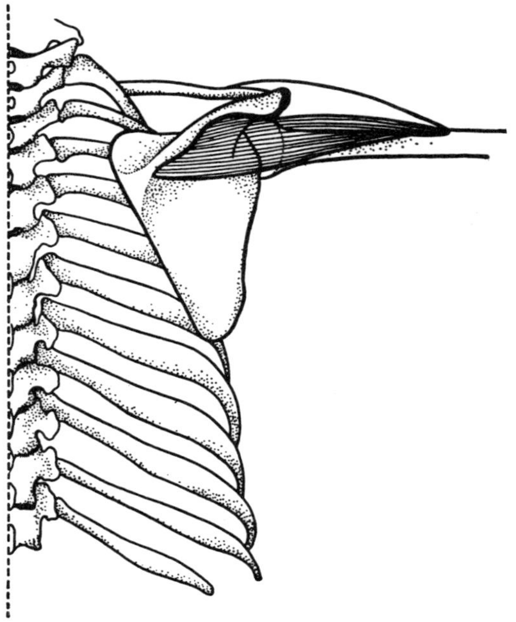

Rückansicht
M. deltoideus (hintere Portion)

Bewegungsausmaß

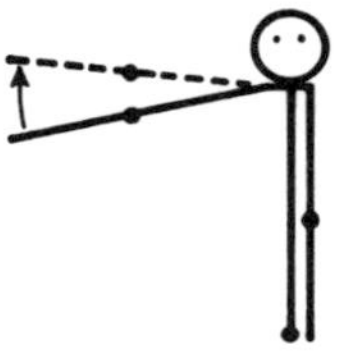

Bewegungseinschränkende Faktoren:

1. Spannung der vorderen Fasern der Schultergelenkskapsel.
2. Spannung des M. pectoralis major und der vorderen Portion des M. deltoideus.

Gegenhalt:

1. Gewicht des Rumpfes.
2. Kontraktion der Mm. rhomboideus major und minor und M. trapezius (in erster Linie der mittleren und unteren Fasern).

Hauptmuskel

Muskel	Ursprung	Ansatz
Deltoideus, pars spinalis N: axillaris (C 5, 6)	Unterer Rand der Spina scapulae	Tuberositas deltoidea an der lateralen Seite des Humerus nahe Schaftmitte

Hilfsmuskeln

M. infraspinatus
M. teres minor

Neutral-0-Stellung: Seithalte (ausnahmsweise abweichende Neutral-0-Stellung für diese Bewegungsart).

Anlegen des Winkelmessers
- Ruhender Arm: parallel zur Verbindungslinie zwischen beiden Schultern.
- Beweglicher Arm: parallel zur seitlichen Mittellinie des Oberarms.

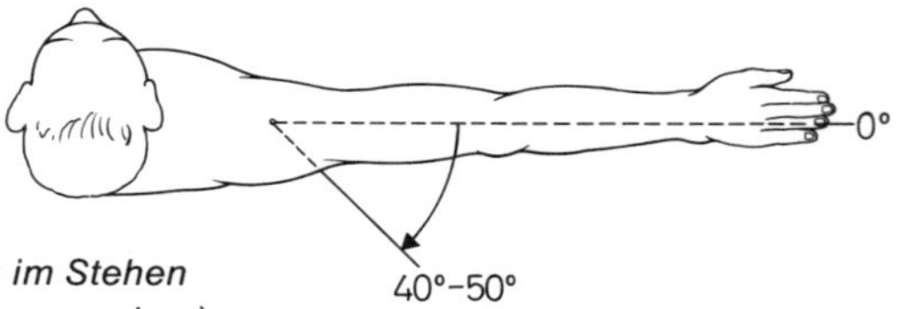

Prüfung im Stehen
(von oben gesehen)

5,4 (Normal und Gut)

Bauchlage mit um 90 Grad abduziertem Oberarm. Der Oberarm liegt auf dem Tisch, der Unterarm hängt senkrecht über die Kante. Fixation des Schulterblattes.
Der Patient hebt den Oberarm bis zum vollen Bewegungsausmaß. Widerstand wird oberhalb des Ellenbogens gegeben. Die Bewegung findet in erster Linie im Schultergelenk selbst statt, nicht zwischen Schulterblatt und Thorax.

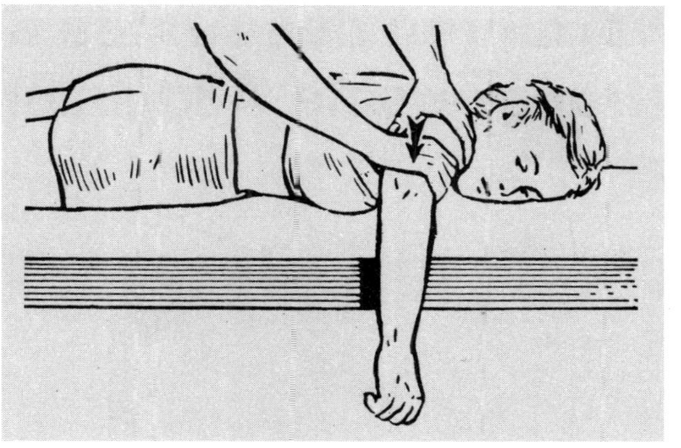

3 (Ausreichend)

Bauchlage mit um 90 Grad abduziertem Oberarm. Der Oberarm liegt auf dem Tisch, der Unterarm hängt senkrecht über die Kante. Fixation des Schulterblattes.
Der Patient hebt den Oberarm bis zum vollen Bewegungsausmaß.

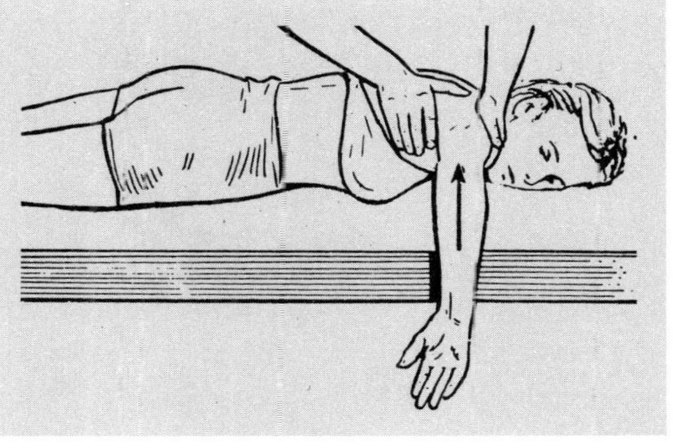

2 (Schwach)

Sitz. Der Oberarm ist in 90 Grad Abduktion unterstützt. Fixation des Schulterblattes.
Der Patient führt den Arm in der Horizontalen nach hinten.

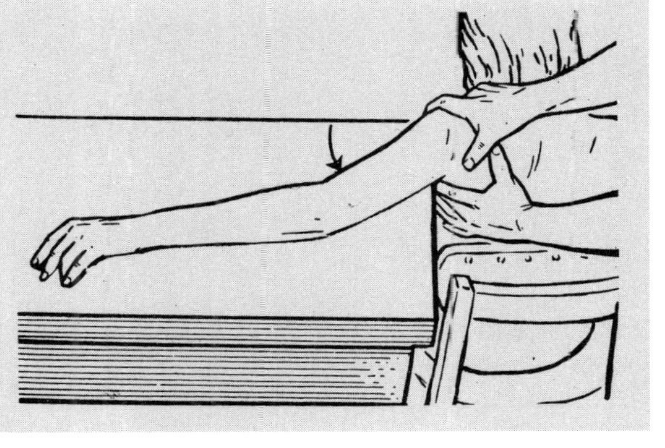

1,0 (Muskelkontraktion und Null)

Die Muskelfasern der hinteren Deltaportion können an der Hinterfläche des Schultergelenks getastet werden und entlang dem unteren Rand der Spina scapulae.

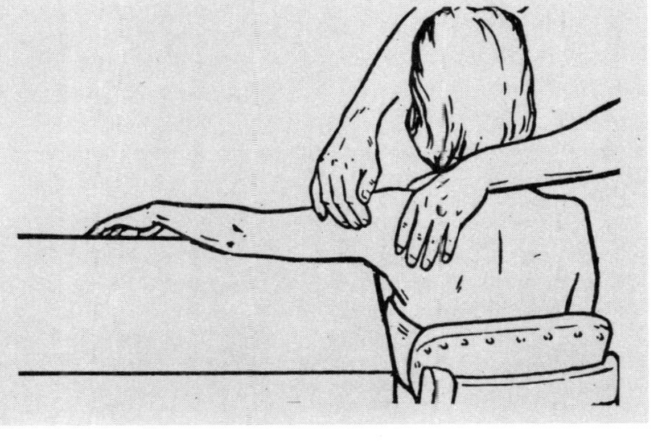

Vorführen des Armes aus der Abduktion (transversale Adduktion)

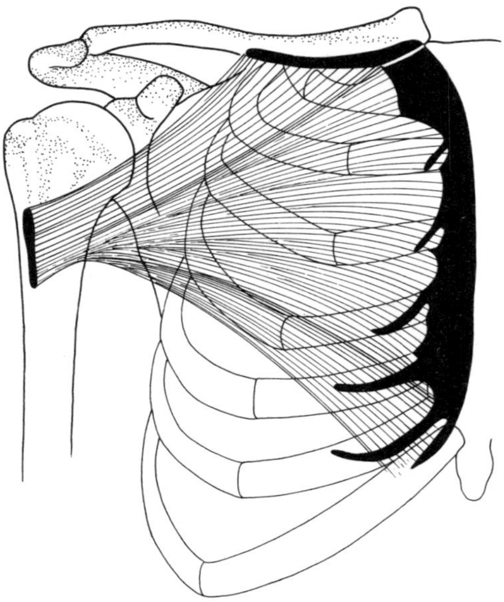

Vorderansicht
M. pectoralis major

Bewegungsausmaß:

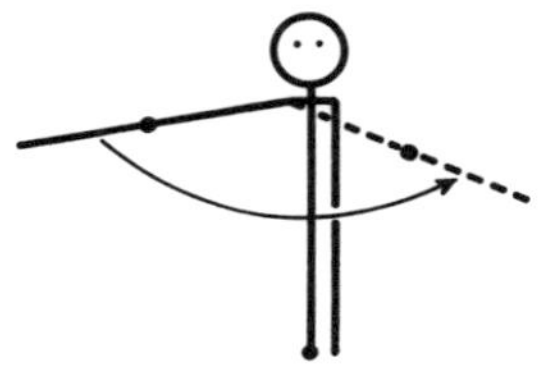

Bewegungseinschränkende Faktoren:

1. Spannung der Muskeln, die den Arm nach hinten führen.
2. Berührung des Armes mit dem Rumpf.

Gegenhalt:

1. Gewicht des Rumpfes.
2. Bei kräftigem Vorführen des Armes aus der Abduktion Kontraktion des M. obliquus externus der gleichen Seite.

Anmerkung:

Der sternale und der claviculare Anteil des M. pectoralis major können bis zu einem gewissen Grad isoliert geprüft werden. Für die 5- und 4-Bewertung wird der Widerstand in entgegengesetzter Richtung zur Zugrichtung der Fasern gegeben, d.h. nach oben und außen für den sternalen Anteil, nach unten und außen für den clavicularen Anteil. Für die 3-Bewertung kann der Arm in mehr als 90 Grad Abduktion gehalten werden, um den sternalen Anteil, und in weniger als 90 Grad Abduktion, um den clavicularen Anteil zu prüfen. Der Arm ist auf diese Weise senkrecht zur Zugrichtung der zu prüfenden Muskelfasern gehoben (nicht abgebildet).

Hauptmuskeln

Muskel	Ursprung	Ansatz
Pectoralis major N: Nn thoracici ventrales	a) Vorderfläche der medialen Claviculahälfte (pars clavicularis) b) Membrana sterni und Knorpel der 2.–6. Rippe (pars sternocostalis) c) vorderes Blatt der Rektusscheide in ihrem obersten Bereich (pars abdominalis)	Crista tuberculi majoris des Humerus

Neutral-0-Stellung: Seithalte.

Anlegen des Winkelmessers

- Ruhender Arm: parallel zur Verbindungslinie zwischen beiden Schultern.
- Beweglicher Arm: parallel zur seitlichen Mittellinie des Oberarms.

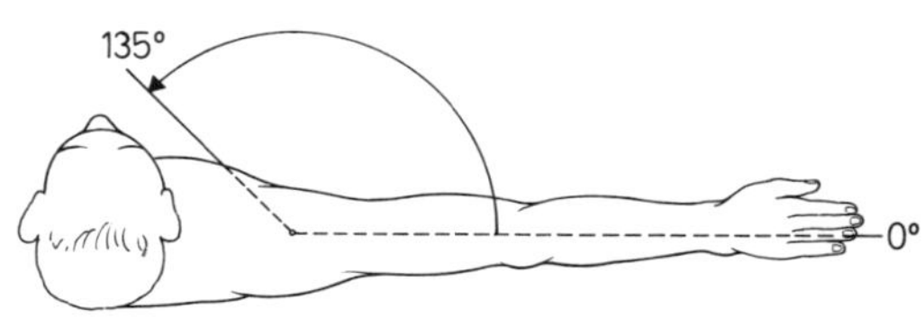

Prüfung im Stehen (von oben gesehen)

5,4 (Normal und Gut)

Rückenlage mit um 90 Grad abduziertem Arm.
Der Patient hebt den Arm bis zum vollen Bewegungsausmaß.
Widerstand wird proximal des Ellenbogens gegeben.

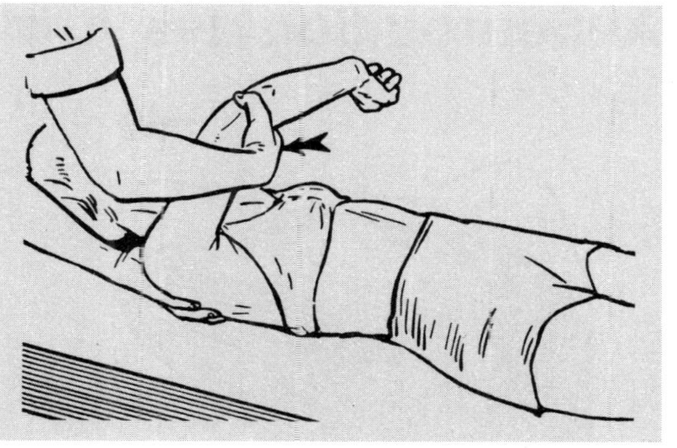

3 (Ausreichend)

Rückenlage mit um 90 Grad abduziertem Arm.
Der Patient hebt den Arm bis zur Senkrechten.

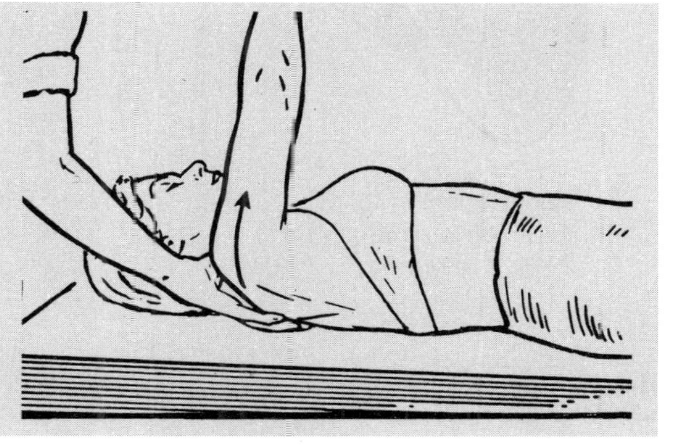

2 (Schwach)

Sitz. Der Arm liegt in 90 Grad Abduktion auf dem Tisch.
Fixation des Thorax.
Der Patient führt den Arm nach vorn bis zum vollen Bewegungsausmaß.

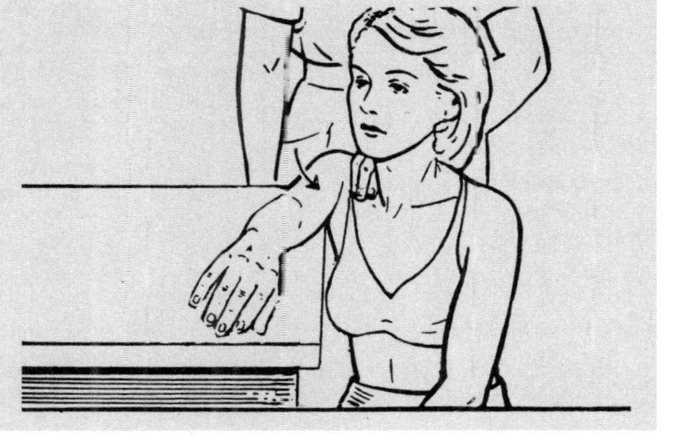

1,0 (Muskelkontraktion und Null)

Der Prüfer tastet die Sehne des M. pectoralis major nahe seinem Ansatz an der Vorderseite des Oberarmes. Die Muskelfasern der sternalen Portion können am Sternum, die der clavicularen Portion am medialen, unteren Rand der Clavicula gesehen und getastet werden (letzteres nicht abgebildet).

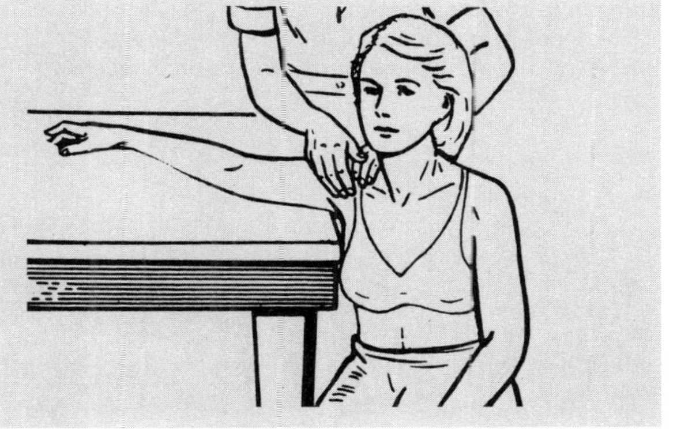

Außenrotation des Armes

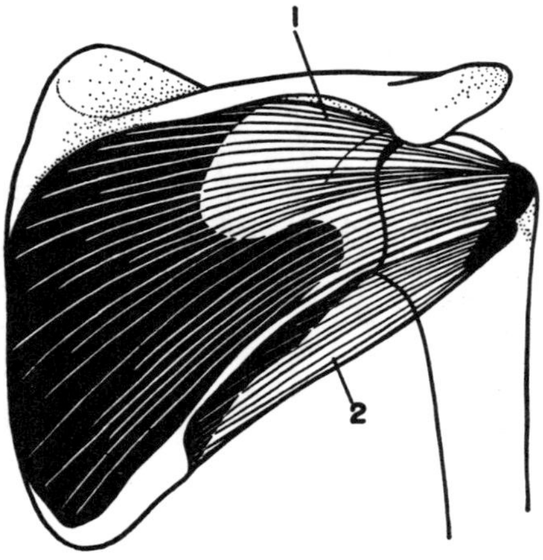

Rückansicht
1. M. infraspinatus
2. M. teres minor

Bewegungsausmaß:

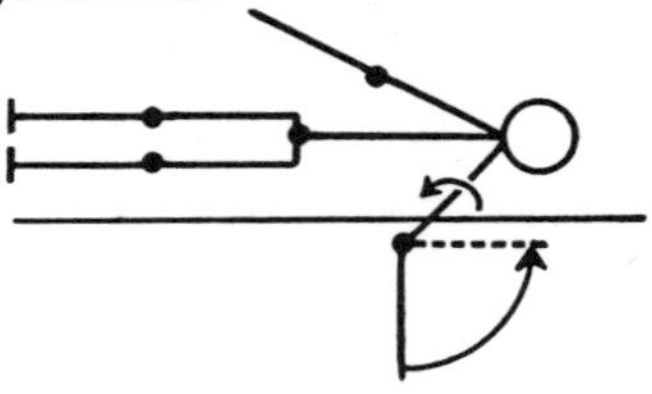

Bewegungseinschränkende Faktoren:
1. Spannung des oberen Anteils des Kapselbandes und des Lig. coracohumerale.
2. Spannung der Innenrotatoren der Schulter.

Gegenhalt:
1. Gewicht des Rumpfes.
2. Kontraktion des M. trapezius und der Mm. rhomboidei major und minor, um das Schulterblatt zu fixieren.

Hauptmuskeln

Muskel	Ursprung	Ansatz
Infraspinatus N: suprascapularis (C 5, 6)	Mediale zwei Drittel der Fossa infraspinata des Schulterblattes	Mittleres Feld des Tuberculum majus humeri
Teres minor N: axillaris (C 5)	Obere zwei Drittel der Dorsalfläche des Margo lateralis scapulae	Unteres Feld des Tuberculum majus humeri

Hilfsmuskel

M. deltoideus, pars spinalis

Neutral-0-Stellung: Bei hängendem Arm (Standardmessung); der Unterarm im Ellenbogen gebeugt und nach vorne gerichtet.

Anlegen des Winkelmessers
– Ruhender Arm: horizontal in der Sagittalebene.
– Beweglicher Arm: parallel zur Unterarmlängsachse.

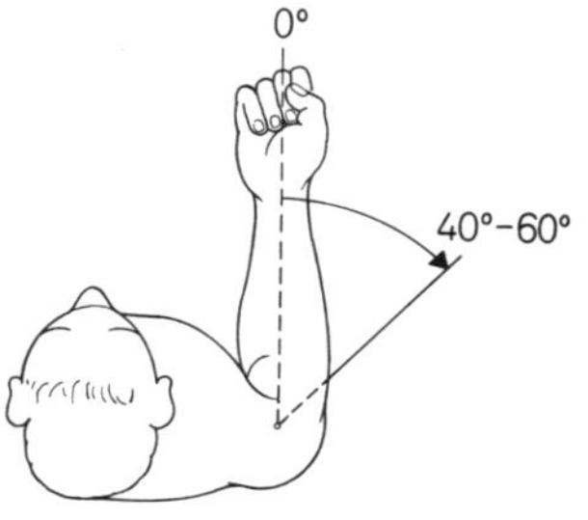

Prüfung
(von oben gesehen)

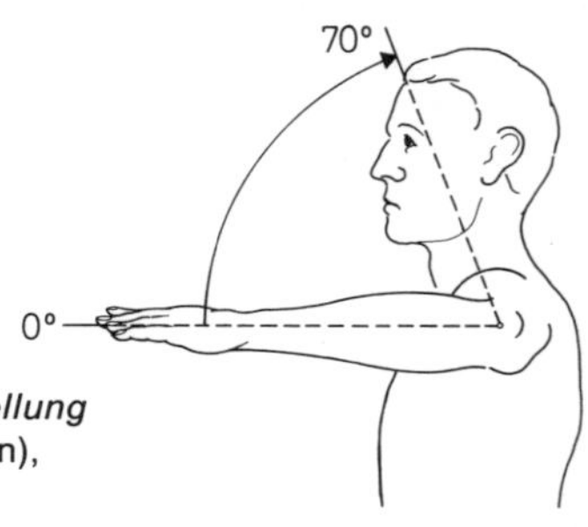

Prüfung in Abduktionsstellung
(nur in besonderen Fällen),
Ellenbogen gebeugt.

5,4 (Normal und Gut)

Bauchlage mit bis 90 Grad abduziertem Oberarm. Der Oberarm liegt unterstützt auf dem Tisch, der Unterarm hängt senkrecht über die Kante. Falls die Schulterblattmuskulatur geschwächt ist, Fixation des Schulterblattes.
Der Patient hebt den Unterarm nach vorn aufwärts und rotiert das Schultergelenk bis zum vollen Bewegungsausmaß nach außen. Widerstand wird am Unterarm in Handgelenksnähe gegeben.
Anmerkung: s. S. 49

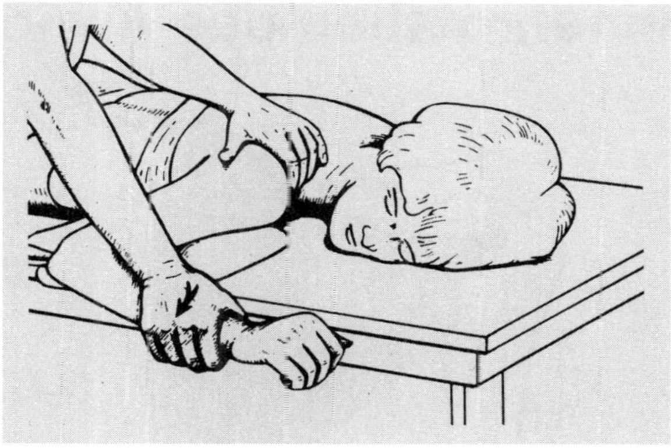

3 (Ausreichend)

Bauchlage mit um 90 Grad abduziertem Oberarm. Der Oberarm liegt unterstützt auf dem Tisch, der Unterarm hängt senkrecht über die Kante.
Fixation des Schulterblattes, Hand auf der Vorderfläche des Oberarmes, um eine Abduktion zu verhindern (ohne die Bewegung zu behindern).
Der Patient hebt den Unterarm nach vorn aufwärts und rotiert das Schultergelenk bis zum vollen Bewegungsausmaß nach außen.

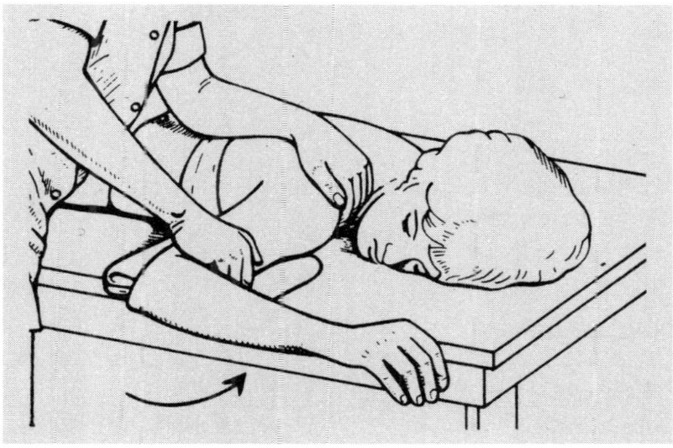

2 (Schwach)

Bauchlage. Der ganze Arm hängt einwärtsrotiert über die Tischkante. Fixation des Schulterblattes.
Der Patient rotiert den Arm bis zum vollen Bewegungsausmaß nach außen.
(Supination des Unterarmes kann mit einer Außenrotation verwechselt werden.)

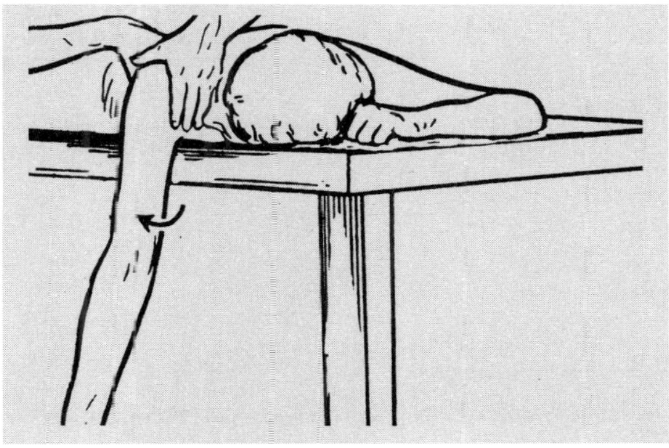

1,0 (Muskelkontraktion und Null)

Der M. teres minor kann am Margo lateralis scapulae getastet werden, der M. infraspinatus unterhalb der Spina scapulae auf dem Schulterblatt.

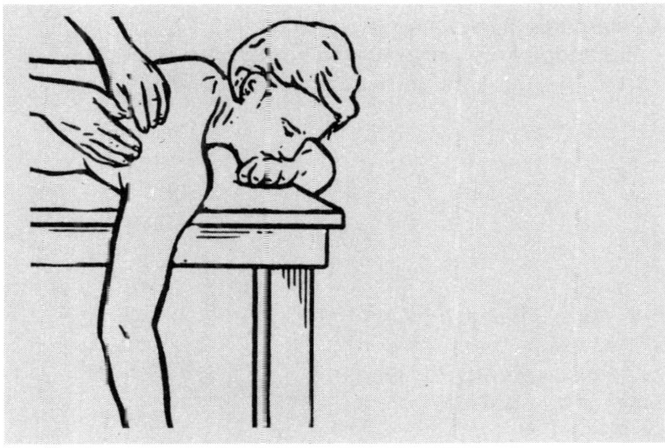

Innenrotation des Armes

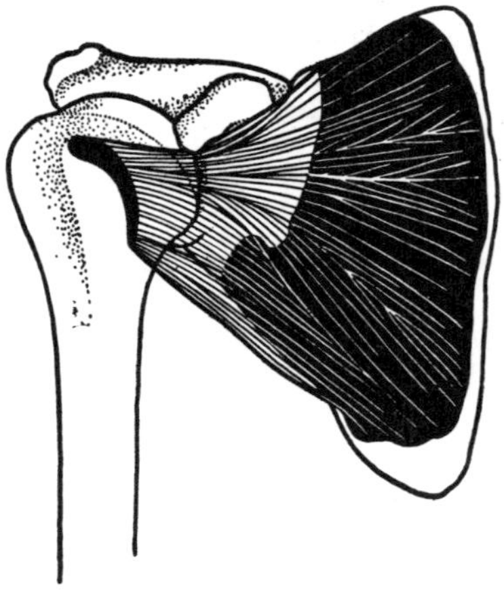

Vorderansicht (Schulterblatt ist vom Rumpf gelöst)
M. subscapularis

Bewegungsausmaß:

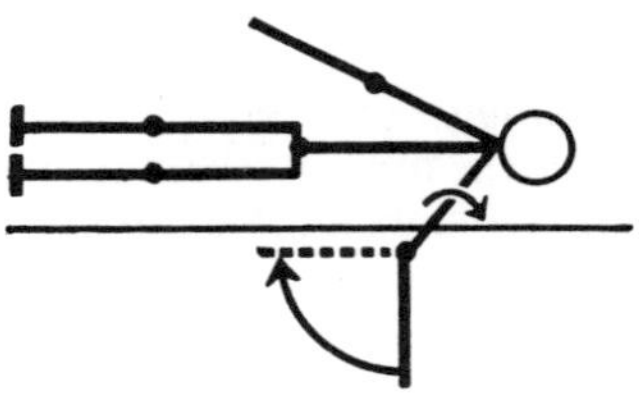

Bewegungseinschränkende Faktoren:

1. Spannung des oberen Anteils des Kapselbandes.
2. Spannung der Außenrotatoren der Schulter.

Gegenhalt:

1. Gewicht des Rumpfes.
2. Kontraktion des M. trapezius und der Mm. rhomboidei major und minor, um das Schulterblatt zu fixieren.

Hauptmuskeln

Muskel	Ursprung	Ansatz
Subscapularis Nn: subscapulares (C 5, 6)	a) Mediale zwei Drittel der ventralen Fläche des Schulterblattes b) Untere zwei Drittel des Margo lateralis des Schulterblattes	a) Tuberculum minus humeri b) Vorderer Anteil der Schultergelenkkapsel
Pectoralis major s. S. 100		
Caput longum m. bicipitis N: musculocutaneus (C 5, 6)	Tuberculum supraglenoidale	a) Tuberositas radii b) Unterarmfaszie an der ulnaren Seite

(Fortsetzung S. 106)

Neutral-0-Stellung: Hängender Arm, der Unterarm ist im Ellenbogen gebeugt und nach vorne gerichtet.

Anlegen des Winkelmessers
- Ruhender Arm: horizontal in der Sagittalebene.
- Beweglicher Arm: parallel zur Unterarmlängsachse.

Prüfung
(von oben gesehen)
Die maximale Innenrotation ist erreicht, wenn die Hand hinter den Rücken gelegt werden kann.

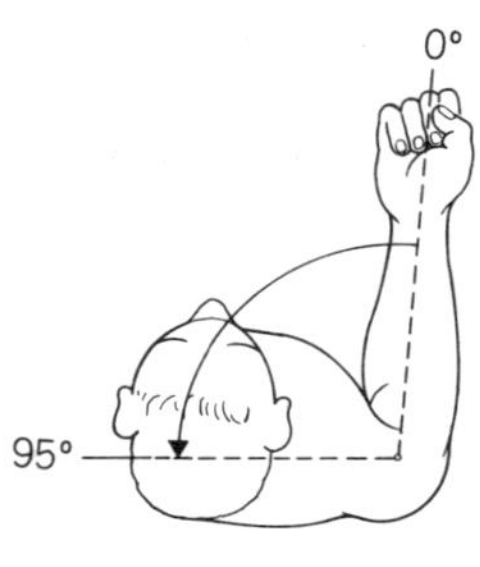

Prüfung in Abduktionsstellung
(nur in besonderen Fällen), Ellenbogen gebeugt.

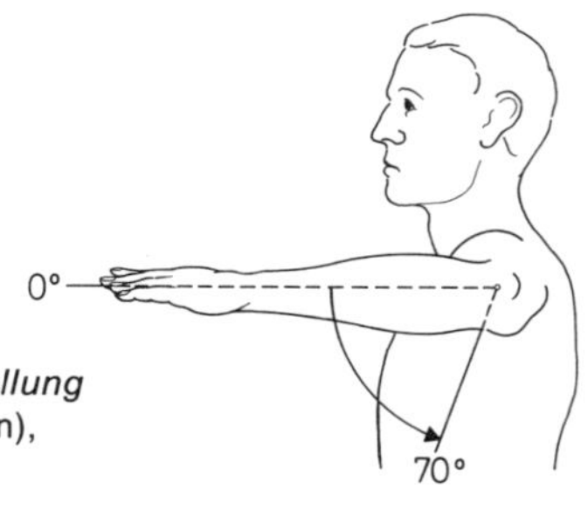

5,4 (Normal und Gut)

Bauchlage mit bis 90 Grad abduziertem Oberarm. Der Oberarm liegt unterstützt auf dem Tisch, der Unterarm hängt senkrecht über die Kante.
Fixation des Schulterblattes mit der Hand und dem Unterarm, ohne die Rotationsbewegung zu hemmen.
Der Patient hebt den Unterarm nach hinten hoch und rotiert das Schultergelenk bis zum vollen Bewegungsausmaß nach innen. Widerstand wird proximal vom Handgelenk am Unterarm gegeben.

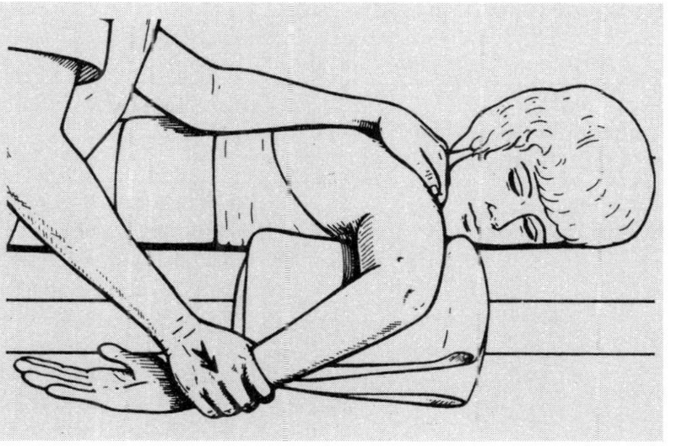

3 (Ausreichend)

Bauchlage. Der um 90 Grad abduzierte Oberarm liegt unterstützt auf dem Tisch, der Unterarm hängt senkrecht über die Kante. Fixation des Schulterblattes.
Der Patient hebt den Unterarm nach hinten hoch und rotiert das Schultergelenk bis zum vollen Bewegungsausmaß nach innen.

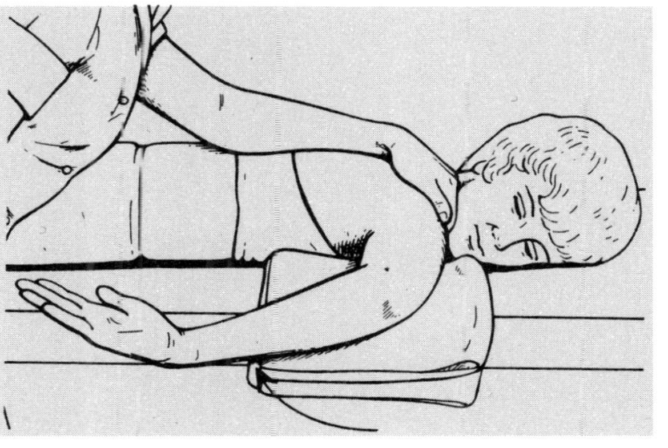

2 (Schwach)

Bauchlage. Der ganze Arm hängt in Außenrotation über die Tischkante.
Fixation des Schulterblattes.
Der Patient rotiert den Arm bis zum vollen Bewegungsausmaß nach innen. (Pronation des Unterarmes kann mit einer Innenrotation verwechselt werden.)

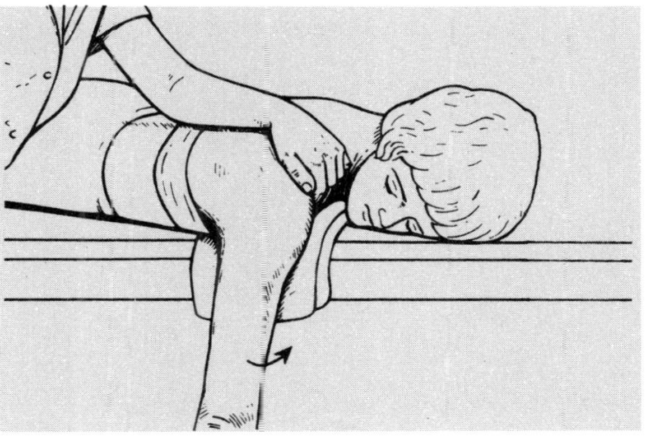

1,0 (Muskelkontraktion und Null)

Die Fasern des M. subscapularis können tief in der Achselhöhle nahe ihrem Ansatz getastet werden. (M. latissimus dorsi Seite 90; M. pectoralis major Seite 100.)

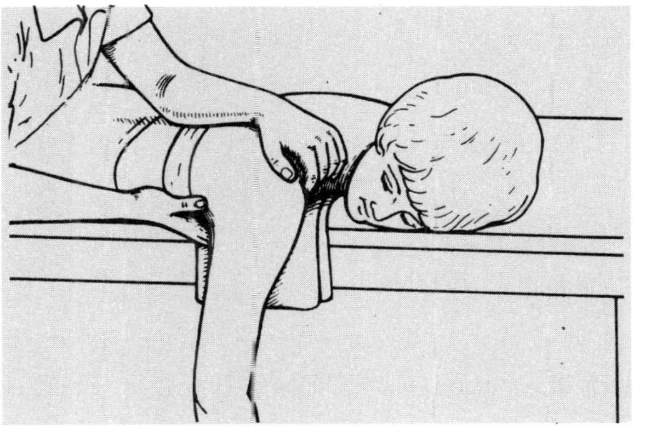

Hauptmuskeln (Fortsetzung)

M. deltoideus, pars clavicularis	s. S. 88	
Teres major (abgebildet Seite 98) N: thoracodorsalis (C 5, 6)	Dorsalfläche des Angulus inferior des Schulterblattes	Tuberculum minus humeri hinter dem M. latissimus dorsi
Latissimus dorsi N: thoracodorsalis (C 6, 7, 8)	a) Dornfortsätze der untere 6 Brustwirbel b) Hintere Schicht der Lumbodorsalfaszie, durch die der Muskel an den Dornfortsätzen der Lendenwirbel und des Os sacrum, am Lig. supraspinale und am hinteren Anteil des Beckenkamms angreift c) Labium externum des Beckenkamms lateral des M. sacrospinalis d) 3–4 untere Rippen e) Gewöhnlich mit einigen Fasern am Angulus inferior des Schulterblattes	Am Grund des Sulcus intertubercularis humeri

Ellenbogenbeugung

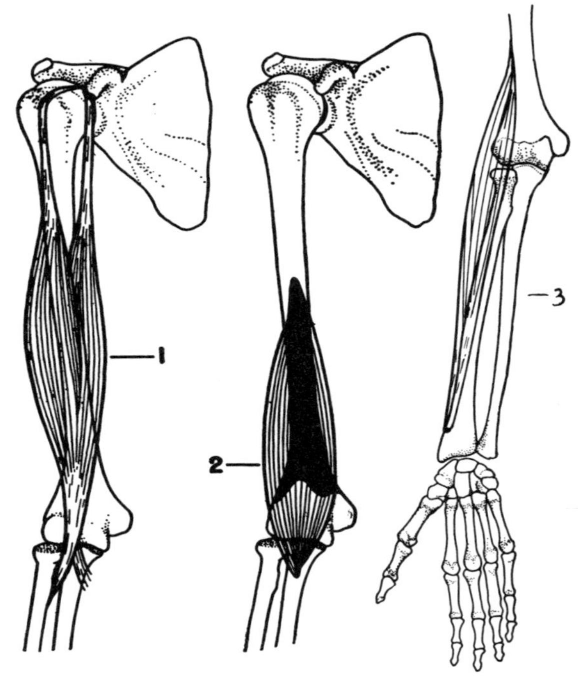

Bewegungsausmaß:

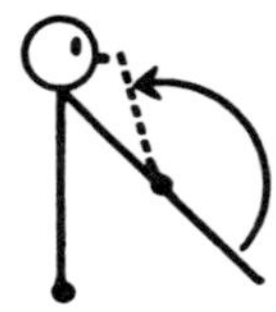

Bewegungseinschränkende Faktoren:

1. Berührung der Weichteile von Ober- und Unterarm.
2. Berührung des Processus coronoideus mit der Fossa coronoidea humeri.

Gegenhalt:

1. Gewicht des Armes.
2. Muskulatur, die das Schulterblatt fixiert.

◄ Vorderansicht
1. M. biceps brachii
2. M. brachialis
3. M. brachioradialis

Hauptmuskel

Muskel	Ursprung	Ansatz
Biceps brachii N: musculocutaneus (C 5, 6)	Caput breve: Processus coracoideus Caput longum: Tuberculum supraglenoidale	Eine Sehne an der Tuberositas radii; eine zweite, flächenhafte Sehne, Aponeurosis m. bicipitis brachii (Lacertus fibrosus), strahlt in die Unterarmfaszie an der ulnaren Seite ein
Brachialis N: musculocutaneus (C 5, 6)	a) Distale Hälfte der Volarfläche des Humerus b) Septa intermuscularia	Tuberositas ulnae und Gelenkkapsel
Brachioradialis N: radialis (C 5, 6)	a) Proximale ⅔ des Margo lateralis humeri b) Septum intermusculare	Flache Sehne in die radiale Seite des Processus styloideus radii

Hilfsmuskeln

Beugemuskulatur des Unterarms, die ihren Ursprung am Epicondylus ulnaris humeri hat.

Neutral-0-Stellung: Gestreckter Ellenbogen.

Anlegen des Winkelmessers
- Ruhender Arm: parallel zur seitlichen Mittellinie des Oberarms.
- Beweglicher Arm: parallel zur seitlichen Mittellinie des Unterarms.

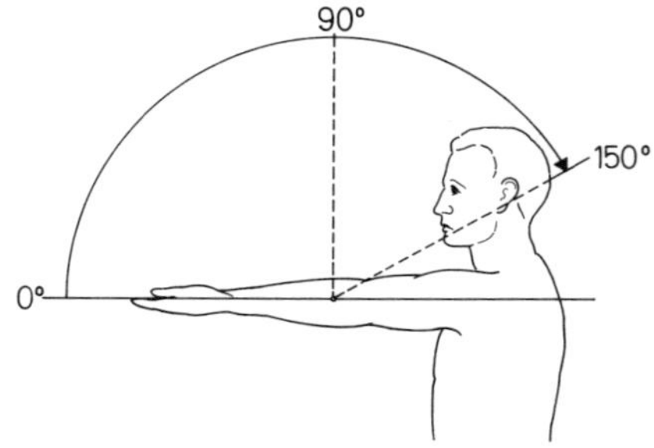

Prüfung

5,4 (Normal und Gut)

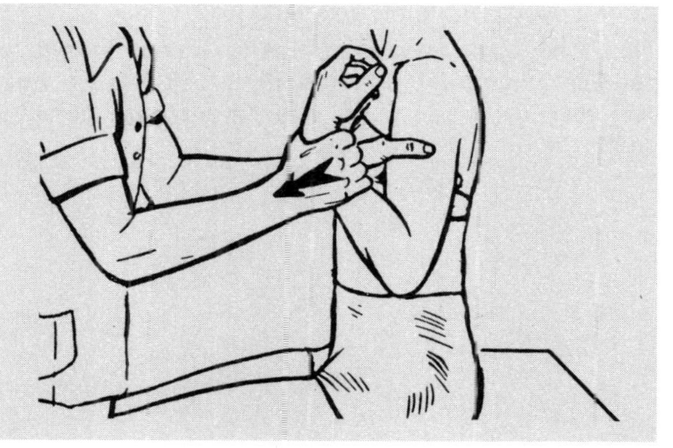

Sitz mit neben dem Körper hängendem Arm und supiniertem Unterarm.
Fixation des Oberarmes.
Der Patient beugt den Ellenbogen bis zum vollen Bewegungsausmaß. Widerstand wird am Unterarm in Handgelenksnähe gegeben.

3 (Ausreichend)

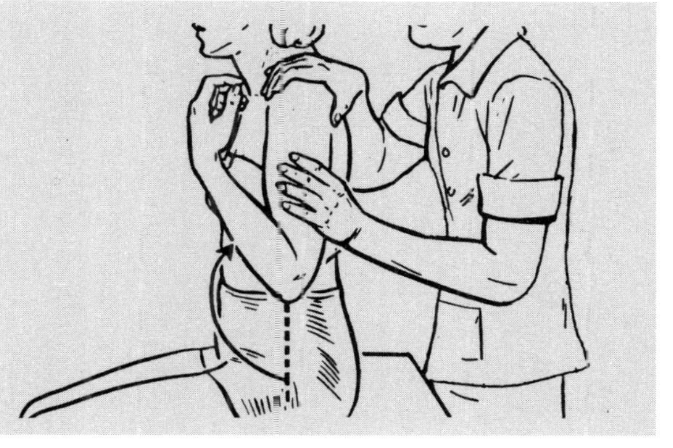

Sitz mit neben dem Körper hängendem Arm und supiniertem Unterarm.
Fixation des Oberarmes.
Der Patient beugt den Ellenbogen bis zum vollen Bewegungsausmaß.

2 (Schwach)

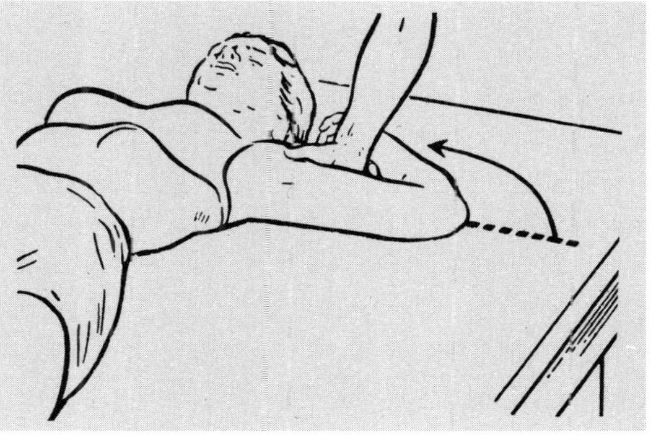

Rückenlage mit um 90 Grad abduziertem Oberarm in Außenrotation.
Fixation des Oberarmes.
Der Patient läßt den Unterarm auf der Unterlage bis zum vollen Bewegungsausmaß der Ellenbogenbeugung gleiten.

Alternativvorschlag:
2 (Schwach)

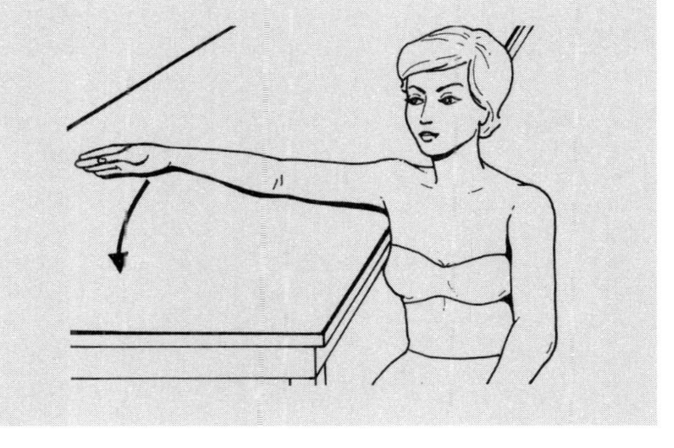

Sitz. Der Arm liegt ausgestreckt in Schulterhöhe auf dem Tisch. Der Patient beugt den Ellenbogen bis zum vollen Bewegungsausmaß. (Abb.)

1,0 (Muskelkontraktion und Null)

Der Prüfer kann die Sehne des M. biceps brachii in der Ellenbogenbeuge tasten; die Muskelfasern werden an der Vorderseite des Oberarmes getastet (letzteres nicht abgebildet).

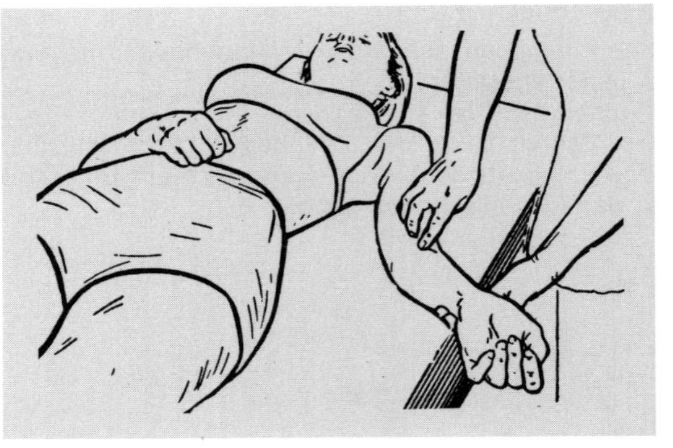

Ellenbogenstreckung

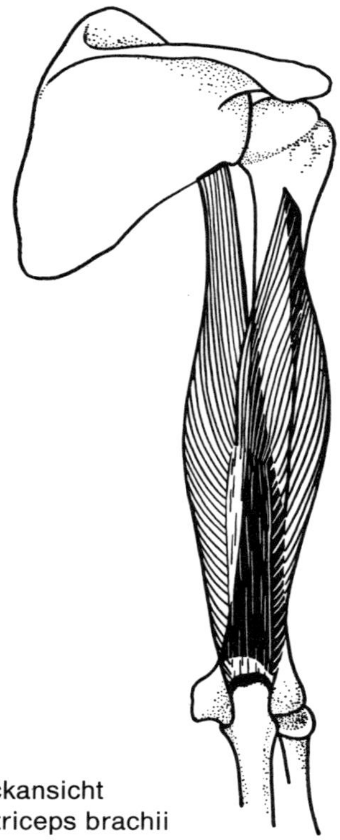

Rückansicht
M. triceps brachii

Bewegungsausmaß:

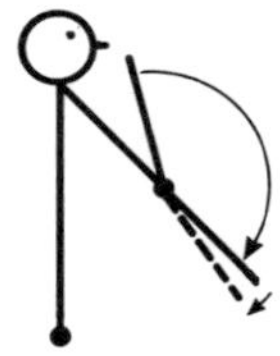

Bewegungseinschränkende Faktoren:

1. Spannung der vorderen Anteile der radialen und ulnaren Collateralbänder.
2. Spannung der Ellenbogenbeugemuskulatur.
3. Berührung des Olecranon mit der Fossa olecrani auf der Rückseite des Humerus.

Gegenhalt:

1. Gewicht des Armes.
2. Muskulatur, die das Schulterblatt fixiert.

Hauptmuskeln

Muskel	Ursprung	Ansatz
Triceps brachii N: radialis (C 7, 8)	a) Caput longum: Tuberculum infraglenoidale scapulae b) Caput mediale: Sulcus n. radialis, dorsale Humusfläche, Septum intermusculare mediale c) Caput laterale: proximal vom Sulcus n. radialis	a) Olecranon ulnae b) Hinterwand der Kapsel c) Einstrahlend in die Unterarmfaszie

Hilfsmuskeln

M. anconaeus
Streckmuskulatur des Unterarms, die ihren Ursprung am Epicondylus lateralis humeri hat.

Neutral-0-Stellung: Gestreckter Ellenbogen.

Anlegen des Winkelmessers
- Ruhender Arm: parallel zur seitlichen Mittellinie des Oberarms.
- Beweglicher Arm: parallel zur seitlichen Mittellinie des Unterarms.

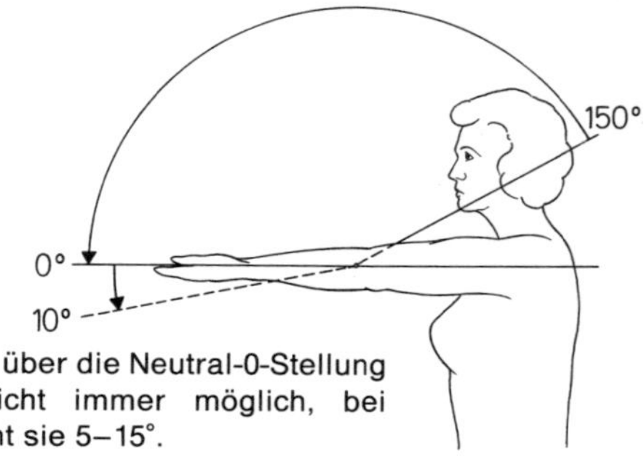

Prüfung
Die Streckung über die Neutral-0-Stellung hinaus ist nicht immer möglich, bei Frauen erreicht sie 5–15°.

5,4 (Normal und Gut)

Bauchlage, Arm abduziert, Unterarmüberhang. Fixation der Schulter.
Der Patient streckt den Ellenbogen bis zum vollen Bewegungsausmaß. Widerstand wird am Handgelenk gegeben.

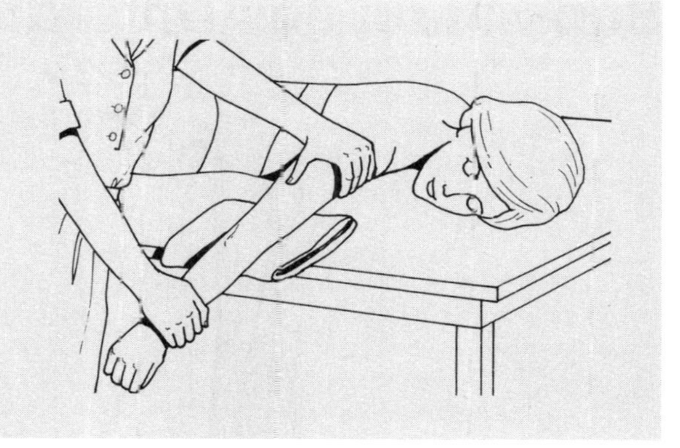

3 (Ausreichend)

Bauchlage, Arm abduziert, Unterarmüberhang.
Der Patient streckt den Ellenbogen bis zum vollen Begwegungsausmaß.

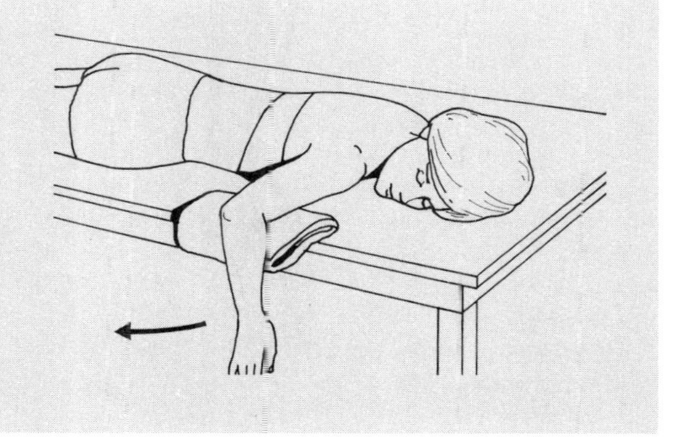

2 (Schwach)

Sitz. Der Arm liegt in Schulterhöhe gebeugt auf dem Tisch.
Der Patient streckt den Ellenbogen bis zum vollen Bewegungsausmaß.

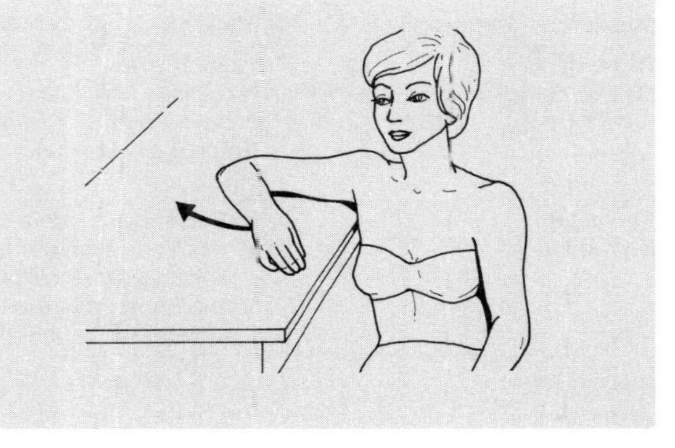

1,0 (Muskelkontraktion und Null)

Der Prüfer kann die Sehne des M. triceps brachii am Olecranon und den Muskelbauch an der Hinterfläche des Oberarmes tasten (nicht abgebildet).

Supination des Unterarmes

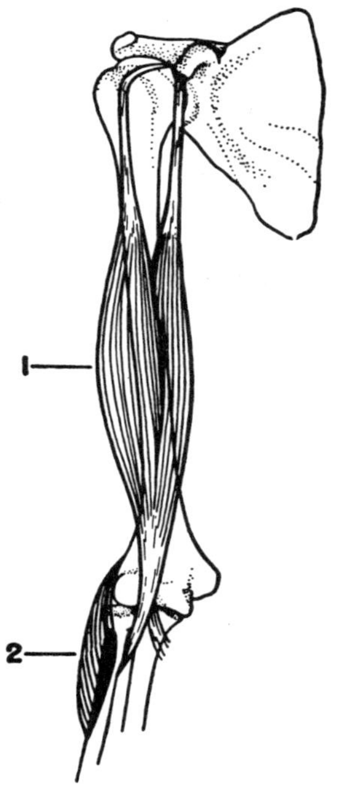

Vorderansicht
1. M. biceps brachii
2. M. supinator

Bewegungsausmaß:

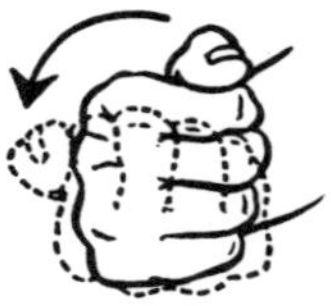

0° bis 80°–90°

(Supination aus Mittelstellung)

Bewegungseinschränkende Faktoren:
1. Spannung des palmaren Radioulnarbandes und des Ligamentum collaterale ulnare des Handgelenks.
2. Spannung der schräg verlaufenden Stränge und der tiefsten Fasern der Membrana interossea.
3. Spannung der Pronatoren des Unterarms.

Gegenhalt:
1. Gewicht des Armes.

Hauptmuskeln

Muskel	Ursprung	Ansatz
Biceps brachii N: musculocutaneus (C 5, 6)	Caput breve: Processus coracoideus Caput longum: Tuberculum supraglenoidale	Eine Sehne an der Tuberositas radii; eine zweite, flächenhafte Sehne, Aponeurosis m. bicipitis brachii (Lacertus fibrosus), strahlt in die Unterarmfaszie an der ulnaren Seite ein.
Supinator N: radialis (C 6)	a) Epicondylus lateralis humeri b) Am Vorsprung der Ulna unterhalb der Einkerbung für den Radius c) Ligamentum anulare und Ligamentum collaterale radiale des Ellenbogengelenks	Der Muskel legt sich von dorsal nach palmar um den Radius und setzt an der lateropalmaren Fläche des Radius zwischen Radiusköpfchen und Mitte des Radiusschaftes an

Hilfsmuskeln:

Abductor pollicis longus
Extensor pollicis longus
Brachioradialis

Neutral-0-Stellung: Bei aufrechter Körperhaltung wird der Ellenbogen am Körper angeschlossen und um 90 Grad gebeugt, der Unterarm ist horizontal nach vorne gerichtet, das Handgelenk gestreckt und der Daumen nach oben gedreht.

Anlegen des Winkelmessers
– Ruhender Arm: vertikal in der Frontalebene.
– Beweglicher Arm: parallel zur Mittelhand.

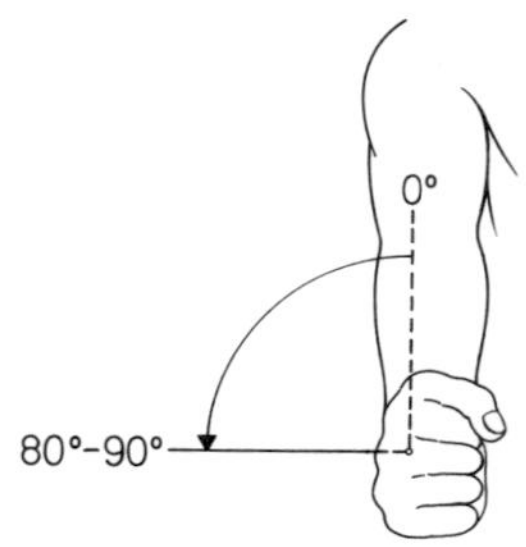

Prüfung

5,4 (Normal und Gut)

Sitz. Der Oberarm hängt neben dem Körper, der Ellenbogen ist um 90 Grad gebeugt und der Unterarm proniert. Hand- und Fingermuskulatur ist entspannt. Fixation des Armes.
Der Patient supiniert den Unterarm, Widerstand wird an der dorsalen Fläche des distalen Radiusanteils gegeben, dem Gegendruck an der Palmarfläche der Ulna.
(Widerstand kann auch gegeben werden, indem man die Hand umgreift wie beim Händedruck.)

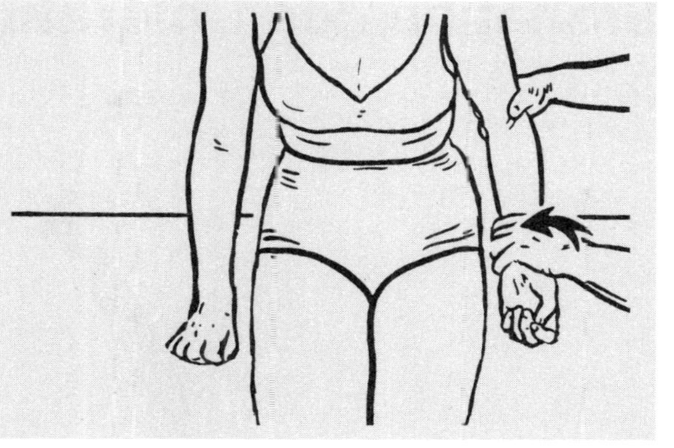

3,2 (Ausreichend und Schwach)

Sitz. Der Oberarm hängt neben dem Körper, der Ellenbogen ist um 90 Grad gebeugt, der Unterarm proniert und vom Prüfer unterstützt. Hand- und Fingermuskulatur ist entspannt. Der Patient supiniert den Unterarm bis zum vollen Bewegungsausmaß für die 3-Bewertung und nur um einen Teil des vollen Bewegungsausmaßes für die 2-Bewertung.
Alternativvorschlag für *2* (Schwach):
Der Patient sitzt mit aufgestütztem Ellenbogen vor dem Tisch, Unterarm wird senkrecht gehalten. Die Supination findet im vollen Bewegungsausmaß statt (nicht abgebildet).

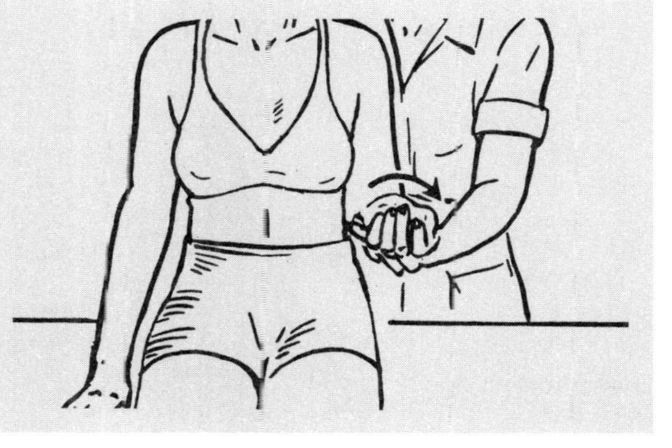

1,0 (Muskelkontraktion und Null)

Der Supinator ist an der radialen Seite des Unterarms zu tasten, wenn die darüber liegende Streckmuskulatur nicht funktionstüchtig ist. Die Sehne des M. biceps brachii wird in der Ellenbogenbeuge gefunden.

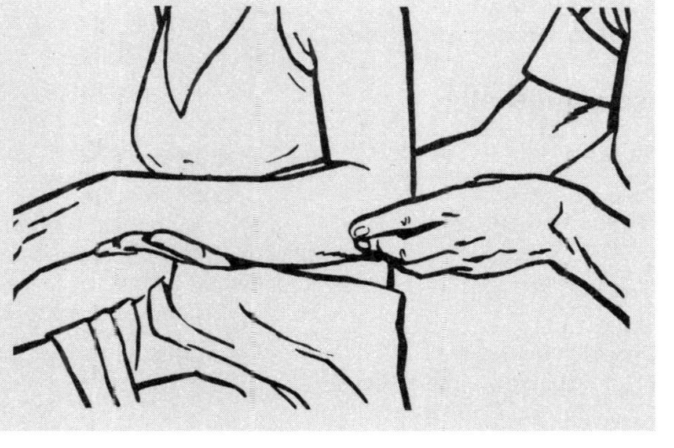

Anmerkung:

Der Patient darf den Oberarm nicht nach außen rotieren und den Ellenbogen bei supiniertem Unterarm vor den Thorax ziehen. Durch diese »Kippbewegung« kann der Unterarm in die Supination »fallen«, ohne daß eine Muskelspannung stattfindet.

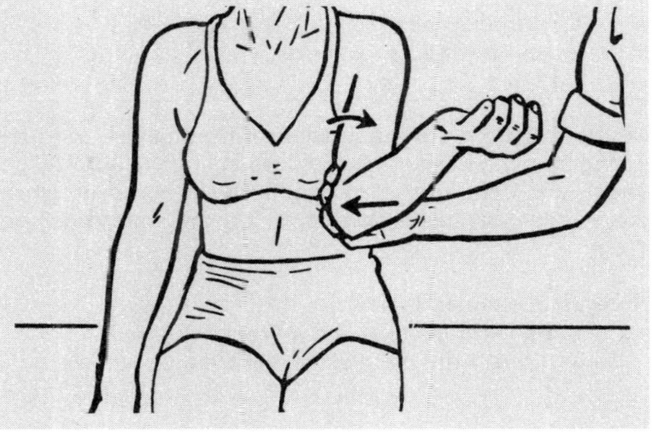

Pronation des Unterarmes

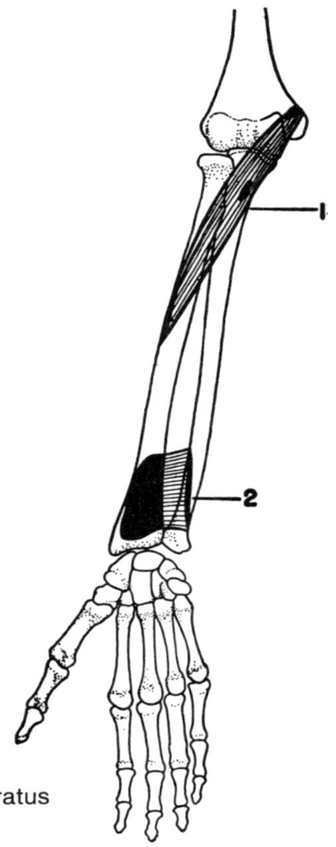

Vorderansicht des Unterarmes und der Hand
1. M. pronator teres
2. M. pronator quadratus

Bewegungsausmaß:

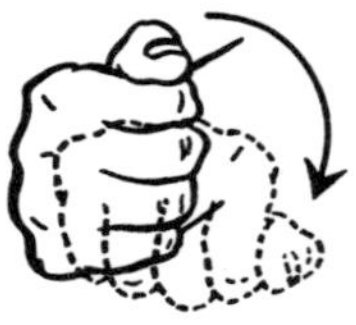

0° bis 80°–90°

(Pronation aus Mittelstellung)

Bewegungseinschränkende Faktoren:

1. Spannung des dorsalen Radioulnarbandes, des Ligamentum collaterale ulnare und des Ligamentum radiocarpeum dorsale.
2. Spannung der tiefsten Fasern der Membrana interossa.

Gegenhalt:

1. Gewicht des Armes.

Hauptmuskeln

Muskel	Ursprung	Ansatz
Pronator teres N: medianus (C 6)	Caput humerale: a) Epicondylus medialis humeri b) Septum intermusculare mediale Caput ulnare: a) Processus coronoideus ulnae	An einer Rauhigkeit der lateralen Radiusfläche in Schaftmitte
Pronator quadratus N: medianus (r. interosseus palmaris (C 6–Th 1)	Palmarfläche des distalen Ulnaviertels	Distales Viertel der lateralen Kante und Palmarseite des Radius.

Hilfsmuskel

M. flexor carpi radialis
M. extensor carpi radialis longus

Neutral-0-Stellung: Bei aufrechter Körperhaltung wird der Ellenbogen am Körper angeschlossen und um 90 Grad gebeugt, der Unterarm ist horizontal nach vorne gerichtet, das Handgelenk gestreckt und der Daumen nach oben gedreht.

Anlegen des Winkelmessers
– Ruhender Arm: vertikal in der Frontalebene.
– Beweglicher Arm: parallel zur Mittelhand.

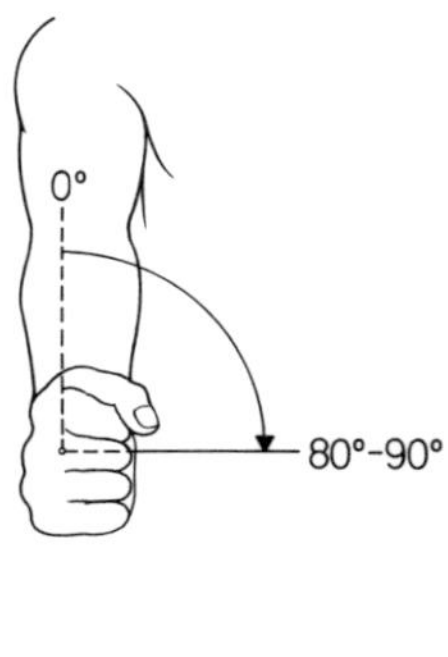

Prüfung

5,4 (Normal und Gut)

Sitz mit neben dem Körper hängendem Arm, 90 Grad gebeugtem Ellenbogen und supiniertem Unterarm. Hand- und Fingermuskeln sind entspannt. Fixation des Armes.
Der Patient proniert den Unterarm bis zum vollen Bewegungsausmaß. Widerstand wird an der Palmarfläche des distalen Radiusanteils gegeben mit Gegendruck an der dorsalen Fläche der Ulna für die Verwindung. (Alternative für den Widerstand wie bei der Supination)

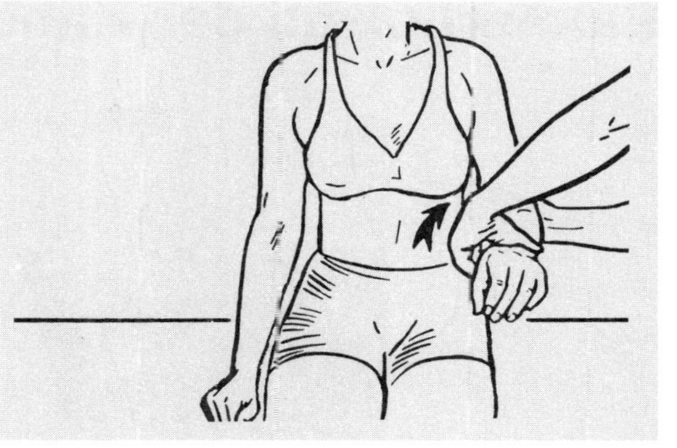

3,2 (Ausreichend und Schwach)

Sitz mit neben dem Körper hängendem Arm, 90 Grad gebeugtem Ellenbogen und supiniertem, vom Prüfer unterstütztem Unterarm.
Der Patient proniert den Unterarm bis zum vollen Bewegungsausmaß für die 3-Bewertung und nur um einen Teil des vollen Bewegungsausmaßes für die 2-Bewertung.
Alternativvorschlag für 2 (Schwach):
Der Patient sitzt mit aufgestütztem Ellenbogen vor dem Tisch, Unterarm wird senkrecht gehalten. Die Pronation findet im vollen Bewegungsausmaß statt (nicht abgebildet).

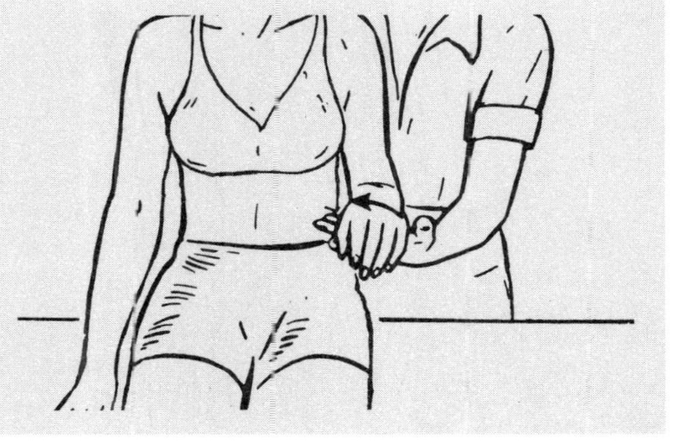

1.0 (Muskelkontraktion und Null)

Sitz.
Der Prüfer tastet die Fasern des M. pronator teres im oberen Drittel der Vorderfläche des Unterarmes auf einer Diagonalen vom Condylus ulnaris humeri bis zur lateralen Radiuskante.

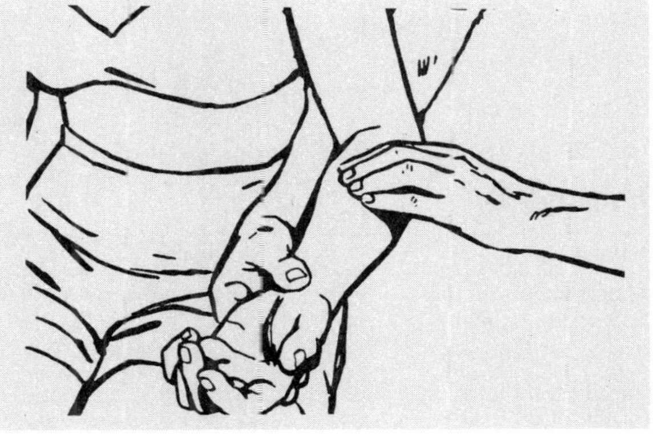

Anmerkung:
Der Patient darf den Oberarm nicht einwärts rotieren oder abduzieren während der Pronationsbewegung, da diese Ausweichbewegung die Pronation vollständig erscheinen läßt, während der Unterarm nur in die Pronationsstellung »fällt«.

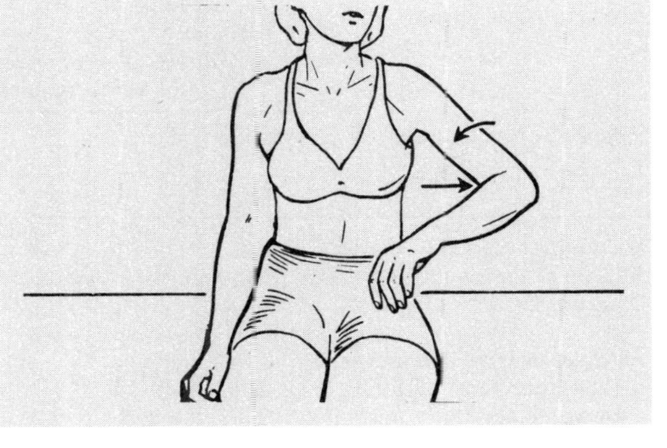

Palmarflexion der Hand

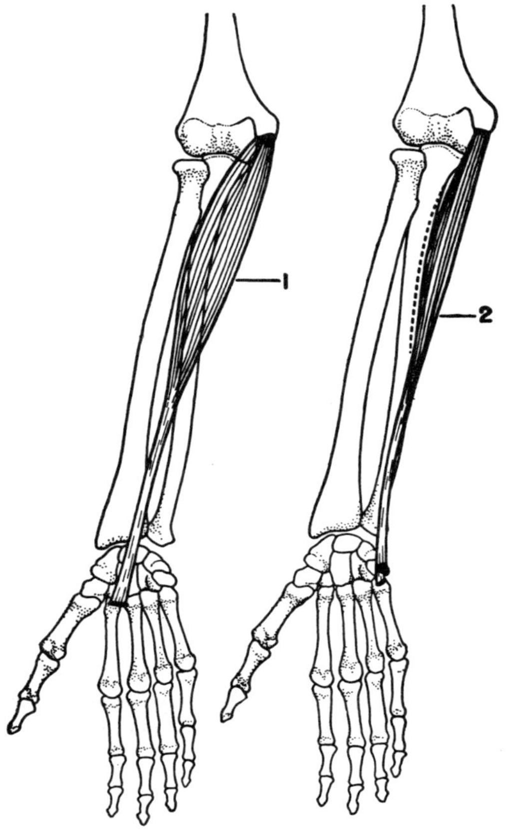

Bewegungsausmaß:
Palmarflexion: 0° bis 50°–60°

Bewegungseinschränkende Faktoren:
1. Spannung des Ligamentum radiocarpeum dorsale.

Gegenhalt:
1. Gewicht des Armes.

Vorderansicht des Unterarms und Handinnenfläche
1. M. flexor carpi radialis
2. M. flexor carpi ulnaris

Hauptmuskeln

Muskel	Ursprung	Ansatz
Flexor carpi radialis N: medianus (C 6)	Epicondylus medialis humeri	a) Palmarseite der Basis des 2. Mittelhandknochens b) Kann mit einigen Fasern am 3. Mittelhandknochen ansetzen.
Flexor carpi ulnaris N: ulnaris (C 8, Th 1)	a) Caput humerale: Mit gemeinsamer Sehne am Epicondylus medialis humeri b) Caput ulnare: Ulnare Olecranonseite und obere zwei Drittel der Dorsalseite der Ulna	a) Os pisiforme b) Darüber hinaus Os hamatum und Basis des 5. Mittelhandknochens

Hilfsmuskeln: alle Fingerbeuger

Flexion der Hand
Neutral-0-Stellung: Handgelenk gestreckt in der Achse des Unterarmes.

Anlegen des Winkelmessers
- Ruhender Arm: parallel zur Ulna.
- Beweglicher Arm: parallel zum 5. Mittelhandknochen.

Prüfung

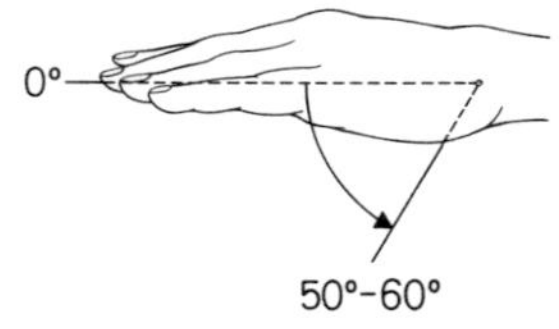

5,4 (Normal und Gut)

Sitz mit auf dem Tisch liegendem Unterarm, Handinnenfläche nach oben. Daumen- und Fingermuskeln sind entspannt. Fixation des Unterarms.
Der Patient beugt das Handgelenk. Widerstand wird mit Zeige- und Mittelfinger in der Innenhand gegeben (nicht abgebildet).
Um den M. flexor carpi radialis zu prüfen wird Widerstand an der Basis des 2. Mittelhandknochens gegeben in Richtung Streckung und ulnarer Abduktion (abgebildet).
Um den M. flexor carpi ulnaris zu prüfen, wird Widerstand an der Basis des 5. Mittelhandknochens gegeben in Richtung Streckung und radialer Abduktion (nicht abgebildet).

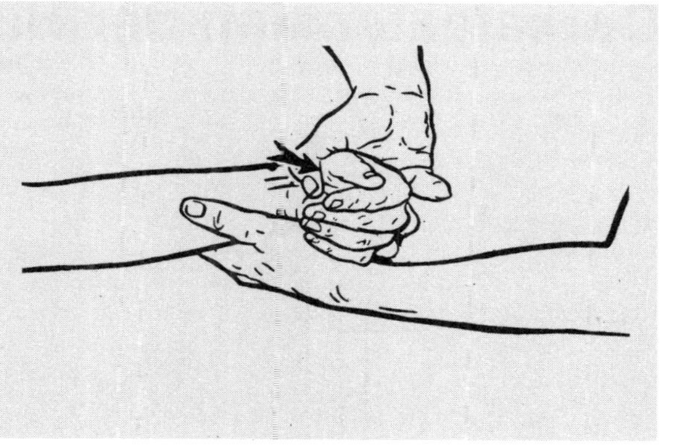

3 (Ausreichend)

Sitz mit auf dem Tisch liegendem Unterarm. Daumen- und Fingermuskeln sind entspannt. Handinnenfläche nach oben.
Fixation des Unterarms.
Der Patient beugt das Handgelenk mit gleichzeitiger radialer oder ulnarer Abduktion.

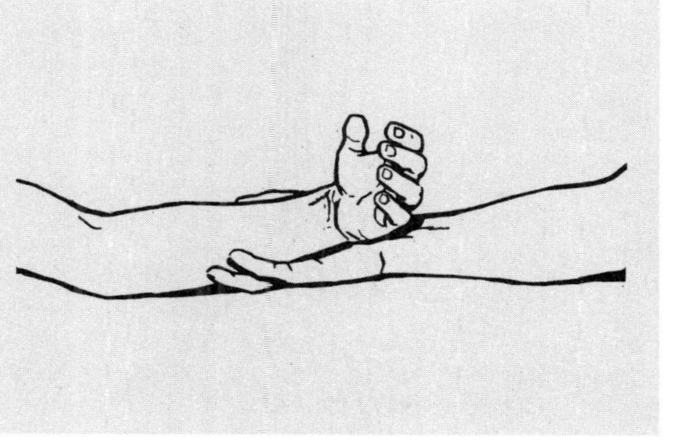

2 (Schwach)

Sitz mit unterstütztem Unterarm. Die laterale Handkante liegt auf der Unterlage, Daumen- und Fingermuskeln sind entspannt.
Der Patient beugt das Handgelenk und läßt dabei die Hand auf der Unterlage entlanggleiten. Eine seitliche Abduktion muß beachtet und die Muskeln dementsprechend eingestuft werden.

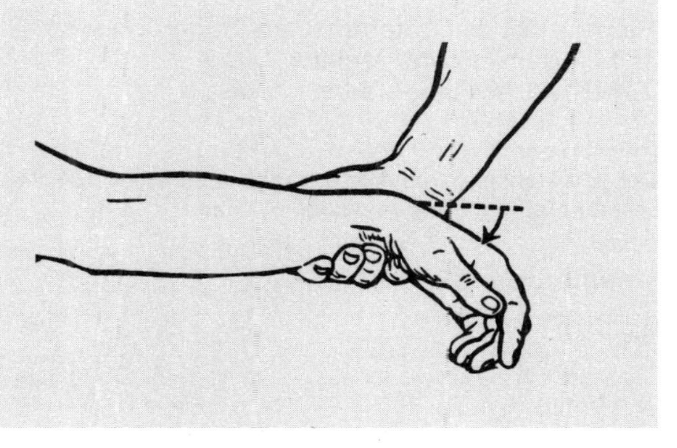

1,0 (Muskelkontraktion und Null)

Der Prüfer tastet die Sehne des M. flexor carpi radialis lateral auf der Palmarseite und die Sehne des M. flexor carpi ulnaris medial an der Palmarfläche des Handgelenkes.

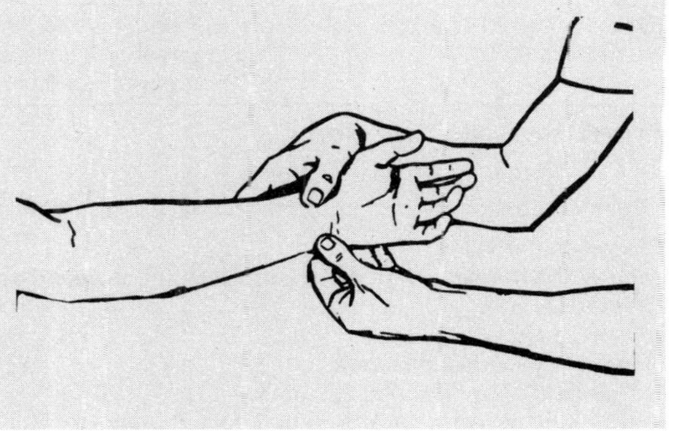

Anmerkung des Übersetzers:
Der M. palmaris longus verläuft an der Ulnarseite der Sehne des Flexor carpi radialis und darf mit diesem nicht verwechselt werden. Der M. palmaris longus fehlt bei vielen Menschen.

Dorsalextension der Hand

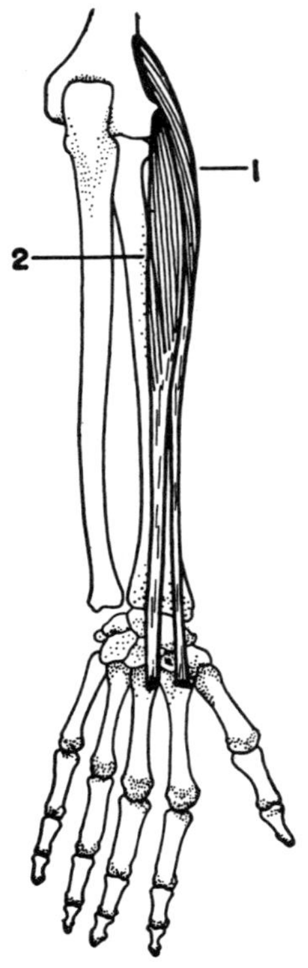

Rückansicht des Unterarms und Handrücken
1. M. extensor carpi radialis longus
2. M. extensor carpi radialis brevis

Anmerkung:
Der M. extensor carpi ulnaris trägt seinen Namen zu Unrecht. Er ist ein reiner Abduktor der Hand.

Bewegungsausmaß:
Dorsalflexion aus Mittelstellung:
0° bis 70°

Bewegungseinschränkende Faktoren:
1. Spannung des Ligamentum radiocarpeum palmare.

Gegenhalt:
1. Gewicht des Armes.

Hauptmuskeln

Muskel	Ursprung	Ansatz
Extensor carpi radialis longus N: radialis (C 6, 7)	a) Unteres Drittel des Epicondylus lateralis humeri b) Einige Fasern von der Dorsalfaszie des Epicondylus radialis humeri	Radiale Seite der Dorsalfläche der Basis des 2. Mittelhandknochens
Extensor carpi radialis brevis N: radialis (C 6, 7)	a) Epicondylus radialis humeri b) Ligamentum collaterale radiale des Ellenbogengelenks	Radiale Seite der Dorsalfläche der Basis des 3. Mittelhandknochens

Hilfsmuskeln: alle Fingerstrecker

Extension der Hand
Neutral-0-Stellung: Handgelenk gestreckt in der Achse des Unterarms.

Anlegen des Winkelmessers
– Ruhender Arm: parallel zur Ulna.
– Beweglicher Arm: parallel zum 5. Mittelhandknochen.

Prüfung

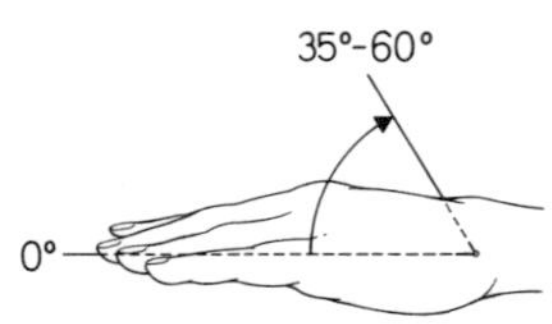

5,4 (Normal und Gut)

Sitz mit auf dem Tisch liegendem Unterarm, Handrücken nach oben. Daumen- und Fingermuskeln sind entspannt.
Der Patient streckt das Handgelenk.
Um die Mm. extensor carpi radialis longus und brevis zu prüfen, wird Widerstand an der Dorsalfläche des 2. und 3. Mittelhandknochens gegeben in Richtung Beugung und ulnarer Abduktion.

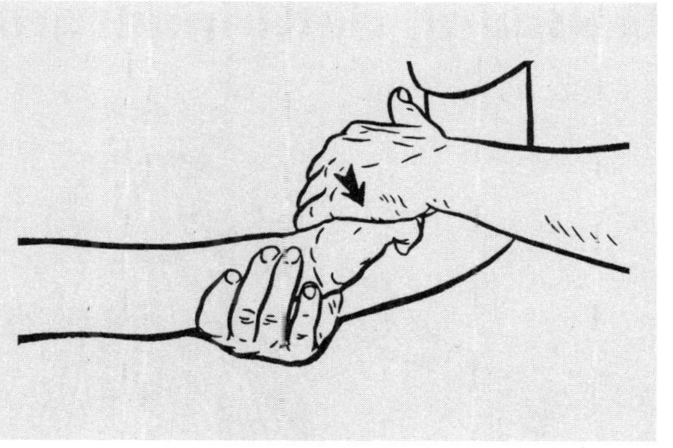

3 (Ausreichend)

Sitz mit auf dem Tisch liegendem Unterarm. Daumen- und Fingermuskeln sind entspannt.
Fixation des Unterarms.
Der Patient streckt das Handgelenk mit gleichzeitiger radialer oder ulnarer Abduktion.

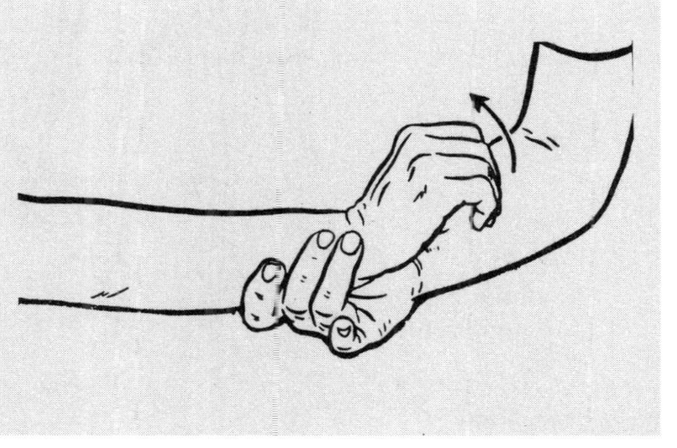

2 (Schwach)

Sitz mit unterstütztem Unterarm. Die laterale Handkante liegt auf der Unterlage.
Fixation des Unterarms.
Der Patient streckt das Handgelenk und läßt dabei die Hand auf der Unterlage entlanggleiten. Eine seitliche Abduktion muß beachtet und die Muskeln dementsprechend eingestuft werden.

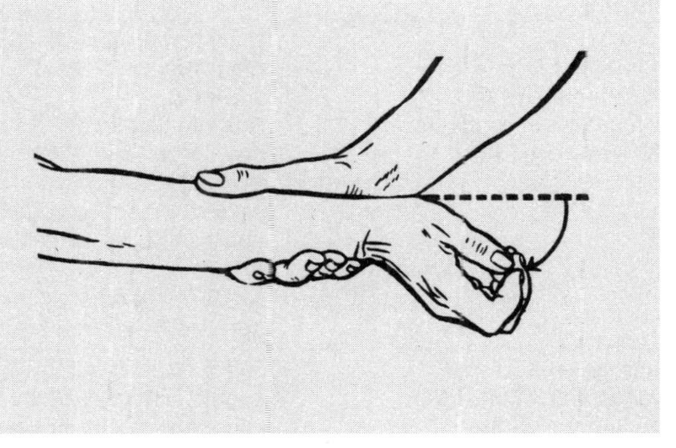

1,0 (Muskelkontraktion und Null)

Die Sehnen der Handgelenkstrecker können lateral auf der Dorsalseite des Handgelenkes an der Basis des 2. und 3. Mittelhandknochens gefunden werden.

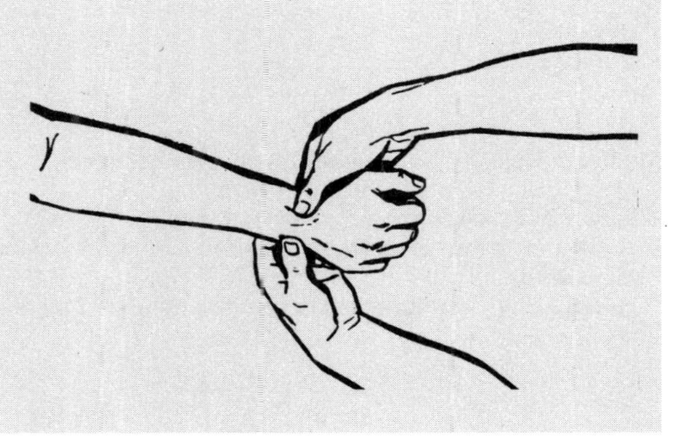

Beugung der Fingergrundgelenke

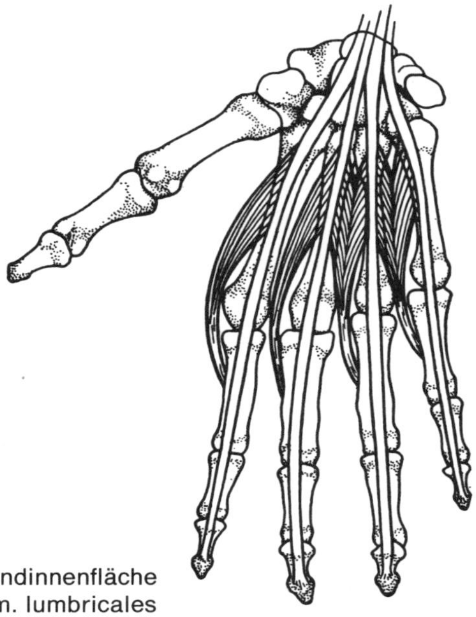

Handinnenfläche
Mm. lumbricales

Bewegungsausmaß:

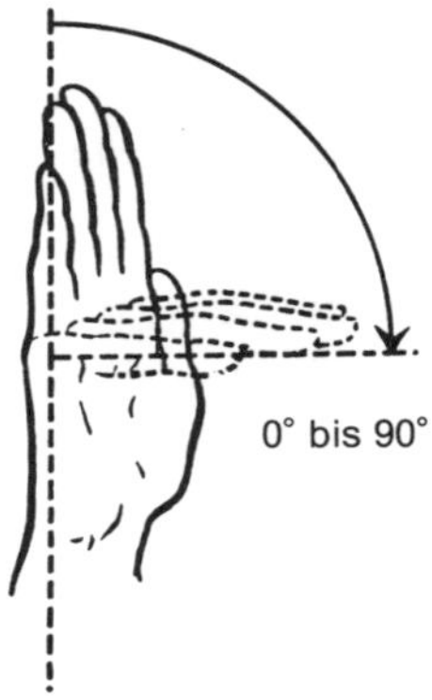

Bewegungseinschränkende Faktoren:
1. Dehnung der Fingerstrecker.

Gegenhalt:
1. Gewicht des Armes.

Hauptmuskeln

Muskel	Ursprung	Ansatz
Lumbricales. Radiale 2 Lumbricales: N: medianus (C 6, 7) Ulnare 2 Lumbricales: N: ulnaris (C 8)	Entspringen aus den Sehnen des M. flexor digitorum profundus *1. und 2.:* Radiale Seiten der Palmarflächen der Sehnen des Zeige- und Mittelfingers *3:* An den einander zugekehrten Seiten der Sehnen des Mittel- und Ringfingers *4:* An den einander zugekehrten Seiten der Sehnen des Ring- und kleinen Fingers	Streckaponeurose und Gelenkkapseln der Grundgelenke
Interossei dorsales (abgebildet Seite 128) N: ulnaris (C 8)	Jeder Muskel mit 2 Köpfen von den einander zugekehrten Seiten der beiden Mittelhandknochen, zwischen denen er liegt	a) An den Basen der Grundphalangen der 4 Finger b) Einstrahlend in die Dorsalaponeurose

(Fortsetzung S. 123)

Neutral-0-Stellung: Handgelenk und Finger gestreckt.

Anlegen des Winkelmessers (kleines Modell)
- Ruhender Arm: Streckseite des zugehörigen Mittelhandknochens.
- Beweglicher Arm: Streckseite des gemessenen Fingers.

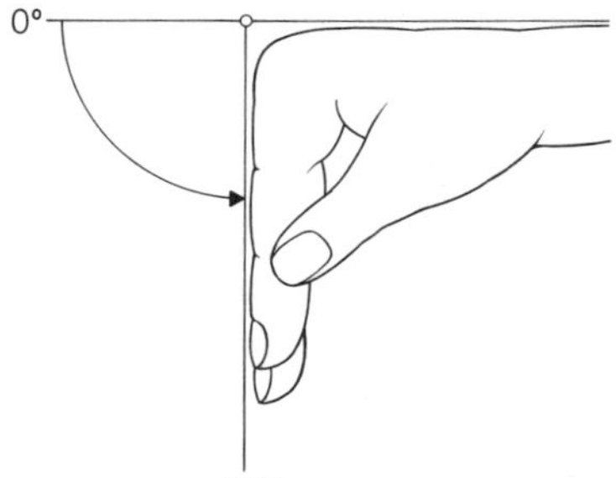

Prüfung

5,4,3 (Normal, Gut und Ausreichend)

Sitz mit aufliegendem Handrücken.
Fixation der Mittelhandknochen.
Der Patient beugt die Fingergrundgelenke und hält die Mittel- und Endgelenke gestreckt. Widerstand wird an der Palmarfläche der Grundphalangen gegeben.
Gleichzeitig sollte die Streckung der Interphalangealgelenke, bei gebeugten Grundgelenken, geprüft werden. Sie ist ein Teil der Wirkung der Mm. lumbricales und Interossei dorsales.
Ausreichend: der Patient erreicht das volle Bewegungsausmaß gegen die Schwerkraft.

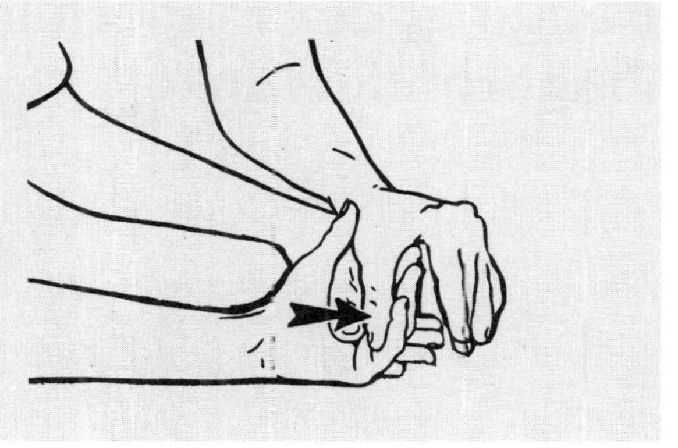

Anmerkung:

Der Widerstand sollte an jedem Finger einzeln gegeben werden, da Kraft und Innervation der Mm. lumbricales unterschiedlich sind

2 (Schwach)

Sitz mit unterstützter Hand.
Fixation der Mittelhandknochen.
Der Patient beugt die Fingergrundgelenke bis zum vollen Bewegungsausmaß und hält die Mittel- und Endgelenke gestreckt.

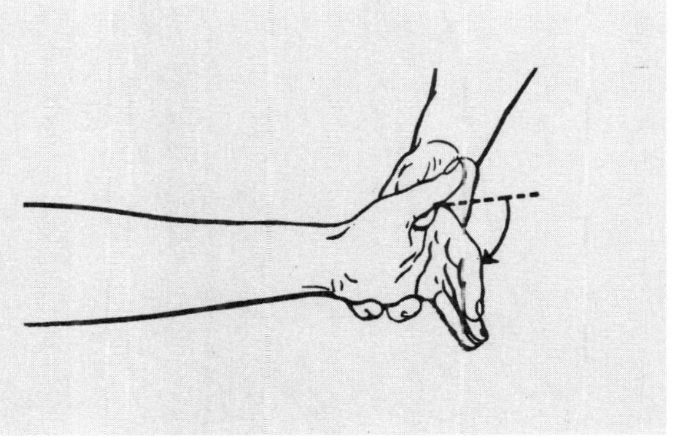

1,0 (Muskelkontraktion und Null)

Eine Anspannung der Mm. lumbricales kann festgestellt werden durch leichten Druck gegen die Palmarfläche der Grundphalangen, wenn der Patient versucht, die Grundgelenke zu beugen.

Hauptmuskeln (Fortsetzung)

Interossei palmares (abgebildet Seite 130) N: ulnaris	In ganzer Länge von der Palmarseite des 2., 4. und 5. Mittelhandknochens	a) Seitlich an der Basis der Grundphalanx des gleichen Fingers; *1.:* Ulnare Seite des Zeigefingers *2. und 3.:* Radiale Seite des Ring- und kleinen Fingers b) Dorsalaponeurose (gebildet aus den Sehnen des M. extensor digitorum communis) desselben Fingers

Hilfsmuskeln

M. flexor digiti minimi brevis
M. flexor digitorum superficialis
M. flexor digitorum profundus

Beugung der Fingermittel- und Fingerendgelenke

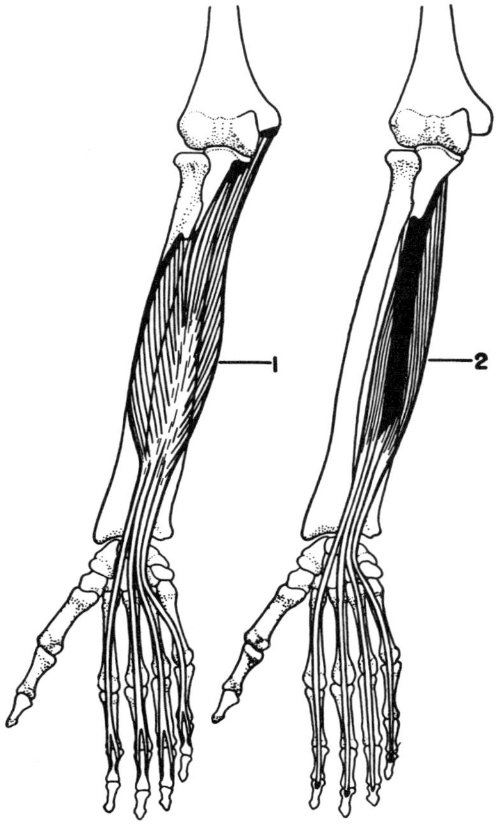

Bewegungsausmaß:

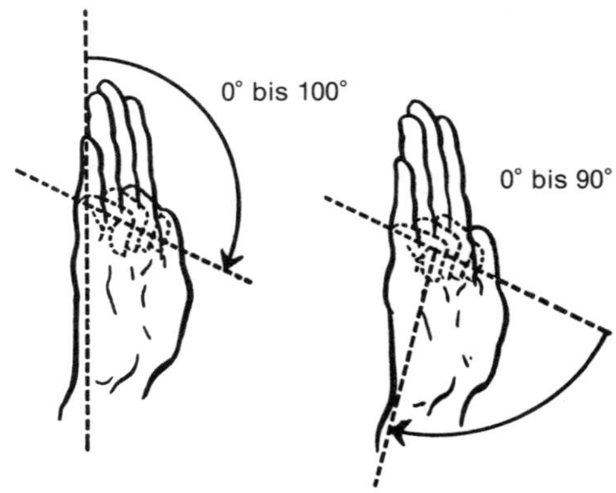

Bewegungseinschränkende Faktoren:

1. Dehnung der Sehnen des M. extensor digitorum (dorsale Bänder).

Gegenhalt:

1. Gewicht des Armes.
2. Synergistische Tätigkeit der Handstrecker, um die Palmarflexion auszuschalten.

◄ Vorderansicht des Unterarms und Handinnenfläche
1. M. flexor digitorum superficalis
2. M. flexor digitorum profundus

Neutral-0-Stellung: Handgelenk und Finger gestreckt.

Anlegen des Winkelmessers (kleines Modell)
- Ruhender Arm: parallel zur Längsachse des Fingergrund- oder Fingermittelgliedes.
- Beweglicher Arm: parallel zur Längsachse des Fingermittel- oder Fingerendgliedes.

(Der Miller-Goniometer läßt sich an die Streckseiten der Phalangen anlegen.)

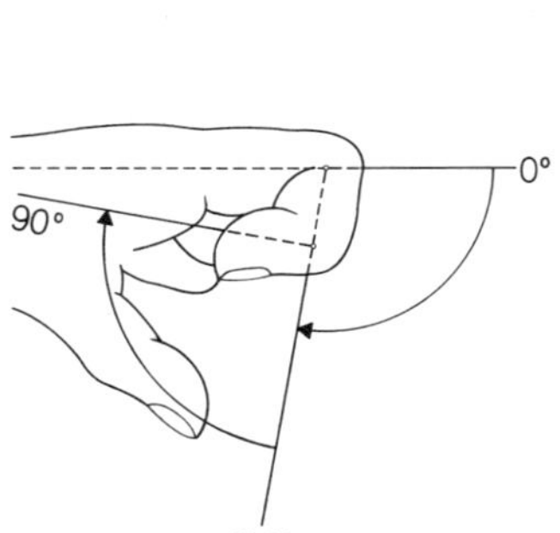

Prüfung

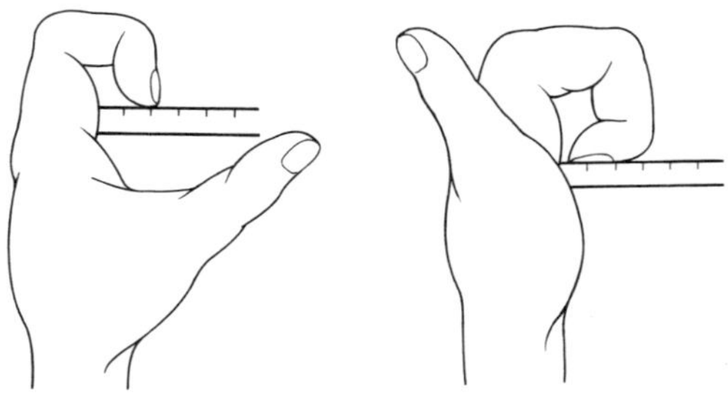

Messung der kombinierten Beugung als Distanz zwischen Fingerkuppe und Beugefalte.

Beugung der Fingermittelgelenke
(M. flexor digitorum superficialis)

5,4 (Normal und Gut)

Sitz mit aufliegendem Handrücken, nach oben gerichteter Handfläche und gestreckten Fingern.
Fixation der Fingergrundphalangen.
Der Patient beugt die Mittelgelenke, Widerstand wird an den Palmarflächen der Mittelphalangen gegeben.

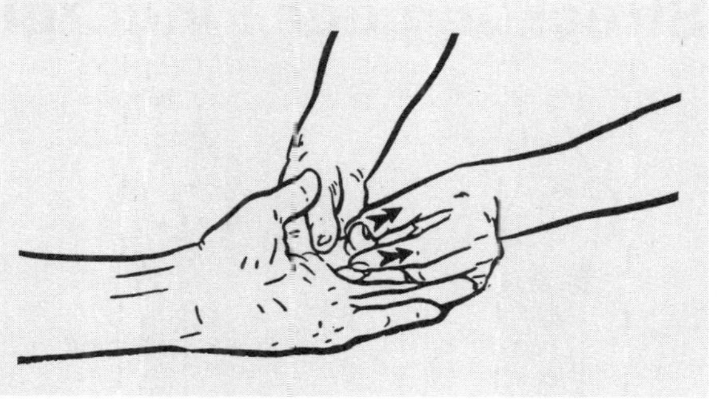

3,2 (Ausreichend und Schwach)

Der Patient beugt die Fingergrundgelenke bis zum vollen Bewegungsausmaß für die 3-Bewertung und um einen Teil des Bewegungsausmaßes für die 2-Bewertung. (Nicht abgebildet.)

1,0 (Muskelkontraktion und Null)

Der oberflächliche Anteil des M. flexor digitorum superficialis kann am Handgelenk unter dem M. palmaris longus getastet werden. (Nicht abgebildet.)

Beugung der Fingerendgelenke
(M. flexorum digitorum profundus)

5,4 (Normal und Gut)

Sitz mit aufliegendem Handrücken, nach oben gerichteter Handfläche und gestreckten Fingern.
Fixation der Fingermittelphalangen.
Patient beugt die Endgelenke, Widerstand wird an den Palmarflächen der Endphalangen gegeben.

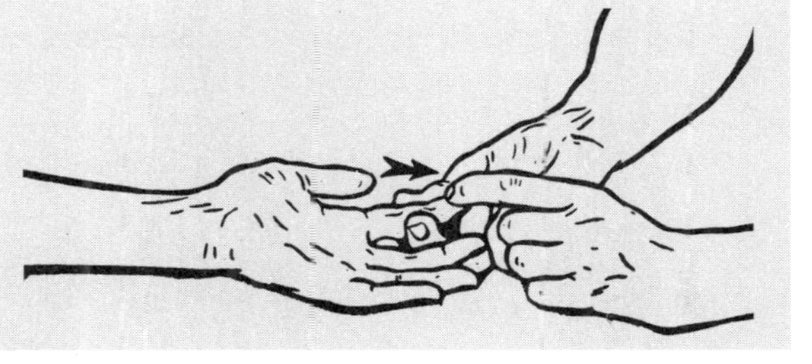

3,2 (Ausreichend und Schwach)

Der Patient beugt die Endgelenke bis zum vollen Bewegungsausmaß für die 3-Bewertung und um einen Teil des Bewegungsausmaßes für die 2-Bewertung. (Nicht abgebildet.)

1,0 (Muskelkontraktion und Null)

Der M. flexor digitorum profundus kann auf der Palmarseite der Mittelphalangen getastet werden. (Nicht abgebildet.)

Anmerkung:
Beim Prüfen der Beugung der Mittelgelenke beugen sich alle Fingergelenke mit, wenn der M. flexor digitorum profundus angespannt wird. Man kann eine Entspannung erreichen, wenn man dem Patienten genau zeigt, wo die Bewegung stattfindet bei der Anspannung der M. flexor digitorum superficialis und wenn man die Mittelgelenke mehrmals passiv bis zum vollen Bewegungsausmaß durchbewegt, bevor es der Patient selbst aktiv versucht (nicht abgebildet).
Man denke daran, daß bei der Beugung des Handgelenks die sogenannte passive Insuffizienz der Fingerbeuger entsteht und daß bei der Streckung des Handgelenks die Finger passiv in Beugestellung geraten.

Beugung der Fingermittelgelenke – Hauptmuskeln

Muskel	Ursprung	Ansatz
Flexor digitorum superficialis N.: medianus (C 7, 8, Th 1)	a) Mit gemeinsamer Beugesehne vom Epicondylus medialis humeri (Caput humerale) b) Processus coronoideus der Ulna (Caput ulnare) c) Palmarseite des Radius (Caput radiale)	Sehne teilt sich: Seitliche Knochenleisten in der Mitte der Mittelphalangen der 2.–5. Finger

Beugung der Fingerendgelenke – Hauptmuskeln

Muskel	Ursprung	Ansatz
Flexor digitorum profundus N: ulnaris (C 8, Th 1) und N: medianus (C 7, 8, Th 1)	a) Obere drei Viertel der Palmarseite der Ulna b) Membrana interossea	Basen der Endphalangen der 4 Finger (die Sehnen durchbohren die des M. flexor digitorum superficialis)

Streckung der Fingergrundgelenke

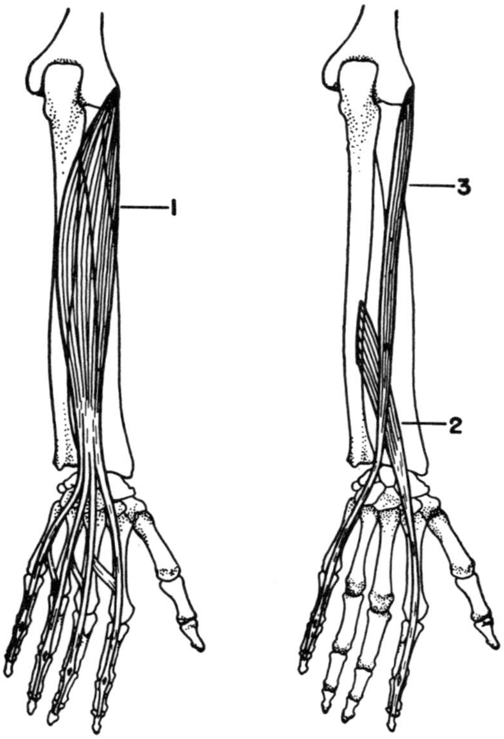

Bewegungsausmaß:

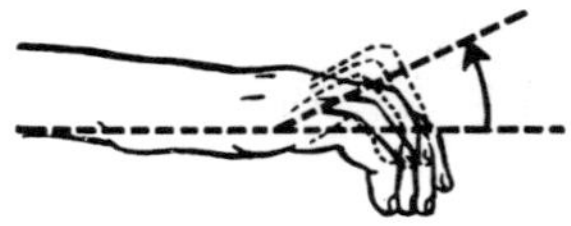

(Streckung aus Mittelstellung)

Bewegungseinschränkende Faktoren:
1. Spannung der palmaren und collateralen Bänder.
2. Spannung der Fingerbeugemuskulatur.

Gegenhalt:
1. Gewicht des Armes.
2. Synergistische Tätigkeit der Handbeugemuskeln, um die Dorsalflexion der Hand zu verhindern.

◄ Rückansicht des Unterarms und Handrückens
1. M. extensor digitorum
2. M. extensor indicis proprius
3. M. extensor digiti minimi

Hauptmuskeln

Muskel	Ursprung	Ansatz
Extensor digitorum N: radialis (C 7)	a) Epicondylus humeri b) Lig. collaterale lat. c) Lig. anulare radii d) Fascia antebrachii	Der Muskel bildet mit seinen Sehnen die Dorsalaponeurose des 2.–5. Fingers, und außerdem entsenden seine Sehnen Zügel zu den Basen der Grundphalangen und zu den Gelenkkapseln der Grundgelenke
Extensor indicis proprius N: radialis (C 7)	a) Dorsalfläche der Ulna b) Membrana interossea antebrachii	Verläuft mit der Sehne des M. extensor digitorum, die zum Zeigefinger führt; endet in der Dorsalaponeurose
Extensor digiti minimi N: radials (C 7)	Gemeinsam mit M. extensor digitorum	Über die Dorsalaponeurose des M. extensor digitorum zur Grundphalanx des 5. Fingers

Neutral-0-Stellung: Handgelenk und Finger gestreckt.

Anlegen des Winkelmessers (kleines Modell)
- Ruhender Arm: Streckseite des Mittelhandknochens.
- Beweglicher Arm: Streckseite des Fingergrundgliedes.

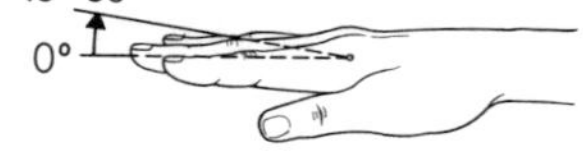

Prüfung

5,4,3 (Normal, Gut und Ausreichend)

Unterarm ruht auf dem Tisch, Hand wird unterstützt, Handgelenk ist in Mittelstellung und Finger sind gebeugt.
Fixation der Mittelhandknochen.
Der Patient streckt die Fingergrundgelenke bei leicht gebeugten Mittel- und Endgelenken. Widerstand wird an der Dorsalfläche der Fingergrundphalangen gegeben.
Ausreichend: der Patient erreicht das volle Bewegungsausmaß gegen die Schwerkraft.

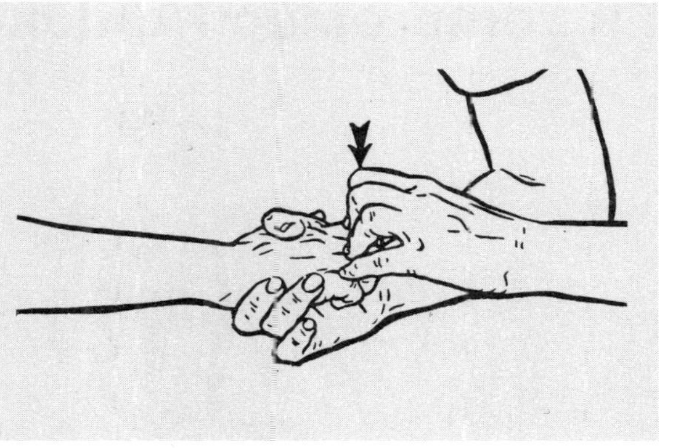

Anmerkung:
Widerstand sollte an jedem Finger einzeln gegeben werden. Der M. extensor indicis hilft mit bei der Streckung des Zeigefingers, der M. extensor digiti minimi hilft mit bei der Streckung des kleinen Fingers.

2 (Schwach)

Sitz. Das Handgelenk wird in Mittelstellung gehalten und unterstützt, und die Finger sind gebeugt.
Fixation der Mittelhandknochen.
Der Patient streckt bei leicht gebeugten Mittel- und Endgelenken die Grundgelenke bis zum vollen Bewegungsausmaß.

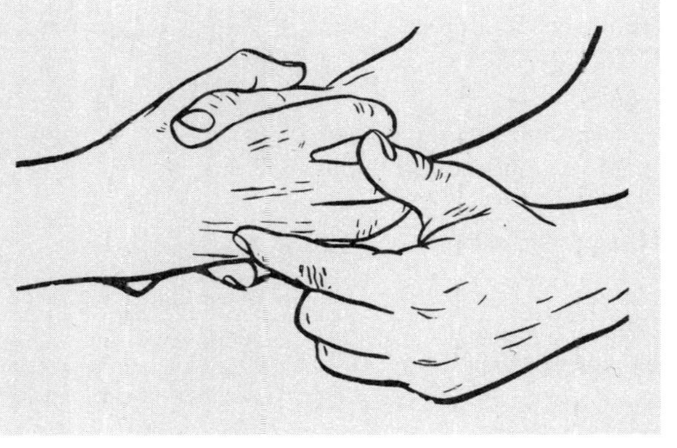

1,0 (Muskelkontraktion und Null)

Die Sehnen der Fingerstrecker können leicht auf dem Handrücken getastet werden, wo sie über die Mittelhandknochen laufen.

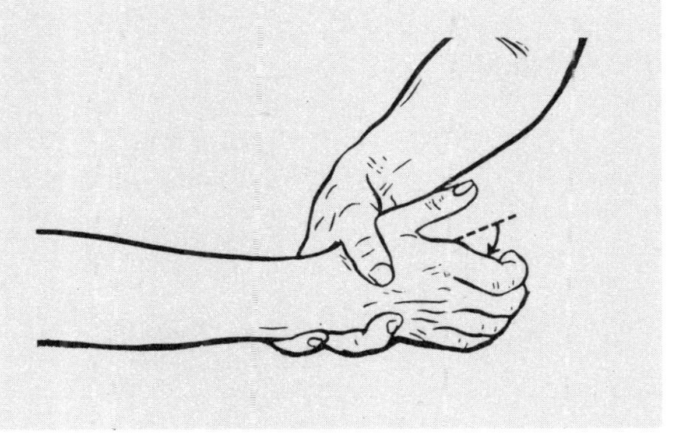

Fingerspreizen (Abduktion der Finger)

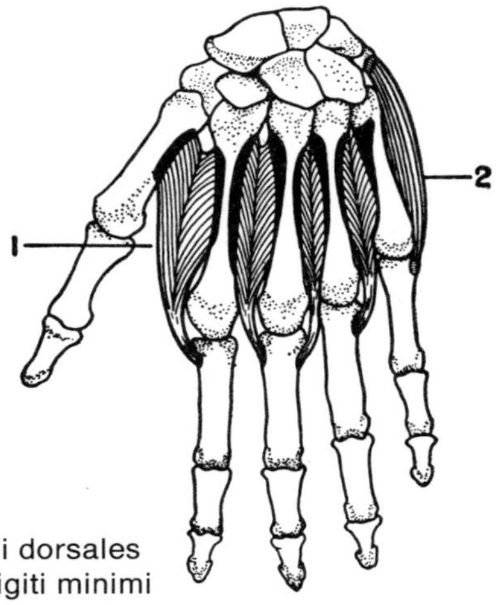

Handrücken
1. Mm. interossei dorsales
2. M. abductor digiti minimi

Bewegungsausmaß:

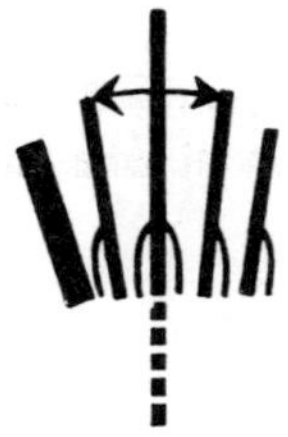

Bewegungseinschränkende Faktoren:
1. Spannung der Faszie und der Haut zwischen den Fingern.

Gegenhalt:
1. Kontraktion der Muskeln, die das Handgelenk fixieren und die Finger strecken.

Hauptmuskeln

Muskel	Ursprung	Ansatz
Interossei dorsales N: ulnaris (C 8)	Jeder Muskel mit 2 Köpfen von den einander zugekehrten Seiten der beiden Mittelhandknochen, zwischen denen er liegt	a) An den Basen der Grundphalangen der 3 Finger: *1. und 2.:* An den radialen Seiten des Zeige- und Mittelfingers *3. und 4.:* An den ulnaren Seiten des Mittel- und Ringfingers b) Dorsalaponeurose des M. extensor digitorum desselben Fingers
Abductor digiti minimi N: ulnaris (C 8)	a) Os pisiforme b) Sehne des M. flexor carpi ulnaris	Die Sehne teilt sich: a) 1. Teil, setzt an der ulnaren Seite der Basis der Grundphalanx des 5. Fingers an b) 2. Teil, setzt am ulnaren Rand der Aponeurose des M. extensor digiti minimi an

Neutral-0-Stellung: Handgelenk und Finger gestreckt, der Mittelfinger in Mittelstellung.

Anlegen des Winkelmessers: entfällt. Gemessen wird die Distanz zwischen den entsprechenden Fingerkuppen.

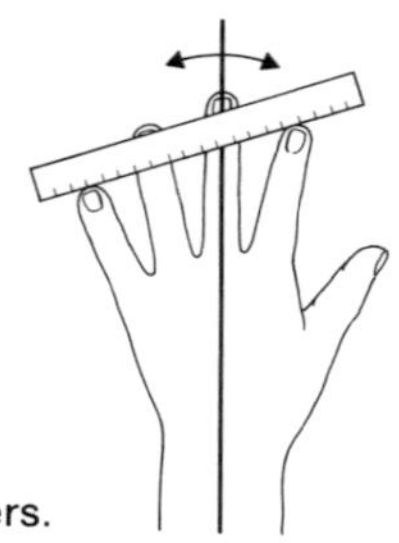

Messung der Abduktion des Kleinfingers.

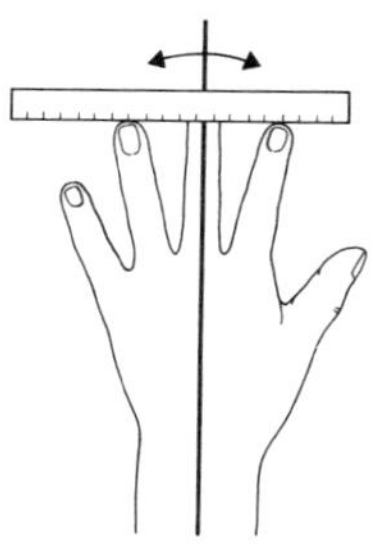

Prüfung
Messung der Abduktion von Zeige- und Ringfinger.

(Russe schlägt eine Zeichnung des Umrisses der Hand mit gespreizten Fingern vor.)

5,4 (Normal und Gut) (Prüfung für die 1. und 3. Mm. interossei dorsales)

Sitz mit unterstützter Hand, nach unten gerichteter Handfläche und geschlossenen Fingern.
Fixation der Mittelhandknochen.
Der Patient spreizt die Finger. Widerstand wird an der radialen Seite des 2. und der ulnaren Seite des 3. Fingers gegeben. (Um die Finger einzeln zu prüfen, wird der Widerstand an der Grundphalanx gegeben.)

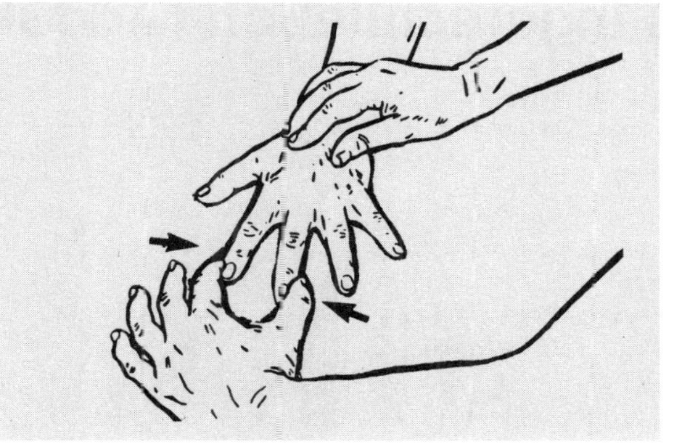

5,4 (Normal und Gut) (Prüfung für die 2. und 4. M. interossei dorsales und den M. abductor digiti minimi)

Der Patient spreizt die Finger. Widerstand wird an der ulnaren Seite des 4. und 5. Fingers und an der radialen Seite des 3. Fingers gegeben.

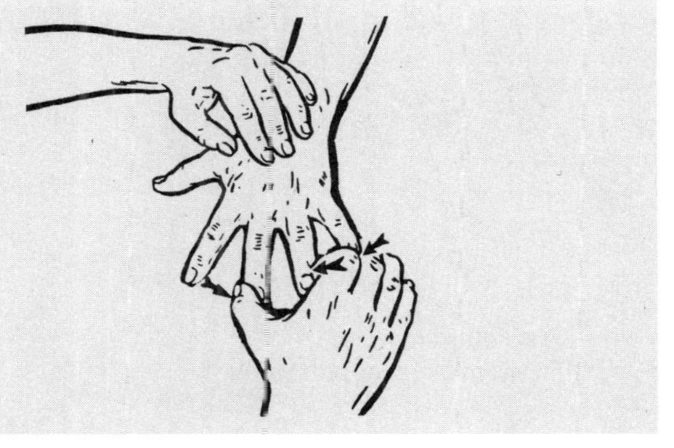

3,2 (Ausreichend und Schwach)

Sitz mit auf der Unterlage liegender Handfläche und geschlossenen Fingern.
Der Patient spreizt die Finger bis zum vollen Bewegungsausmaß. (Der 3. Finger muß in beiden Richtungen bewegt werden können.)
Der Patient spreizt die Finger bis zum vollen Bewegungsausmaß für die 3-Bewertung und nur teilweise für die 2-Bewertung.

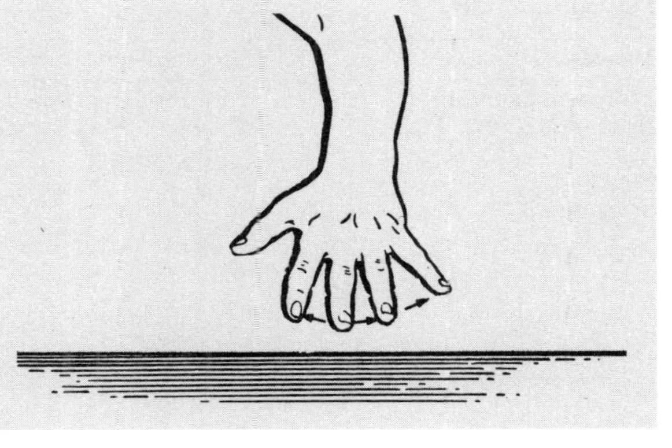

1,0 (Muskelkontraktion und Null)

Die Mm. interossei dorsales liegen tief zwischen den Mittelhandknochen auf dem Handrücken. (Das Tasten des 1. M. interosseus dorsalis ist abgebildet.)

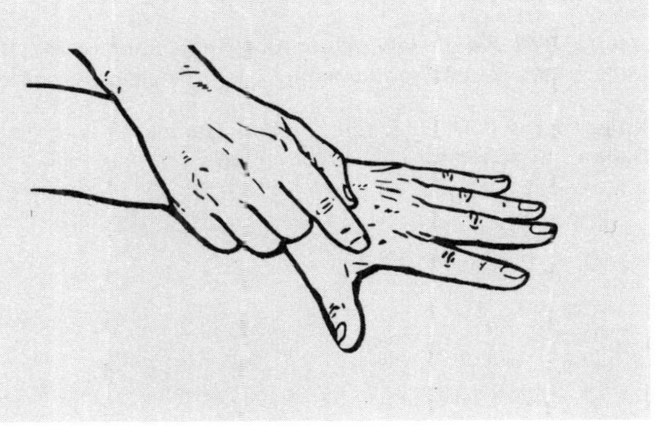

Fingerschließen (Adduktion der Finger)

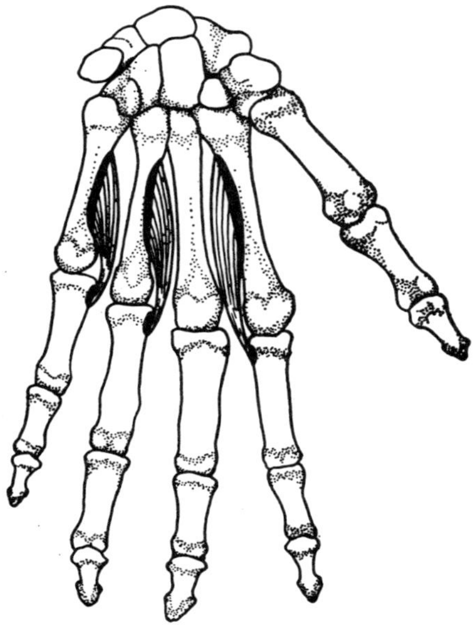

Handinnenfläche
Mm. interossei palmares

Bewegungsausmaß:

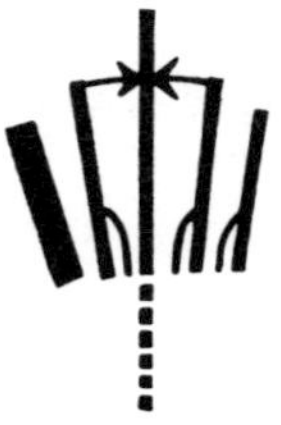

Bewegungseinschränkende Faktoren

1. Kontakt der Finger

Gegenhalt:

1. Kontraktion der Muskeln, die das Handgelenk fixieren und die Finger strecken.

Hauptmuskeln

Muskel	Ursprung	Ansatz
Interossei palmares N: ulnaris (C 8)	In ganzer Länge von der Palmarseite des 2., 4. und 5. Mittelhandknochens	a) Seitlich an der Basis der Grundphalanx des gleichen Fingers; *1.:* ulnare Seite des Zeigefingers *2. und 3.:* radiale Seite des Ring- und kleinen Fingers b) Dorsalaponeurose (gebildet aus den Sehnen des M. extensor digitorum) desselben Fingers

Neutral-0-Stellung: Handgelenk und Finger gestreckt, der Mittelfinger in Mittelstellung.

Anlegen des Winkelmessers: entfällt. Gemessen wird die Distanz zwischen den entsprechenden Fingerkuppen.

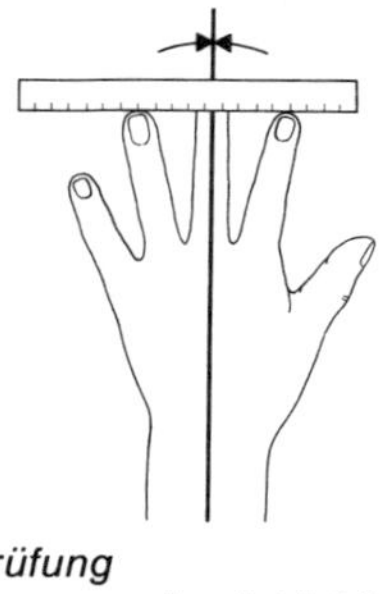

Prüfung
Messung der Adduktion von Zeige- und Ringfinger.

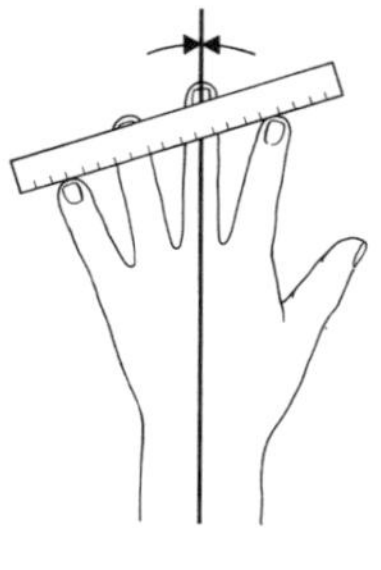

Messung der Adduktion des Kleinfingers.

5,4 (Normal und Gut)

Sitz mit unterstützter Hand, nach unten gerichteter Handfläche und gespreizten Fingern.
Der Patient schließt die Finger. Widerstand wird am 2. Finger in radialer, am 5. und 4. Finger in ulnarer Richtung gegeben.

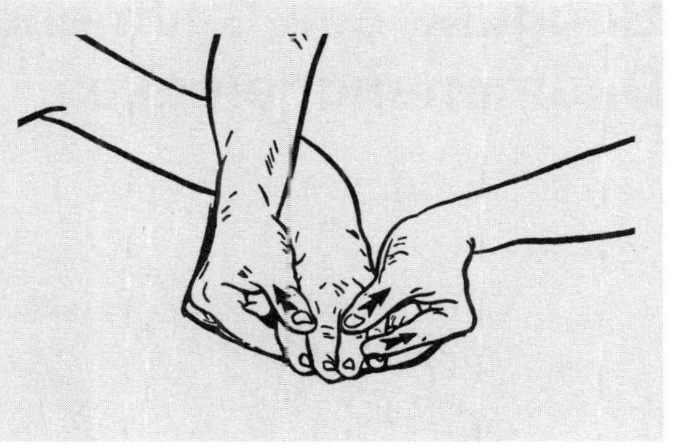

3,2 (Ausreichend und Schwach)

Sitz mit aufliegender Handfläche und gespreizten Fingern.
Der Patient schließt die Finger bis zum vollen Bewegungsausmaß für die 3-Bewertung und nur teilweise für die 2-Bewertung.

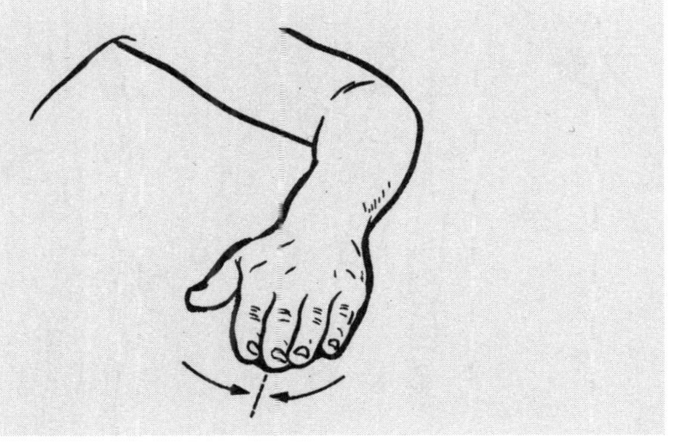

1,0 (Muskelkontraktion und Null)

Eine Kontraktion der Mm. interossei palmares kann festgestellt werden durch Druck nach außen gegen den 2., 4. und 5. Finger, wenn der Patient versucht, die Finger zu schließen.

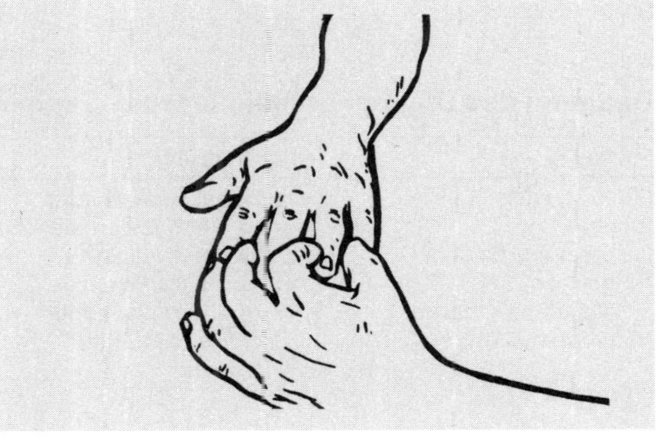

Beugung des Daumengrund- und Daumenendgelenkes

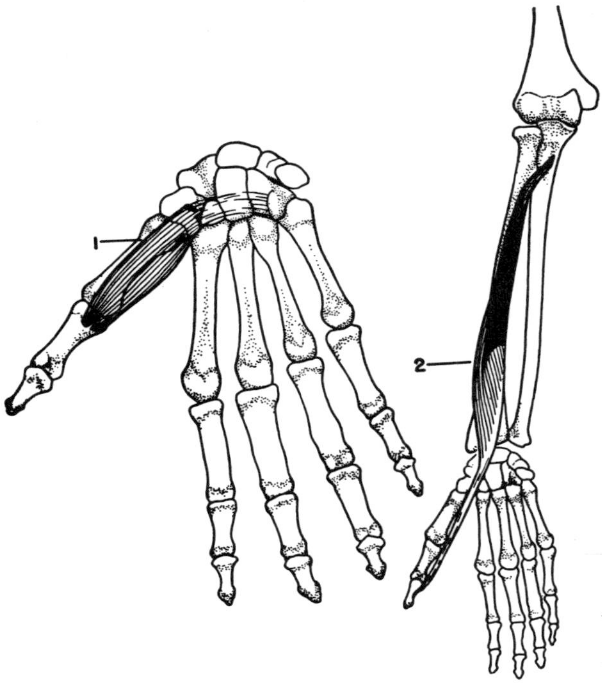

Bewegungsausmaß:

Beugung im Grundgelenk: 0° bis 50°.
Beugung im Endgelenk: 0° bis 80°.

Bewegungseinschränkende Faktoren:

1. Spannung der Sehnen der Daumenstreckmuskeln.

Gegenhalt:

1. Gewicht von Unterarm und Hand.

◄ Vorderansicht des Unterarmes und Handinnenfläche
1. M. flexor pollicis brevis
2. M. flexor pollicis longus

Beugung des Daumengrundgelenkes – Hauptmuskel

Muskel	Ursprung	Ansatz
Flexor pollicis brevis (Caput superficiale) N: medianus (C 6, 7) (Caput profundum) N: ulnaris (C 8)	Caput superficiale: a) Retinaculum flexorum Caput profundum: a) Os trapezium b) Os trapezoideum c) Os capitatum	Radiales Sesambein des Daumengrundgelenkes

Neutral-0-Stellung: Handgelenk und Finger gestreckt, der Daumen ist an den Zeigefinger angelegt.

Anlegen des Winkelmessers (kleines Modell)
- Ruhender Arm: parallel zur Längsachse des Metacarpale I bzw. des Daumengrundgliedes.
- Beweglicher Arm: parallel zur Längsachse des Daumengrund- bzw. des Daumenendgliedes.

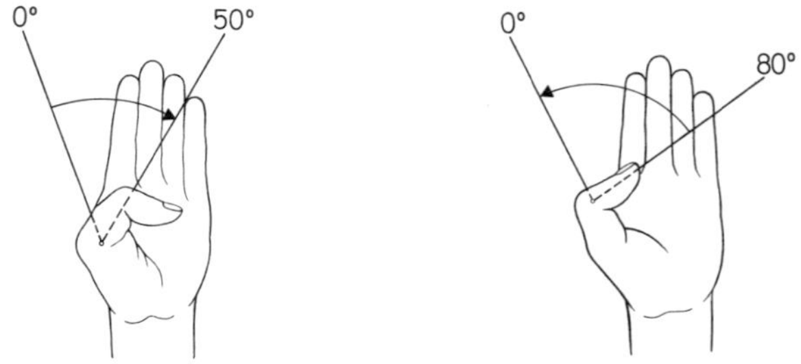

Prüfung
Daumengrundgelenk

Daumenendgelenk

Beugung des Daumengrundgelenkes:
5,4 (Normal und Gut)

Sitz mit aufliegender Hand und nach oben gerichteter Handfläche. Fixation des 1. Mittelhandknochens. Der Patient beugt das Daumengrundgelenk. Das Endglied bleibt entspannt. Widerstand wird an der Palmarseite der Grundphalanx gegeben.

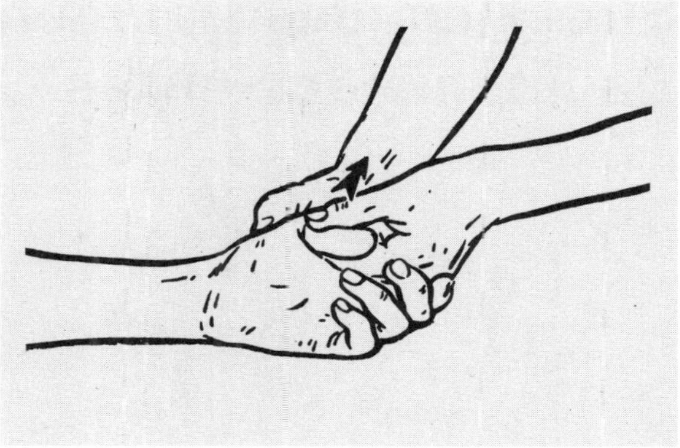

3,2 (Ausreichend und Schwach)

Der Patient beugt das Daumengrundgelenk bis zum vollen Bewegungsausmaß für die 3-Bewertung und um einen Teil des Bewegungsausmaßes für die 2-Bewertung.

1,0 (Muskelkontraktion und Null)

Eine Kontraktion des M. flexor pollicis brevis kann festgestellt werden durch Druck gegen die Palmarfläche des 1. Mittelhandknochens (medial vom M. abductor pollicis brevis), wenn der Patient versucht, das Grundgelenk zu beugen.

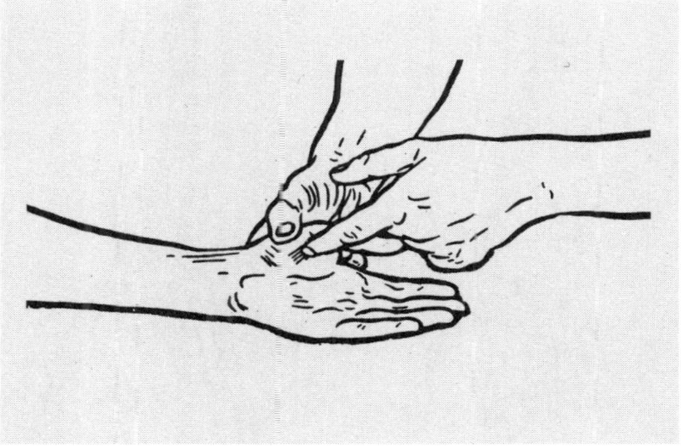

Beugung des Daumenendgelenkes:

5,4 (Normal und Gut)

Sitz mit aufliegender Hand und nach oben gerichteter Handfläche. Fixation der Daumenendgrundphalanx. Der Patient beugt das Daumenendgelenk (Bewegung findet in der Ebene der Hand statt). Widerstand wird an der Palmarseite der Endphalanx des Daumens gegeben.

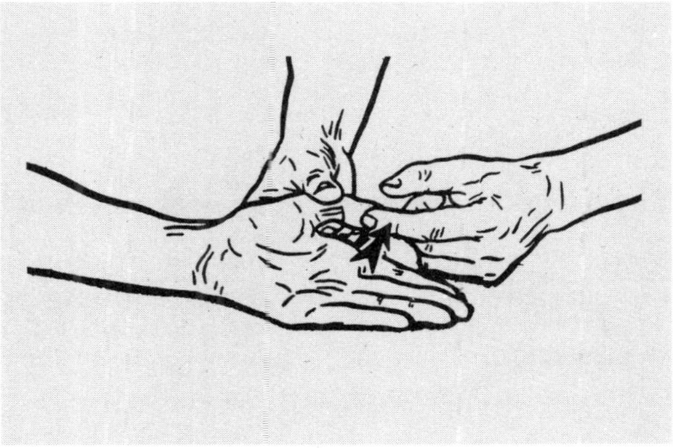

3,2 (Ausreichend und Schwach)

Der Patient beugt das Daumenendgelenk bis zum vollen Bewegungsausmaß für die 3-Bewertung und um einen Teil des Bewegungsausmaßes für die 2-Bewertung.

1,0 (Muskelkontraktion und Null)

Die Sehne des M. flexor policis longus kann an der Palmarseite der Daumenendgrundphalanx getastet werden (oben abgebildet).

Beugung des Daumenendgelenkes – Hauptmuskel

Muskel	Ursprung	Ansatz
Flexor pollicis longus N: medianus (C 8, Th 1)	a) Palmarfläche des Radius von der Tuberositas radii bis zum Ansatz des M. pronator quadratus b) Membrana interossea	Basis der Daumenendphalanx

Streckung des Daumengrund- und Daumenendgelenkes

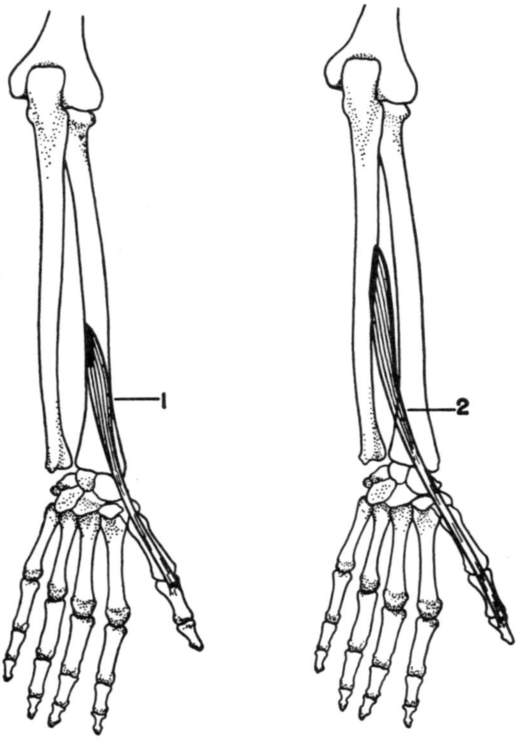

Bewegungsausmaß:

Streckung des Grundgelenks: 50° bis 0°.
Streckung des Endgelenks: 80° bis 0°.

Bewegungseinschränkende Faktoren:

1. Spannung der palmaren und collateralen Bänder des Daumens.

Gegenhalt:

1. Gewicht vom Unterarm und Hand.
2. Synergistische Tätigkeit der ulnaren Abduktoren, um die radiale Abduktion im Handgelenk zu verhindern.

◄ Rückansicht des Unterarms und Handrücken
1. M. extensor pollicis brevis
2. M. extensor pollicis longus

Streckung des Daumengrundgelenkes – Hauptmuskel

Muskel	Ursprung	Ansatz
Extensor pollicis brevis N: radialis (C 7)	a) Dorsalfläche des Radius distal des M. abductor pollicis longus b) Membrana interossea	Dorsalseite der Basis der Daumengrundphalanx

Neutral-0-Stellung: Handgelenk und Finger gestreckt, der Daumen ist an den Zeigefinger angelegt.

Anlegen des Winkelmessers (kleines Modell)
- Ruhender Arm: parallel zur Längsachse des Metacarpale I bzw. des Daumengrundgliedes.
- Beweglicher Arm: parallel zur Längsachse des Daumengrund- bzw. des Daumenendgliedes.

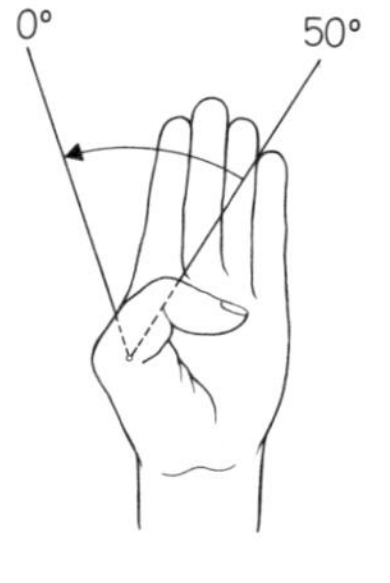

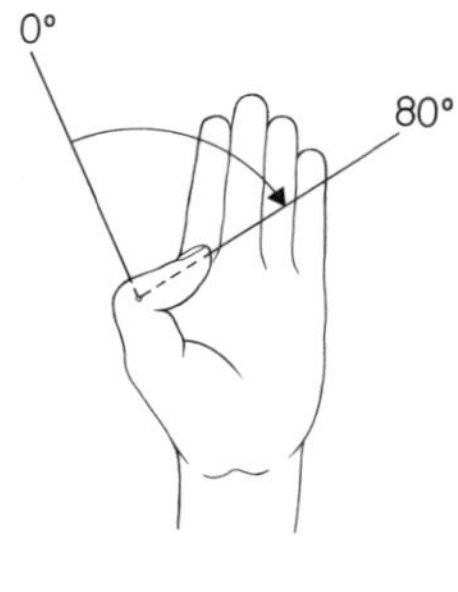

Prüfung
Daumengrundgelenk

Daumenendgelenk

Streckung des Daumengrundgelenkes:

5,4 (Normal und Gut)

Sitz mit auf der Unterlage liegender Handkante. Fixation des 1. Mittelhandknochens. Der Patient streckt das Daumengrundgelenk. Widerstand wird an der Dorsalseite gegeben.

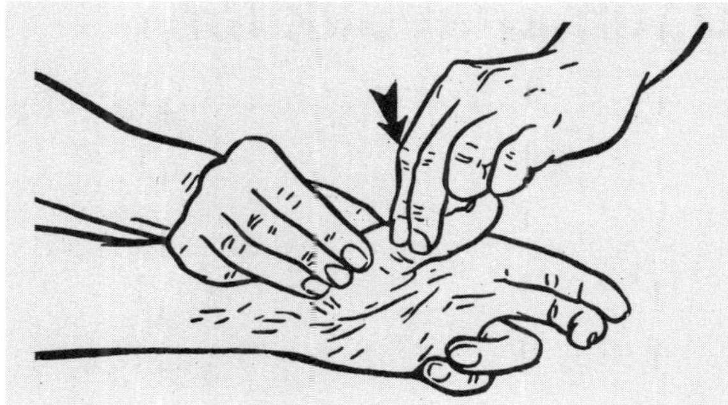

3,2 (Ausreichend und Schwach)

Der Patient streckt das Daumengrundgelenk bis zum vollen Bewegungsausmaß für die 3-Bewertung und um einen Teil des Bewegungsausmaßes für die 2-Bewertung. (Nicht abgebildet.)

1,0 (Muskelkontraktion und Null)

Die Sehne des M. extensor pollicis brevis kann an der Basis des 1. Mittelhandknochens getastet werden.

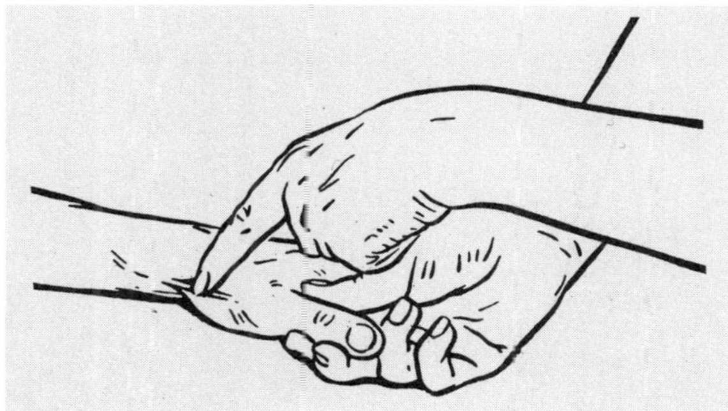

Streckung des Daumenendgelenkes:

5,4 (Normal und Gut)

Sitz mit auf der Unterlage liegender Handkante. Fixation der Daumengrundphalanx. Der Patient streckt das Daumenendgelenk. (Die Bewegung findet in der Ebene der Hand statt.) Widerstand wird an der Dorsalseite der Daumenendphalanx gegeben.

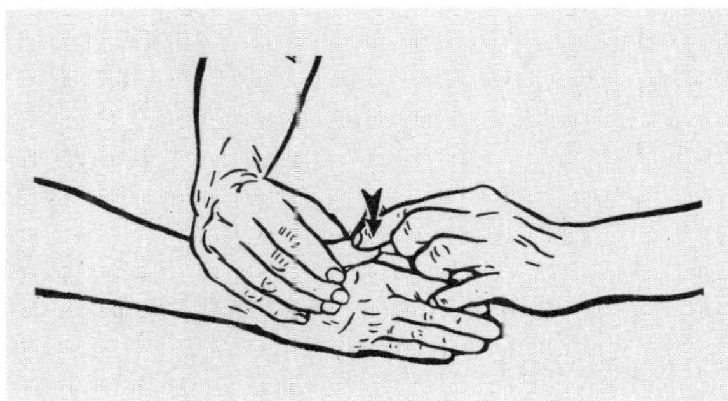

3,2 (Ausreichend und Schwach)

Der Patient streckt das Daumenendgelenk bis zum vollen Bewegungsausmaß für die 3-Bewertung und um einen Teil des Bewegungsausmaßes für die 2-Bewertung. (Nicht abgebildet.)

1,0 (Muskelkontraktion und Null)

Die Sehne des M. extensor pollicis longus kann an der Dorsalfläche der Hand zwichen dem Köpfchen des 1. Mittelhandknochens und der Basis des 2. getastet werden. Man kann sie auch an der Dorsalseite der Daumengrundphalanx finden.

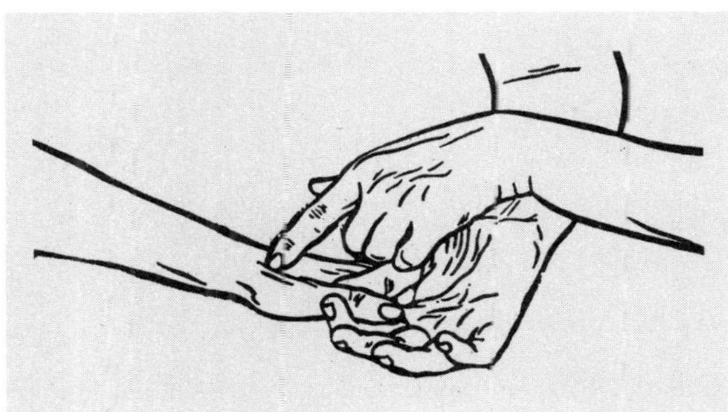

Streckung des Daumenendgelenkes – Hauptmuskel

Muskel	Ursprung	Ansatz
Extensor pollicis longus N: radialis (C 7)	a) Facies dorsalis ulnae b) Membrana interossea	Basis der Daumenendphalanx

Daumenabduktion

Bewegungsausmaß:

0° bis 70°.

Bewegung findet in erster Linie im Daumensattelgelenk statt.

Bewegungseinschränkende Faktoren:

1. Spannung der Haut zwischen Daumen und Zeigefinger.
2. Spannung des 1. M. Interosseus dorsalis.

Gegenhalt:

1. Gewicht von Unterarm und Hand.
2. Synergistische Tätigkeit der ulnaren Abduktoren, um die radiale Abduktion im Handgelenk zu verhindern.

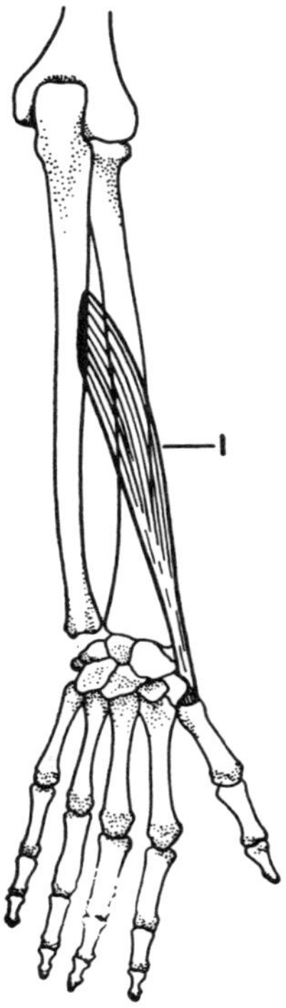

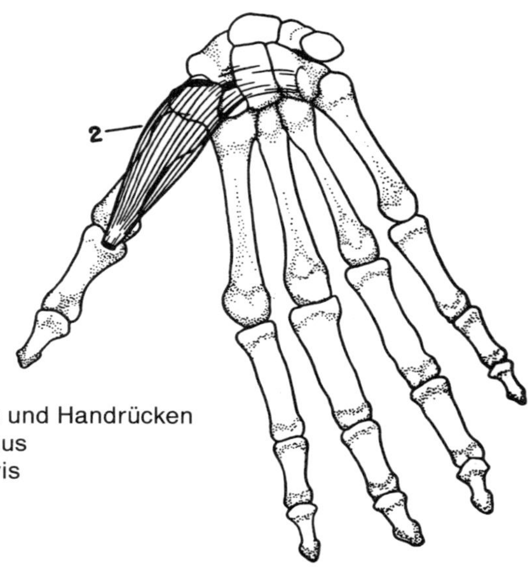

Rückansicht des Unterarms und Handrücken
1. M. abductor pollicis longus
2. M. abductor pollicis brevis

Palmare Abduktion des Daumens (senkrecht zur Palmarebene).

Neutral-0-Stellung: Handgelenk und Finger gestreckt, der Daumen liegt neben dem Zeigefinger.

Anlegen des Winkelmessers (kleines Modell)
- Ruhender Arm: parallel zur Längsachse des Metacarpale II und des Zeigefingers.
- Beweglicher Arm: parallel zur Längsachse des gestreckten Daumens.

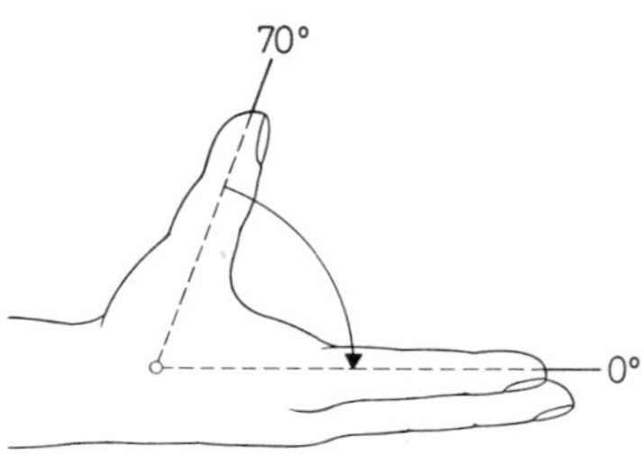

Prüfung

5,4 (Normal und Gut)

Sitz mit unterstützter Hand. Unterarm in Supinationsstellung.
Fixation der lateralen 4 Mittelhandknochen und des Handgelenks. Der Patient bewegt den Daumen in Richtung Abduktion senkrecht zur Ebene der Hand. Widerstand wird am lateralen Rand der Daumengrundphalanx gegeben. (Wenn der M. abductor pollicis longus kräftiger ist, weicht der Daumen zur radialen Seite der Hand, wenn der M. abductor pollicis brevis kräftiger ist, weicht er zur ulnaren Seite hin ab.)

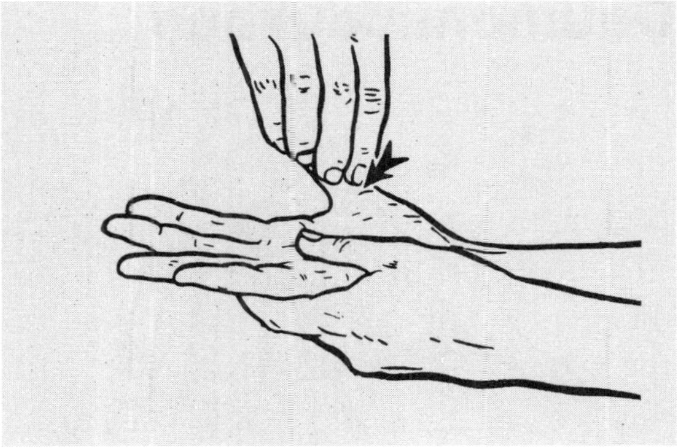

3,2 (Ausreichend und Schwach)

Unterarm supiniert, Handgelenk in Mittelstellung.
Fixation der Mittelhandknochen und des Handgelenks.
Der Patient abduziert den Daumen bis zum vollen Bewegungsausmaß für die 3-Bewertung und nur teilweise für die 2-Bewertung.
(Der Unterarm ist leicht proniert abgebildet, um das Bewegungsausmaß darzustellen.)

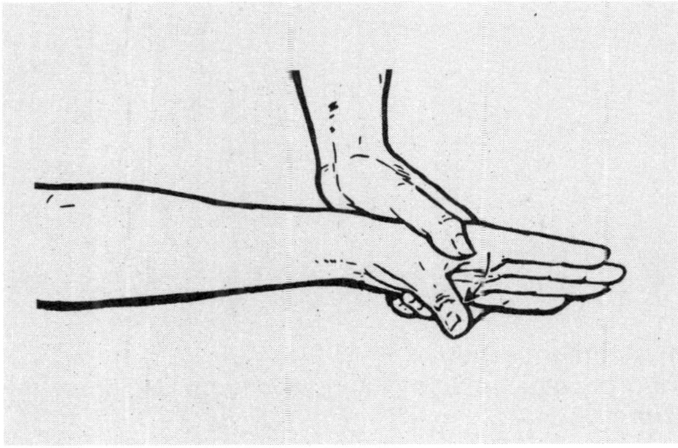

1,0 (Muskelkontraktion und Null)

Die Fasern des M. abductor pollicis brevis können am Daumenballen getastet werden lateral des M. flexor pollicis brevis. Die Sehne des M. abductor pollicis longus kann nahe ihrem Ansatz getastet werden, an der Ulnarseite der Sehne des M. extensor pollicis brevis (nicht abgebildet).

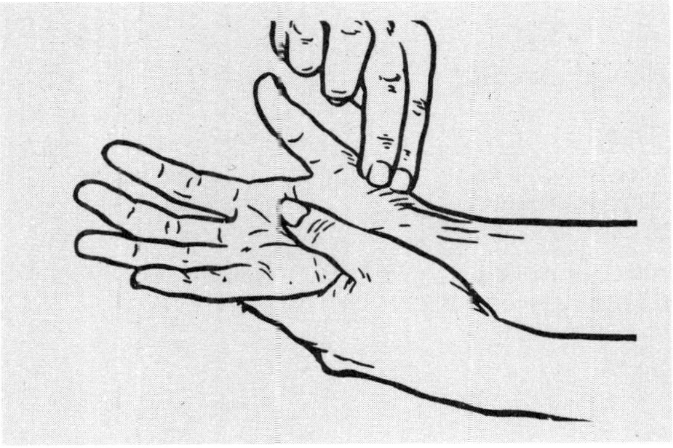

Hauptmuskeln

Muskel	Ursprung	Ansatz
Abductor pollicis longus N: radialis (C 7)	a) Dorsalfläche der Ulna unterhalb des M. anconeus b) Mittleres Drittel der Dorsalfläche des Radius c) Membrana interossea	Basis des 1. Mittelhandknochens
Abductor pollicis brevis N: medianus (C 6, 7)	a) Tuberculum ossis scaphoidei b) Retinaculum flexorum	a) Daumengrundphalanx b) Radiales Sesambein

Hilfsmuskeln

M. palmaris longus

Daumenadduktion

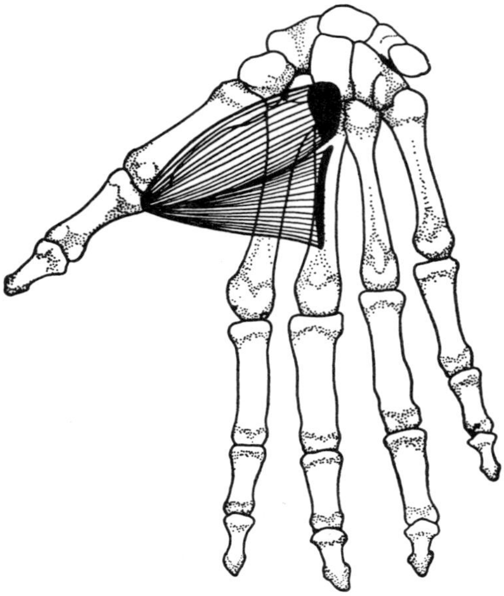

Handinnenfläche
M. adductor pollicis (Caput obliquum und transversum)

Bewegungsausmaß:
70° bis 0°.
(Die Bewegung findet in erster Linie im Daumensattelgelenk statt.)

Bewegungseinschränkende Faktoren:
1. Kontakt des Daumens mit dem 2. Mittelhandknochen.

Gegenhalt:
1. Gewicht der Hand.

Hauptmuskeln

Muskel	Ursprung	Ansatz
Adductor pollicis (Caput obliquum) N: ulnaris (C 8)	a) Os capitatum b) Basen des 2. und 3. Mittelhandknochens	Ulnares Sesambein des Daumengrundgelenks und Basis der Daumengrundphalanx
Adductor pollicis (Caput transversum) N: ulnaris (C 8)	Ganze Länge des 3. Mittelhandknochens	Ulnares Sesambein des Daumengrundgelenks und Basis der Daumengrundphalanx

Palmare Adduktion des Daumens

Neutral-0-Stellung: Handgelenk und Finger gestreckt, der Daumen liegt neben dem Zeigefinger.

Anlegen des Winkelmessers (kleines Modell)
- Ruhender Arm: parallel zur Längsachse des Metacarpale II und des Zeigefingers.
- Beweglicher Arm: parallel zur Längsachse des gestreckten Daumens.

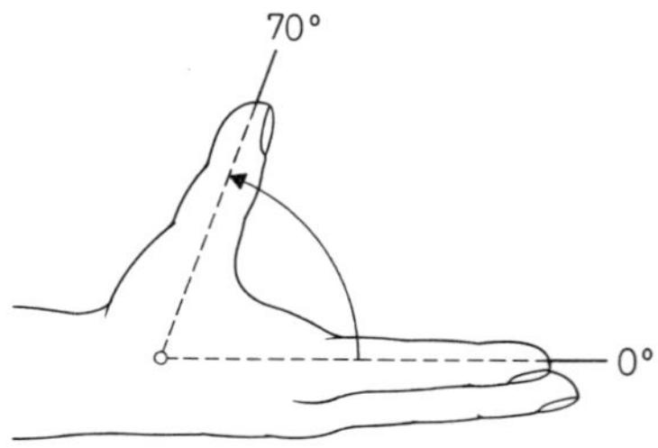

Prüfung

5,4 (Normal und Gut)

Sitz mit unterstützter Hand. Unterarm in Pronationsstellung.
Fixation der lateralen 4 Mittelhandknochen.
Der Patient adduziert den Daumen. Widerstand wird an der medialen Seite der Grundphalanx gegeben.

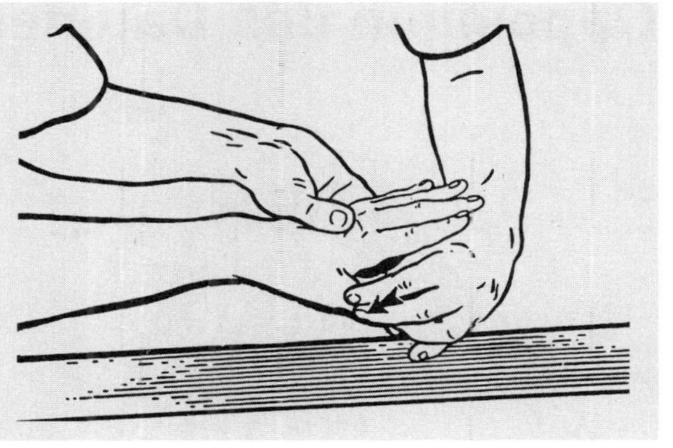

3,2 (Ausreichend und Schwach)

Sitz mit unterstützter Hand.
Fixation der Mittelhandknochen.
Der Patient adduziert den Daumen bis zum vollen Bewegungsausmaß für die 3-Bewertung und nur teilweise für die 2-Bewertung.

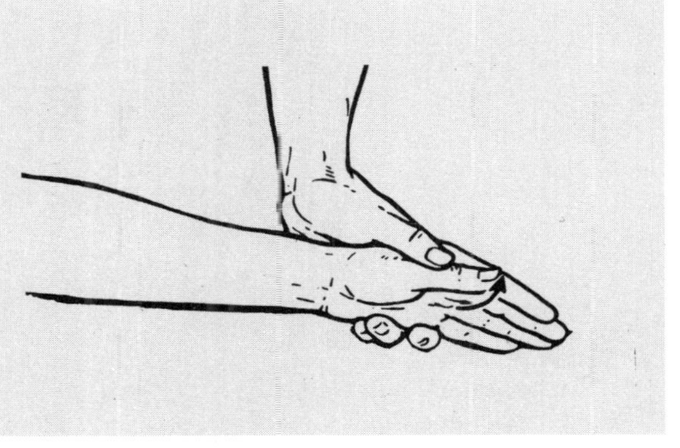

1,0 (Muskelkontraktion und Null)

Die Muskelfasern können getastet werden zwischen dem 1. M. interosseus dorsalis und dem 1. Mittelhandknochen.

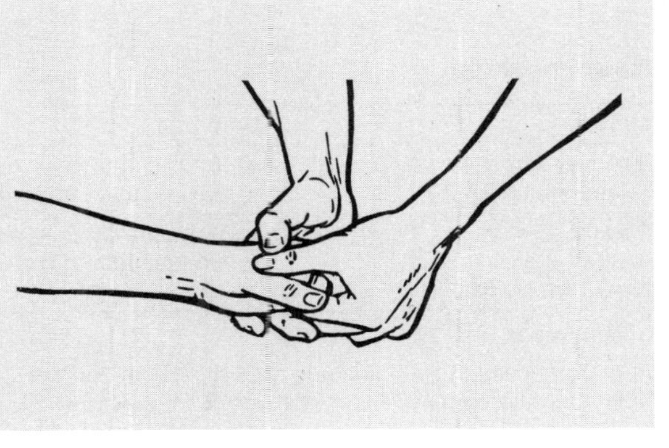

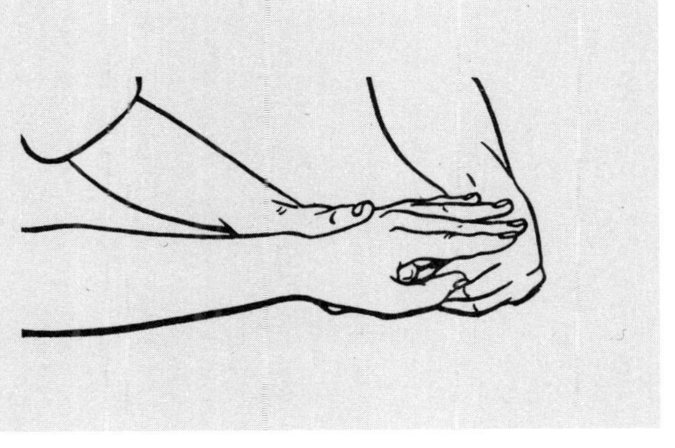

Anmerkung:

Die Mm. flexor pollicis longus und flexor pollicis brevis können helfen, den Daumen zur Handfläche hinzuzuziehen. Diese Muskeln müssen bei der Prüfung entspannt gehalten werden.

Opposition des Daumens und kleinen Fingers

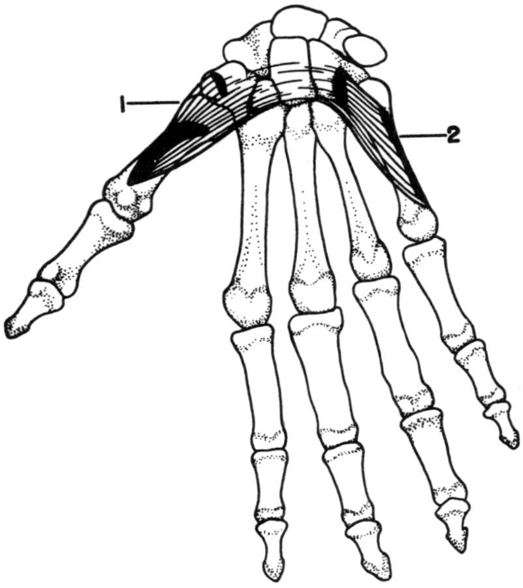

Handinnenfläche
1. M. opponens pollicis
2. M. opponens digiti minimi

Bewegungsausmaß:

Der Daumenballen sollte flach gegen den des kleinen Fingers gedrückt werden bei gleichzeitiger Annäherung des 1. und 5. Mittelhandknochens.

Bewegungseinschränkende Faktoren:

1. Spannung des Ligamentum carpi transversum (schränkt die Bewegung des 5. Mittelhandknochens ein).
2. Spannung der Strecksehnen des 1. und 5. Fingers.

Gegenhalt:

1. Gewicht von Unterarm und Hand.

Hauptmuskeln

Muskel	Ursprung	Ansatz
Opponens pollicis N: medianus (C 6, 7)	a) Tuberculum ossis trapezii b) Retinaculum flexorum	a) In ganzer Länge an der radialen Seite des 1. Mittelhandknochens
Opponens digiti minimi N: ulnaris (C 8)	a) Hamulus ossis hamati b) Retinaculum flexorum	a) In ganzer Länge an der ulnaren Seite des 5. Mittelhandknochens

Hilfsmuskeln

Aus der normalen Ruhestellung muß die Abduktion des Daumens der Opposition vorausgehen. Deshalb sind die Mm. abductor pollicis longus und brevis in gewissem Sinne Hilfsmuskeln für die vollständige Bewegung.

5,4 (Normal und Gut))

Sitz mit aufliegendem Handrücken. Der Patient nähert die Palmarflächen der Endphalangen von Daumen und kleinem Finger einander. Der 1. und 5. Mittelhandknochen drehen sich gegen die Mittellinie der Hand. Die Bewegung kann nur durch die zwei Antagonisten ausgeführt werden. Widerstand wird palmar an den distalen Enden des 1. und 5. Mittelhandknochens gegeben. Beide Muskeln werden getrennt bewertet.

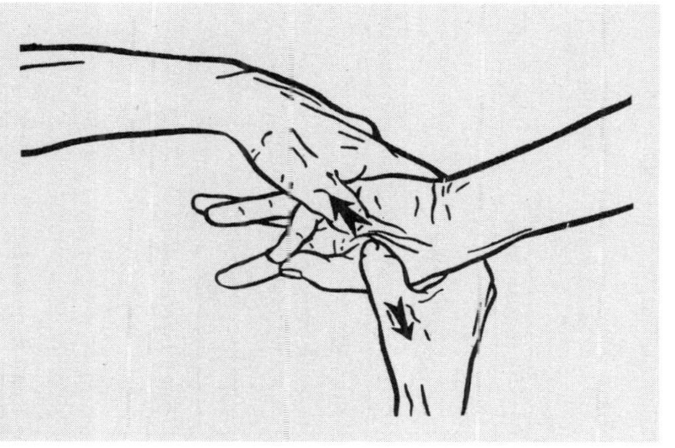

3,2 (Ausreichend und Schwach)

Der Patient bewegt den Daumen und den Kleinfinger bis zum vollen Bewegungsausmaß der Opposition für die 3-Bewertung und um einen Teil des Bewegungsausmaßes für die 2-Bewertung. Beide Muskeln werden getrennt bewertet. (Nicht abgebildet.)

1,0 (Muskelkontraktion und Null)

Die beiden Muskeln für die Opposition können nur getastet werden, wenn die darüberliegenden Muskeln nicht arbeiten.

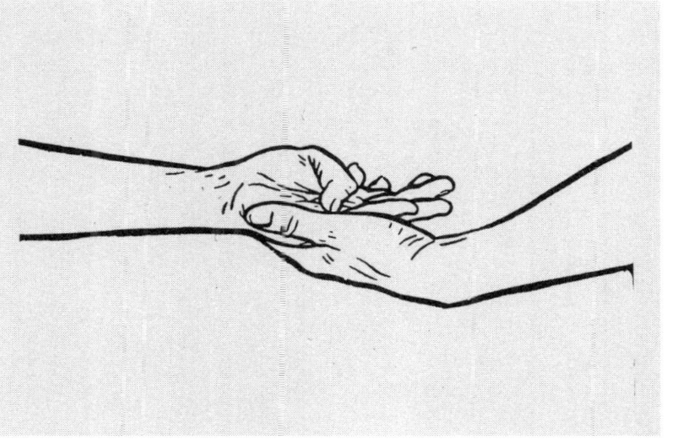

Anmerkung:

Die Mm. flexores pollicis longus und brevis können den Daumen zum kleinen Finger hin in die Handfläche ziehen. Diese Bewegung findet in der Ebene der Handfläche statt und darf nicht mit der echten Opposition verwechselt werden.

Innervation der Kau- und der Gesichtsmuskulatur

Hirnnerven	Kaumuskeln	Augenmuskeln	Gesichtsmuskeln (Mimik)
HN 3 **Oculomotorius**		Levator palpebrae sup. Rectus sup. Rectus med. Rectus inf. Obliquus inf.	
HN 4 **Trochlearis**		Obliquus sup.	
HN 5 **Trigeminus**	**Mandibularis** **Temporales profundi** Temporalis **Massetericus** Masseter **Pterygoideus lat.** Pterygoideus lat. **Pterygoideus med.** Pterygoideus med. **Alveolaris inf.** Mylohyoideus Digastricus (vord. B.)		
HN 6 **Abducens**		Rectus lat.	
HN 7 **Facialis**			Im canalis facialis **Nerv für** Stapedius Austritt aus d. Foramen styloideum **Nerv für** Auricularis post. Digastricus (hint. Bauch) Stylohyoideus z. Gesicht **Rami temporales** Auricularis ant. Auricularis sup. Occipitofrontalis (pars frontalis) Temporoparietalis **Rami zygomatici** Orbicularis oculi Corrugator supercilii **Rami buccales** Procerus Nasalis Depressor septi Levator labii sup. Levator labii sup. alaeque nasi Levator anguli oris Zygomaticus major Zygomaticus minor Orbicularis oris Buccinator **Ramus marginalis mandibulae** Risorius Depressor labii inf. Depressor anguli oris Mentalis Transversus menti **Ramus colli** Platysma

Nerven in halbfetter Schrift

Gesichtsmuskulatur

Beim Prüfen der Gesichtsmuskulatur spielt die Ausgangsstellung keine Rolle, und mit Ausnahme der Kaumuskulatur werden nur sehr feine Bewegungen ausgeführt.
Die hier gebräuchlichen Bewertungen sind:
Null, wenn keine Kontraktion zustande kommt.
Muskelkontraktion, wenn eine ganz geringe Anspannung feststellbar ist.
Ausreichend, wenn eine Bewegung mit Mühe ausgeführt wird.
Normal für eine mit Leichtigkeit und unter Kontrolle ausgeführte Bewegung.
Widerstand wird nur beim Prüfen der Kaumuskulatur gegeben.

Stirn- und Nasenmuskeln

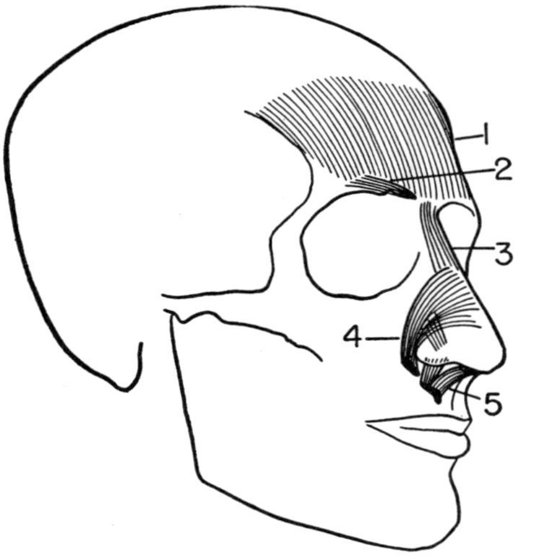

1. M. occipitofrontalis, venter frontalis
2. M. corrugator supercilii
3. M. procerus
4. M. nasalis
5. M. depressor septi

Hauptmuskeln

Muskel	Ursprung	Ansatz
occipitofrontalis, venter frontalis N: facialis	Haut der Stirn in der Umgebung der Augenbrauen und Glabellae	Vorderer Rand der Galea aponeurotica
Corrugator supercilii N: facialis	Am Stirnbein, oberhalb der Sutura nasofrontalis und Glabella	In der Haut vor dem vorderen Drittel der Augenbraue
Procerus N: facialis	Am Nasenrücken	Strahlt fächerförmig in die Stirnhaut ein
Nasalis N: facialis	Juga alveolaria des Eckzahnes und des lateralen Schneidezahnes	Haut des Nasenflügels
Depressor septi N: facialis	Oberhalb des mittleren Schneidezahnes	Strahlt in den knorpeligen Teil des Nasenseptums ein

M. occipitofrontalis venter frontalis (Stirnmuskel)

Der Patient hebt die Augenbrauen, wobei horizontale Falten auf der Stirn entstehen (Ausdruck des Staunens).

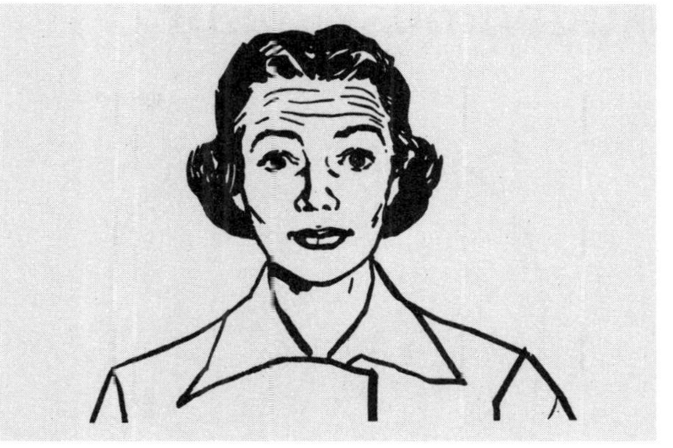

M. corrugator supercilii (Runzler der Stirnglatze)

Der Patient zieht die Augenbrauen zur Nase hin zusammen, wobei senkrechte Falten zwischen den Brauen entstehen (finsterer Blick).

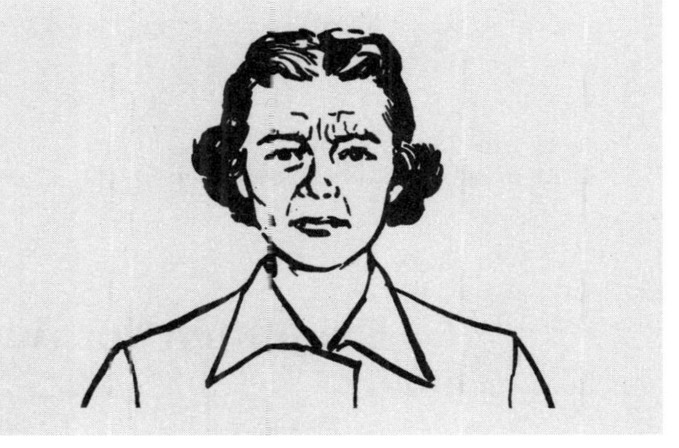

M. procerus (Senker der Stirnglatze)

Bei Kontraktion entstehen quere Falten auf dem Nasenrücken (Ausdruck des Widerwillens).

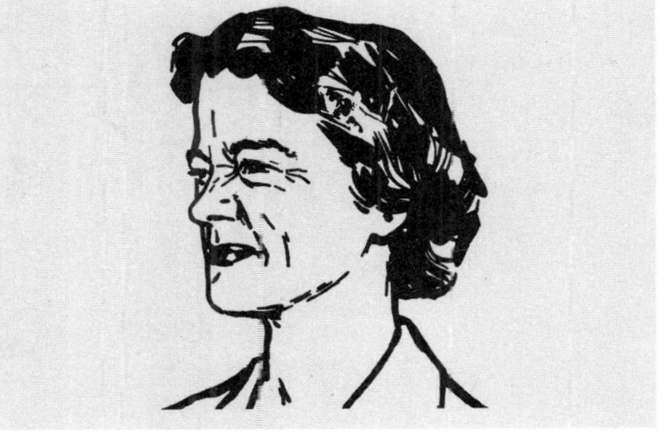

M. nasalis, pars transversa und pars alaris

Die Kontraktion dieses Muskels zieht den Nasenflügel nach abwärts und hinten und verkleinert das Nasenloch (Ausdruck von Verlangen, Begehren und Lüsternheit).

Augenmuskulatur

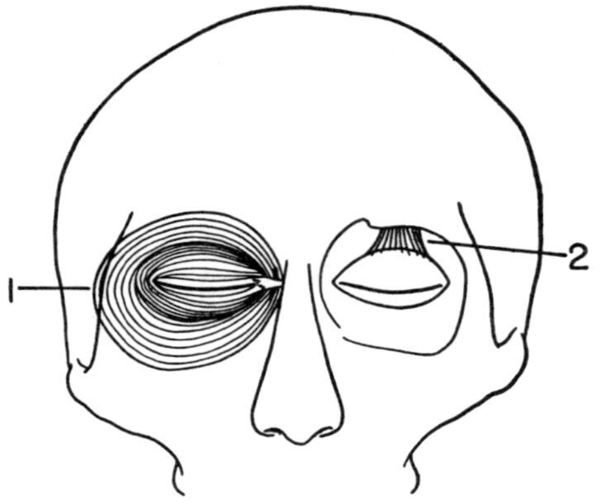

1. M. orbicularis oculi
2. M. levator palpebrae superioris

Kein Augenmuskel arbeitet allein, doch ist die Hauptwirkung wie folgt zu beschreiben: die Lateralen und die Medialen recti sind zuständig für die Adduktion des Auges um eine vertikale Achse; der M. obliquus superior senkt, der M. obliquus inferior hebt das Auge um eine horizontale Achse. Das Auge dreht sich auch nach innen und außen um eine sagittale Achse.

Diagramm der Augenmuskelfunktion

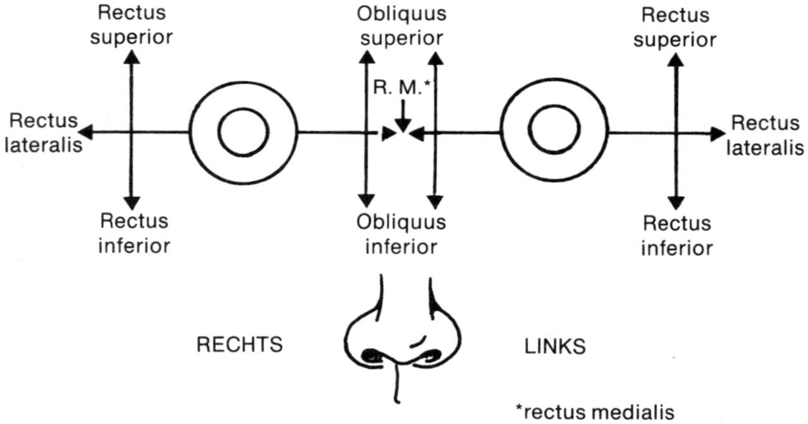

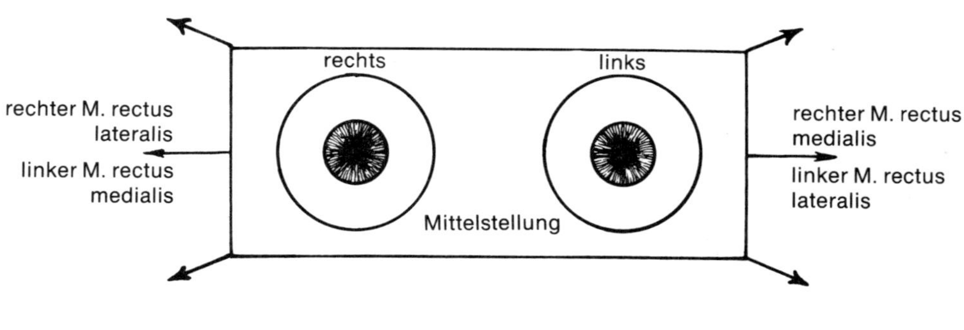

Schema der Muskeln bei beidseitigen Augenbewegungen in die 6 Hauptrichtungen. Aus: Chusid, J.G., Correlative Neuroanatomy and Functional Neurology, 14th ed. Altos, Calif., Lange Medical Publications, 1970, Seite 94.

M. orbicularis oculi (Augenringmuskel)
Der Patient kneift die Augen zu.

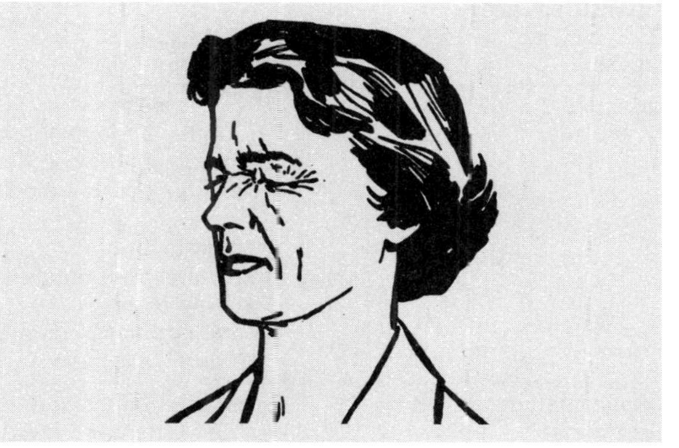

M. levator palpebrae superioris
Das obere Augenlid wird vollständig gehoben, wenn die Augen nach oben schauen.

M. obliquus inferior (links) und
M. rectus superior (rechts)
Der Patient schaut nach rechts oben.

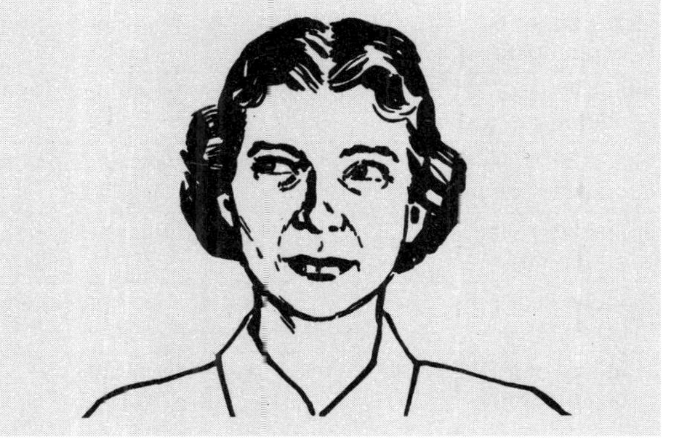

M. obliquus superior (rechts) und
M. rectus inferior (links)
Der Patient schaut nach links unten.

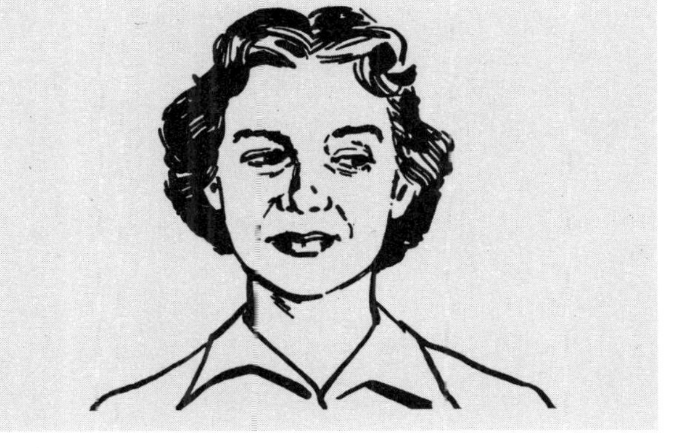

M. rectus medialis und *M. rectus lateralis*
werden getestet beim Blick in der Horizontalen nach rechts oder links (nicht abgebildet).

Hauptmuskeln

Muskel	Ursprung	Ansatz
Orbicularis oculi N: facialis	Pars orbitalis: a) Crista lacrimalis anterior b) mediale Lidbändchen c) Lig. palpebrale mediale Pars palpebralis: Lig. palpebrale mediale Pars lacrimalis: crista lacrimalis posterior und angrenzender Teil des Tränenbeins	Die Muskelfasern umkreisen wie ein Brillenrand das Auge, am lateralen Orbitalrand zweigen Fasern über die Schläfe und nach unten über die Wangenhaut ab Laterale Lidnaht Umschließt Tränenröhrchen und Tränensack
Levator palpebrae superioris N: oculomotorius	Anulus tendineus communis (in der Tiefe der Orbita)	Oberlid
Rectus superior N: oculomotorius	Anulus tendineus communis	Bulbus oben
Rectus inferior N: oculomotorius	Anulus tendineus communis	Bulbus unten
Rectus medialis N: oculomotorius	Anulus tendineus communis	Nasale Bulbusseite
Rectus lateralis N: abducens	Anulus tendineus communis	Temporale Bulbusseite
Obliquus superior N: trochlearis	Medial vom Anulus tendineus communis	Bulbus temporal oben und hinten
Obliquus inferior N: oculomotorius	Crista lacrimalis	Bulbus temporal unten und hinten

Mundmuskulatur

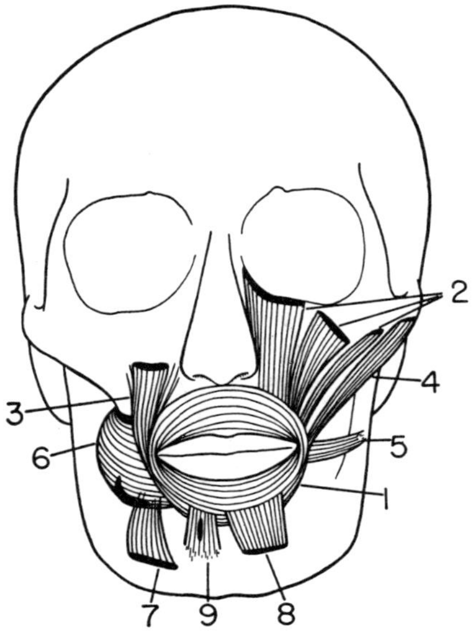

1. M. orbicularis oris
2. M. levator labii superioris und M. levator labii superioris alaeque nasi
3. M. levator anguli oris
4. M. zygomaticus major und minor
5. M. risorius
6. M. buccinator
7. M. depressor anguli oris
8. M. depressor labii inferioris
9. M. mentalis

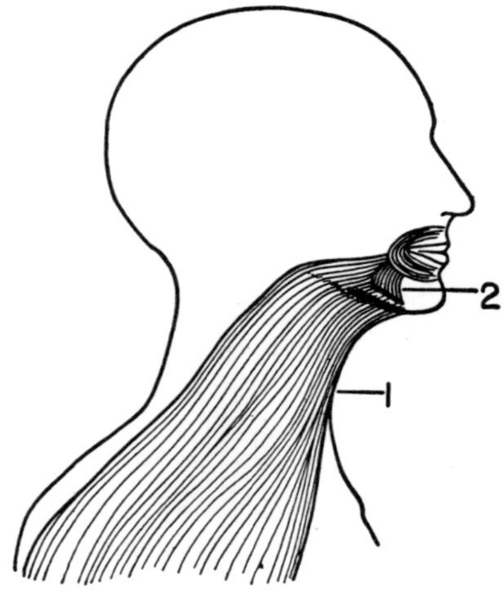

1. Platysma
2. M. depressor anguli oris

Hauptmuskeln

Muskel	Ursprung	Ansatz
Orbicularis oris N: facialis	Bildet das Lippenfleisch und verläuft ringförmig um die Mundöffnung	
Levator labii superioris und Levator labii superioris alaeque nasi N: facialis	Margo infraorbitalis	Haut der Oberlippe
M. levator anguli oris N: facialis	Unterhalb des Foramen infraorbitale	In der Haut des Mundwinkels
Zygomaticus major N: facialis	Processus temporalis ossis zygomatici	In der Haut des Mundwinkels
M. zygomaticus minor N: facialis	Außenfläche des Os zygomaticum	Sulcus nasolabialis
Risorius N: facialis	Fascia masseterica	In der Haut des Mundwinkels
Buccinator N: facialis	a) Processus alveolaris maxillae b) Von der Raphe pterygomandibularis Pars alveolaris mandibualae	In der Lippenschleimhaut in der Höhe des Mundwinkels
Depressor anguli oris N: facialis	Unterer Rand des Unterkiefers	In der Haut des Mundwinkels
Depressor labii inferioris	Unterhalb des Foramen mentale	In der Haut der Unterlippe
Mentalis N: facialis	An der Alveole des seitlichen Schneidezahnes	In der Haut des Kinnes
Platysma N: facialis	In der Haut der oberen Brustgegend und des Halses	In der Wangengegend des Gesichtes und am Unterkiefer bis zum Kinn

M. orbicularis oris (Mundring oder Lippenmuskel)
Der Patient schließt die Lippen und drückt sie zusammen. Bei starker Kontraktion werden die Lippen nach vorne geschoben und dadurch rüsselförmig vorgewölbt.

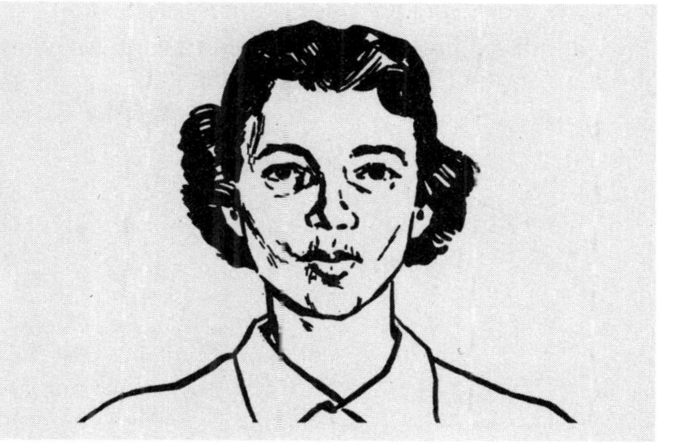

M. zygomaticus minor (nicht abgebildet)
Der Patient schiebt die Oberlippe vor.

M. levator anguli oris (nicht abgebildet)
Der Patient hebt den Mundwinkel (Ausdruck des Selbstgefühls).

M. levator labii superioris (Abb.)
Der Patient zieht die Oberlippe hoch.

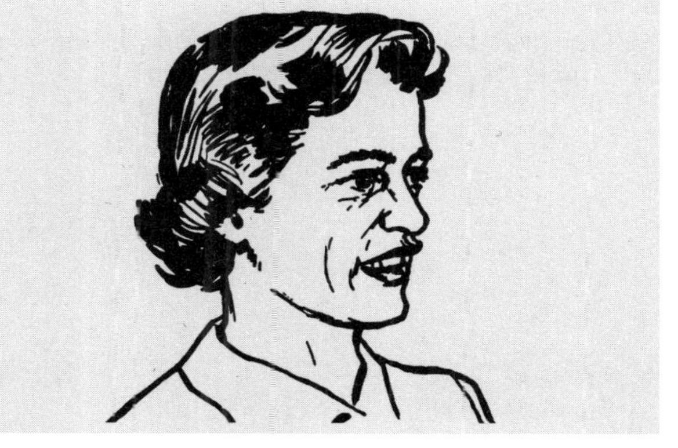

M. zygomaticus major (Jochbeinmuskel)
Der Patient zieht den Mundwinkel nach außen oben (Ausdruck des Lächelns).

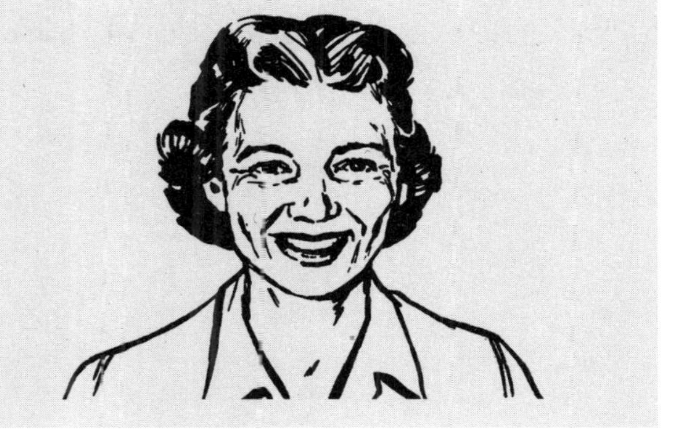

M. risorius (Lachmuskel)
Der Patient zieht die Mundwinkel bei geschlossenen Lippen nach den Seiten (Grimassenschreiden, auch Ausdruck des Handelns).

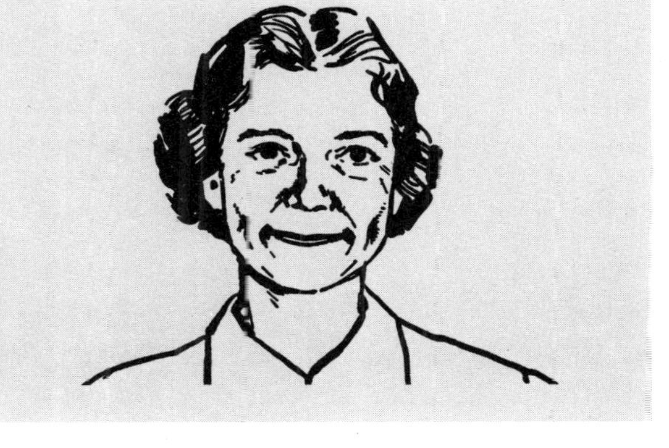

M. buccinator (Backen- oder Trompetenmuskel)

Der Patient schließt die Lippen und preßt die Wangen nach innen (Bewegung des Blasens).

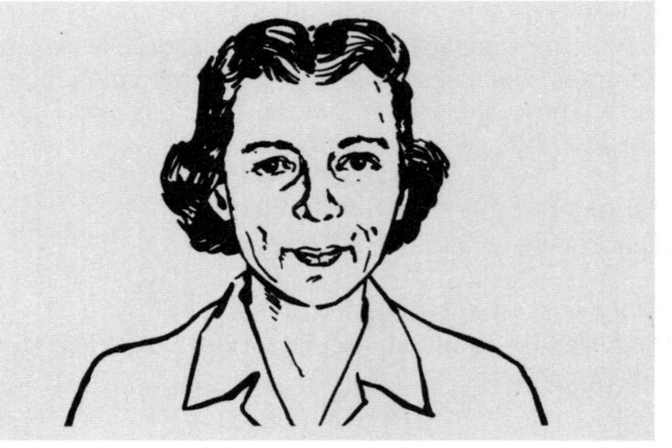

M. mentalis

Der Patient zieht das Kinn nach oben und schiebt die Unterlippe vor (Ausdruck des Schmollens).

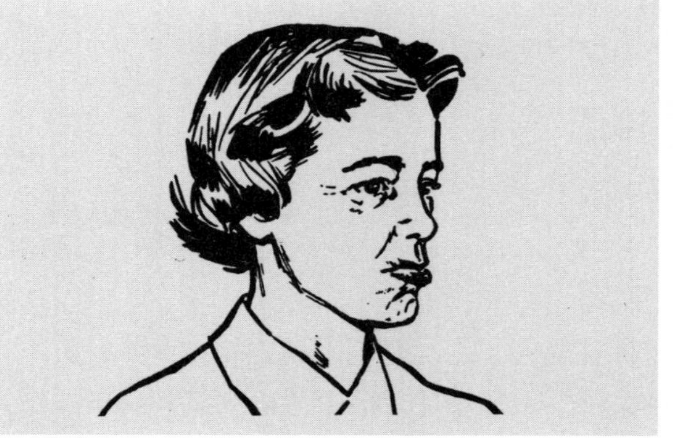

M. depressor anguli oris und *Platysma*

Der Patient zieht die Mundwinkel kräftig nach unten.

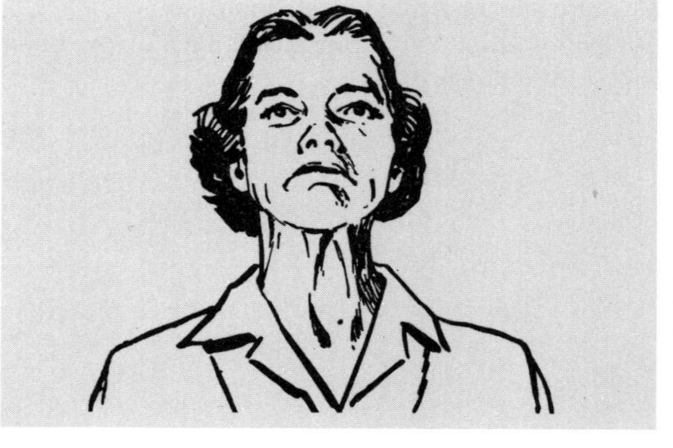

Kaumuskulatur

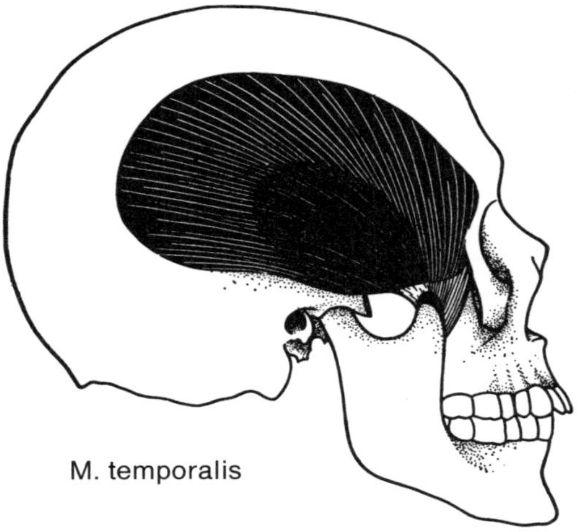

M. temporalis

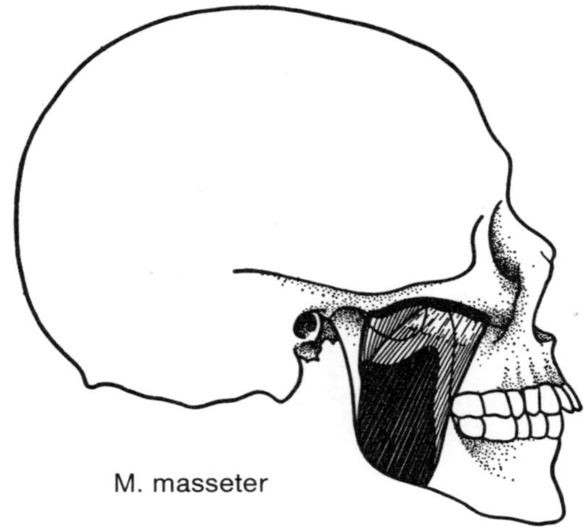

M. masseter

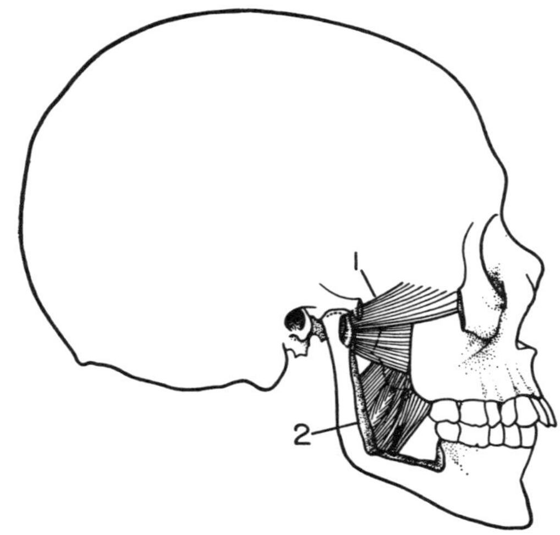

1. M. pterygoideus lateralis
2. M. pterygoideus medialis

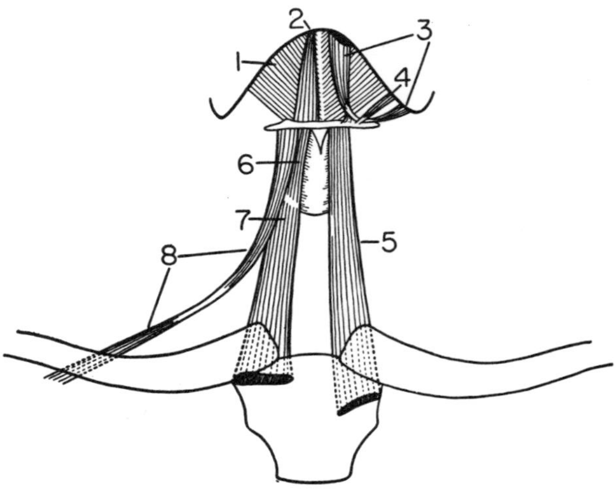

obere Zungenbeinmuskeln
1. M. mylohyoideus
2. M. geniohyoideus
3. M. digastricus
4. M. stylohyoideus

untere Zungenbeinmuskelh
5. M. sternohyoideus
6. M. thyreohyoideus
7. M. sternothyreoideus
8. M. omohyoideus

Anmerkung:

Die »eigentlichen« Kaumuskeln sind: M. temporalis, M. masseter, M. pterygoideus lateralis und medialis. Sie werden beim Kauakt unterstützt durch zahlreiche andere, sog. akzessorische Kaumuskeln. Es sind dies alle Zungenmuskeln, Muskeln der Lippen und Wangen, die Gruppe der Oberen Zungenbeinmuskeln und einige Halsmuskeln (Untere Zungenbeinmuskeln).

Mm. temporalis, masseter und pterygoideus medialis

Der Patient preßt die Kiefern fest zusammen.

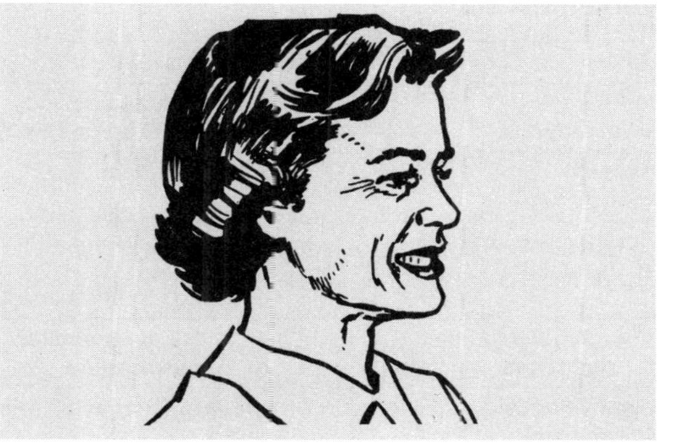

M. pterygoideus lateralis und medialis (links)

Der Patient schiebt den Unterkiefer nach vorne rechts.

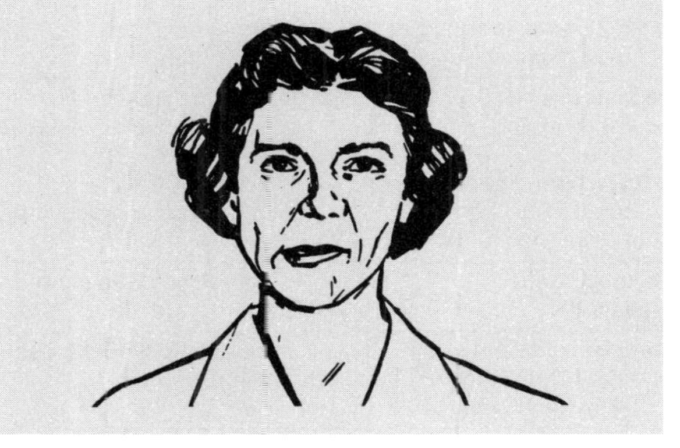

M. digastricus und M. mylohyoideus

(Os hyoideum – Zungenbein – wird von der unteren Zungenbeinmuskulatur gehalten.)

Der Patient drückt den Unterkiefer nach unten.

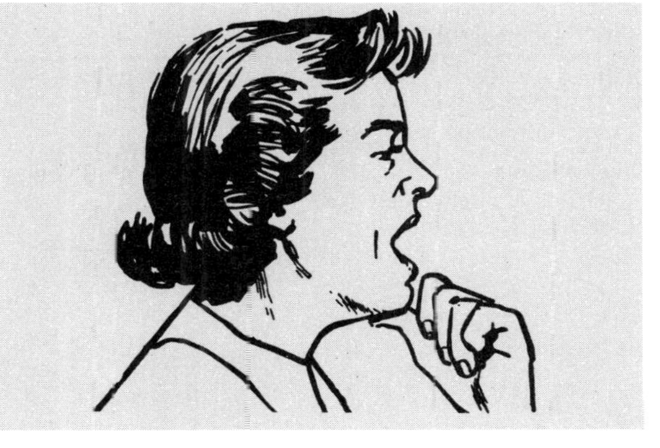

Hauptmuskeln

Muskel	Ursprung	Ansatz
Temporalis N: trigeminus	a) Planum temporale b) Tiefes Blatt des Fascia temporalis	Processus coronoideus mandibulae
Masseter N: trigeminus	Arcus zygomaticus	Tuberositas masseterica
Pterygoideus lateralis N: trigeminus	a) An der Lamina lateralis processus pytergoidei b) Facies infratemporalis	a) Am Discus des Kiefergelenkes b) An der Vorderseite des Kieferhalses
Pterygoideus medialis N: trigeminus	a) Fossa pterygoidea b) Tuber maxillae	Tuberositas pterygoidea (Innenseite des Angulus mandibulae)
Mylohyoideus N: trigeminus	An der Linea mylohyoidea	Am Zungenbeinkörper
Geniohyoideus N: (C 1) und vom N. hypoglossus	An den unteren Zacken der Spina mandibulae	Am Zungenbeinkörper
Digastricus N: hinterer Bauch: vom N. facialis vorderer Bauch: vom N. trigeminus	Hinterer Bauch: In der Incisuria mastoidea des Schläfenbeines Vorderer Bauch: In der Fossa musculi biventris des Unterkiefers	Beide Bäuche vereinigen sich in einer runden Zwischensehne, die durch eine Faszienschlinge an das Zungenbein gefesselt wird
Stylohyoideus N: facialis	Vom Processus styloideus	Am Grund des großen Zungenbeinhornes
Sternohyoideus N: (C 1, 2) direkter Ast aus dem N. hypoglossus	An der Rückfläche des Brustbeines bis zum Schlüsselbein	Am oberen Rand der Hinterfläche des Zungenbeins
Thyreohyoideus N: (C 1, 2) direkter Ast aus dem N. hypoglossus	An der Seitenfläche des Schildknorpels	Am Zungenbein
Sternothyreoideus N: (C 1, 2, 3) direkter Ast aus dem N. hypoglossus	Von der Hinterfläche des Manubrium sterni	An der Seitenfläche des Schildknorpels
Omohyoideus N: (C 1, 2, 3) direkter Ast aus dem N. hypoglossus	Mit dem Venter inferior vom oberen Rand der Scapula	Mit dem Venter superior an der Innenfläche des Os hyoideum

2. Die Ganganalyse als Auswahlkriterium für den Muskeltest

Hintergrund der Ganganalyse

Das Thema des Ganges hat den Menschen beschäftigt, seitdem er Einschränkungen der Fortbewegung erlebt. Borelli zeichnete sich 1680 aus durch einen ersten Versuch, die Auffälligkeiten der menschlichen Bewegung – einschließlich des Ganges – zu protokollieren. Bis zur ersten Hälfte des 19. Jahrhunderts wurden jedoch kaum Fortschritte erzielt Dann begann mit den Brüdern Wilhelm und Edward Weber die Beobachtung der Ganganalyse. Steindler faßte ihren Beitrag zusammen als die Beobachtung und Messung »von Schwung- und Unterstützungswechsel, der Neigung des Rumpfes in jeder Phase, des Verhältnisses von Dauer und Länge des Schrittes und des Rhythmuswechsels beim Gehen und Laufen, worüber sie jeweils spezielle Muster aufstellten. Sie begannen mit Untersuchungen der Muskelarbeit bei Bewegungsbeginn und Bewegungsende«.

Optische Aufzeichnungen, wie Film und Kymograph folgten und erlaubten das Festhalten von Gangphasen. So wurde es möglich, Geschwindigkeit, Beschleunigung und die Kräfte der Bewegung zu berechnen. Das klassische Beispiel dieser Versuche ist die Arbeit von Braune und Fischer (1895).

Neuerdings erlaubt die Untersuchung einzelner Muskeln Analysen von Bewegungsabläufen, zunächst durch Tasten, später durch die Elektromyographie. Die Idee und die Technik, den Druck des Fußes (auf den Boden) auszuwerten, kam von Morton und Schwartz.

Die dynamische Untersuchung der Muskeln, einschließlich der Dauer und Intensität der Muskelarbeit, hat weitere Mittel zur Verfügung gestellt, um die für den Kliniker so wichtigen Abweichungen vom normalen Gang zugänglich zu machen.

Ganganalyse

Phasen des normalen Gehmusters

Bei einem vollen Schrittablauf gibt es zwei grundlegende Phasen: den Abdruck (die Belastungsphase) und den Durchschwung (die unbelastete Phase des Schrittes). Bei der Erforschung des Ganges wurden eine Anzahl von weiteren Unterteilungen der zwei Phasen zur genauen Untersuchung entwickelt, zum Beispiel: der Durchschwung, der dann aus Schwungbeginn, Schwungmitte und Endschwung besteht. Für eine schnelle Analyse des Gehmusters wurden jedoch vier Punkte im Ablauf eines einzelnen Schrittes ausgewählt, um Abweichungen vom normalen Gang leicht zu finden und aufzuzeichnen. Nacheinander sind dies:

1. die initiale Abstützphase,
2. die mittlere Abdruckphase,
3. die terminale Ablösphase,
4. der Durchschwung.

Elemente des normalen Gehmusters

Ausrichtung

1. Der Kopf ist senkrecht.
2. Die Schultern sind auf gleicher Höhe.
3. Der Rumpf ist senkrecht.

Grobbewegungen

1. Die Arme schwingen wechselseitig mit gleichem Ausschlag bei normaler Gehgeschwindigkeit.
2. Die Schritte sind gleich lang und stimmen zeitlich überein.
3. Der Körper macht senkrechte Schwingungen, die fest begrenzt sind und in gleichmäßigem Tempo ablaufen.

Feinbewegungen

1. Becken:
   a) Leichte transversale Drehung nach medial vom Ende der Ablösphase zur Abdruckphase und nach lateral von der Abdruckphase durch die Ablösphase;
   b) leichtes Kippen/Aufrichten: die Neigung des Beckens nach vorn wird während des gesamten Ablaufs eingehalten mit Ausnahme der Abdruckphase, in der das Becken eine Mittelstellung einnehmen kann. Die Kipphaltung ist vor der Abstützphase am deutlichsten und verringert sich vor der Abdruckphase (Ausschlag 3–5 Grad);
   c) leichte Senkung: am deutlichsten während des Durchschwungs auf der Seite des Schwungbeines und
   d) leichtes seitliches Herausschieben des Bekkens: am deutlichsten während der Abdruckphase auf der Seite des Standbeines.
2. Die Beine rotieren beim Schwung und beim Übergang von der Abstütz- zur Abdruckphase leicht in der Hüfte nach innen, gefolgt vom Übergang zur Außenrotation, die durch die ganze Ablösphase geht.
3. Die Knie haben bei einem einzigen Schrittablauf zwei Möglichkeiten des Streckens und Beugens.
   a) Kniestreckung bei der initialen Abstützphase (keine Endstreckung oder Überstreckung);

b) leichte Beugung nach der Abstützphase (weiter durch die mittlere Abdruckphase);
c) Streckung nach der mittleren Abdruckphase
d) und Beugung bei der terminalen Ablösphase und dem Durchschwung.

4. Füße
   a) Drehen bei der initialen Abstützphase in einem Bogen um einen Radius (von der Ferse gebildet) und bei der terminalen Ablösphase um ein Zentrum im Vorfuß.
   b) Zeigen maximale Dorsalflexion am Ende der mittleren Abdruckphase und maximale Plantarflexion am Ende der Ablösphase.

Ursachen der Abweichungen beim Gang

Viele Faktoren verursachen Abweichungen im normalen Gehmuster.
Die häufigsten sind:

1. Schmerz oder andere Beschwerden beim Belasten oder bei der Bewegung;
2. Muskelschwäche;
3. Einschränkungen der Gelenkbeweglichkeit (oft mit Muskelverkürzungen einhergehend);
4. mangelhafte Koordination der Bewegung und
5. Veränderungen an den Knochen oder Weichteilen (Amputationen eingeschlossen).

Schmerz oder andere Beschwerden können Auffälligkeiten des Gangbildes hervorrufen, die von kleinen Veränderungen der Haltung oder der Bewegung bis zu extremen Abweichungen reichen können. Ehe man Beobachtungen schriftlich festhält, sollte man den Patienten befragen und auf ausweichende Antworten achten. Kann der Patient die Fragen nicht beantworten, sind Hinweise auf eine Verkürzung der Schrittlänge (Belastungsphase) oder die Beobachtung des Gesichtsausdruckes von besonderer Bedeutung.

Die *Muskelschwäche* kann mäßig und allgemein sein und zu einer größeren Unterstützungsfläche, kurzen Schritten, vermindertem Armschwung und Gleichgewichtsschwierigkeiten führen. Andererseits kann eine ausgeprägte Schwäche von Muskelgruppen derart durch die gesunde Muskulatur kompensiert werden, daß der Gang möglich ist. Hier werden die deutlichsten Abweichungen beobachtet.

Eine *Einschränkung der Gelenkbeweglichkeit* wird am häufigsten aufgrund pathologischer Zustände, wie Arthritis, gefunden. Andere Ursachen sind chirurgische Eingriffe (Metalleinlagen), auch Inaktivität eines Körperabschnittes oder des ganzen Körpers aus verschiedenen Gründen. Gangabweichungen aufgrund von Gelenkeinschränkung können bei der Analyse festgestellt und durch Gelenkmessungen erhärtet werden.

Inkoordination durch neuropathologische Einflüsse (z. B. Cerebralparesen, Hemiparese nach Hirnblutungen, Parkinson) kann schnell festgestellt und vermerkt werden, da sie zu bestimmten Mustern des Gangbildes führt. Hypertonien sind durch ihren Mangel an selektiver Muskelarbeit gekennzeichnet und an ihrer Unfähigkeit, Muster zu den für normales Gehen benötigten verschiedenen Musterfolgen zusammenzufügen. Der Patient reagiert leicht mit einem totalen Beuge- oder Streckmuster, wenn er die Extremitäten bewegt.

Deformitäten von Knochen und Weichteilgeweben führen zu einer Vielzahl von Abweichungen beim Gehen. Beispiele dafür sind Knochenverkürzungen nach Frakturen, angeborene Fehlbildungen oder festes Narbengewebe nach einer schweren Verbrennung.

Ziele der Ganganalyse

Die Ziele der Ganganalyse bestehen darin, Abweichungen festzustellen und Informationen zu erhalten, die dazu verhelfen, die Ursachen dieser Abweichungen herauszubekommen. Sie sollen eine Grundlage für therapeutische Maßnahmen darstellen oder für das Finden von Hilfsmitteln, die das Gangbild verbessern. Muskeltests werden angewandt, um den Grad der Muskelschwäche festzustellen, doch können durch die Ganganalyse als Auswahlkriterium die Verfahren verkürzt und vereinfacht werden. Vermeintliche Schwächezonen, die bei der Ganganalyse gefunden wurden, können durch das Ergebnis des Muskeltests bestätigt werden, umgekehrt kann die Genauigkeit der Prüfung von den Ergebnissen der Analyse unterstützt werden.

Vorgehen

Für Patienten mit einer ausgedehnten Schädigung muß eventuell ein besonderes Blatt ersonnen werden, um die Ergebnisse der Ganganalyse festzuhalten. Folgende Überschriften können genommen werden: Gangveränderungen, Ursachen der Veränderungen und Korrekturvorschläge. Oft ist jedoch die Behinderung des Patienten auf ein Gebiet begrenzt, so daß das Testblatt für die Eintragung ausreicht.

Der Patient soll möglichst in einer für sein Alter normalen Geschwindigkeit gehen. Ein sehr langsamer Gang kann Abweichungen eher verbergen, da die Schritte verkürzt sind und das Bewegungsausmaß verkleinert ist. Dieser Gang kann allgemeine Schwäche mit Instabilität anzeigen. Scheint Inkoordination das Problem zu sein, so testet man die Fähigkeit, Gelenkbewegungen in der Hüfte, im Knie und im Fußgelenk in verschiedenen Kombinationen auszuführen. So findet man am besten die bestimmte Kombination, die für ein normales Gehen fehlt.

Nachdem Abweichungen des Ganges aufgrund von Schmerzen, allgemeiner Schwäche, Inkoordination und bestehender Deformitäten ausgetestet wurden, sollten die Ausrichtung des Körpers und große Bewegungen überprüft werden. Jede Abweichung vom normalen Muster weist auf die notwendige Betrachtung der Feinbewegungen hin, mit folgerichtiger Berücksichtigung eines jeden Abschnittes. Bestehen Abweichungen, so werden sie eingetragen, und die erforderlichen nachfolgenden Muskelprüfungen oder andere Beurteilungen werden eingeleitet.

Das nächste Kapitel analysiert:

1. Die vier Phasen des normalen Ganges, die jeweils von der Seite, von vorn oder von hinten abgebildet sind;
2. die häufigsten Gangabweichungen und die Muskeln, die für jede dieser Abweichungen getestet werden sollen.

Wo Einschränkungen gewöhnlich die Ursache der Abweichungen sind, wurden die zu prüfenden Bewegungsausmaße hinzugefügt.

Schrittphase I: initiale Abstützphase

Normales Muster, **von der Seite** *gesehen* (rechtes Bein)

1. Kopf und Rumpf sind senkrecht. (Der rechte Arm ist mit gestrecktem Ellenbogen hinter der Körpermittellinie, der linke Arm ist vorn mit leicht gebeugtem Ellenbogen.)
2. Das Becken ist leicht gekippt.
3. Das Knie ist gestreckt, doch nicht überstreckt.
4. Der rechte Fuß ist leicht plantarflektiert.

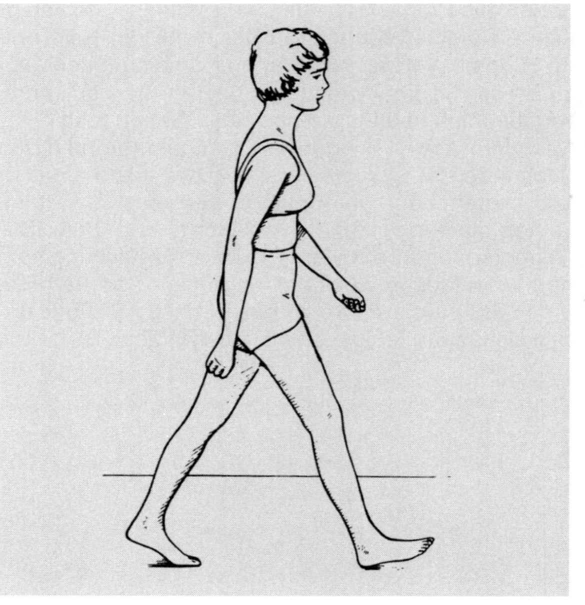

Die häufigsten Abweichungen vom Normalen

1. Kopf und Rumpf werden beim Aufsetzen des Fußes nach vorn verlagert.*
2. Das Becken ist aufgerichtet.
3. Das Knie ist in Streckung oder Überstreckung fixiert.
4. Der Fuß wird flach mit Plantarflexion auf den Boden gesetzt. Eventuell hört man ein Klatschen des Vorfußes.

Folgende Muskeln sind zu prüfen

1. Kniestrecker.
2. Rückenstrecker und Hüftbeuger (das Bewegungsausmaß der Hüftbeugung muß geprüft werden).
3. Kniestrecker und Kniebeuger.
4. Dorsalflektoren des Fußes.

* Sie bringen den Schwerpunkt vor das Kniegelenk, um eine Kniebeugung zu vermeiden.

Schrittphase I: initiale Abstützphase

Normales Muster, **von vorn** *gesehen* (rechtes Bein)

1. Kopf und Rumpf sind senkrecht. (Arme schwingen im gleichen Abstand vom Körper.)
2. Das Becken ist rechts leicht gesenkt.
3. Das Bein ist senkrecht in Ausrichtung mit dem Becken.
4. Die Hüfte ist leicht innenrotiert.
5. Die Sohle des Vorfußes ist zu sehen.

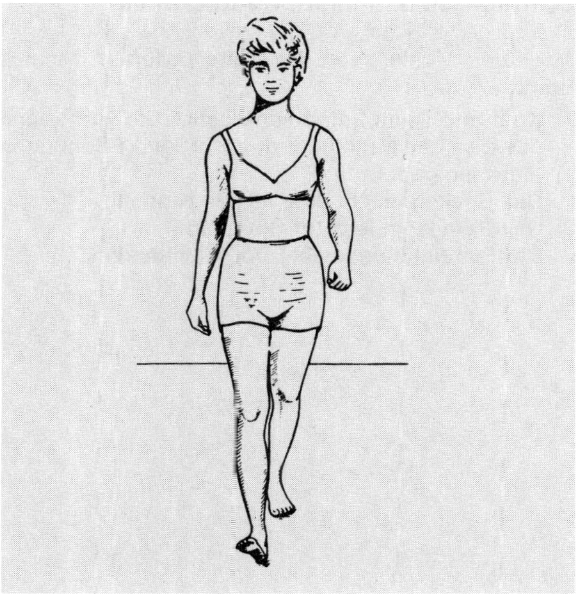

Die häufigsten Abweichungen vom Normalen

1. Der Rumpf ist nach rechts verlagert, und das Bein ist in der Hüfte nach außen rotiert (der Schritt ist verkürzt).*
2. Das Bein ist in der Hüfte abduziert.
3. Die Sohle des Vorfußes ist nicht zu sehen.

Folgende Muskeln sind zu prüfen

1. Innenrotatoren der Hüfte, Kniestrecker und Pronatoren des Fußes.
2. Hüftadduktoren.
3. Dorsalflektoren des Fußes.

* Wenn die Kniestrecker schwach sind, kann das Bein außenrotiert werden, um die Beugung zu vermeiden. Sind die Fußpronatoren schwach, verhindert eine Außenrotation, daß der Knöchel nach außen fällt.

Schrittphase II: mittlere Abdruckphase

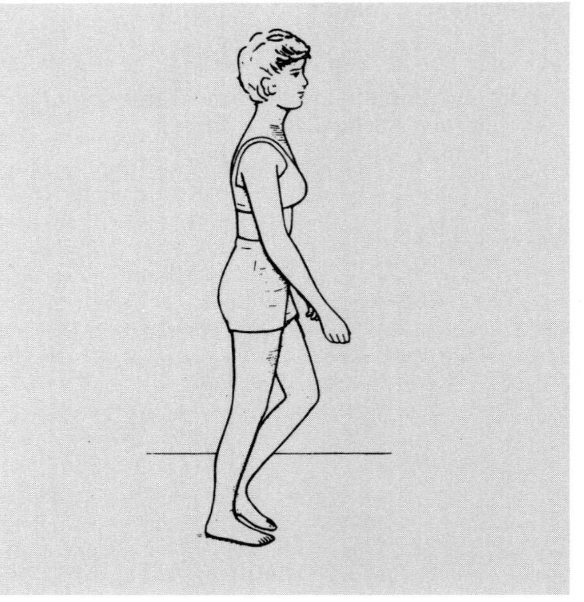

Normales Muster, **von der Seite** *gesehen* (rechtes Bein)

1. Kopf und Rumpf sind senkrecht. (Die Arme sind etwa an der Mittellinie des Körpers, Ellenbogen teilweise gebeugt.)
2. Das Becken macht eine leichte Kippung.
3. Das Bein ist in leichter Beugung.
4. Der Fuß hat eine leichte Dorsalextension.

Die häufigsten Abweichungen vom Normalen

1. a) Kopf und Rumpf werden mit übertriebener Beckenkippung im Hüftgelenk nach vorn verlagert.*
   b) Kopf und Rumpf werden mit Aufrichtung des Beckens im Hüftgelenk nach hinten verlagert.**
2. Das Becken weist übermäßige Kippung auf.
3. a) Das Knie ist in Streckung oder Überstreckung fixiert.
   b) Das Knie ist übertrieben gebeugt.
4. Der Fuß ist übertrieben dorsalextendiert (Pes-talus-Stellung).

Folgende Muskeln sind zu prüfen

1. a) Knieextensoren.
   b) Hüftextensoren.
2. Bauchmuskeln und Hüftstrecker (das Bewegungsausmaß der Hüftstreckung muß geprüft werden).
3. a) Kniebeuger und -strecker und Fußheber (das Bewegungsausmaß der Dorsalflexion des Fußes muß geprüft werden).
   b) Plantarflektoren des Fußes.
4. Plantarflektoren des Fußes.

---

* Sie bringen den Schwerpunkt vor das Kniegelenk, um Kniebeugung zu vermeiden.

** Sie bringen den Schwerpunkt hinter das Hüftgelenk, um eine Verschiebung des Rumpfes nach vorn zu vermeiden.

Schrittphase II: mittlere Abdruckphase

Normales Muster, **von vorn** *gesehen* (rechtes Bein)

1. Kopf und Rumpf sind senkrecht. (Die Arme sind im gleichen Abstand vom Körper.)
2. Das Becken ist auf der linken Seite ganz leicht gesenkt.
3. Das Bein ist in der Hüfte leicht nach außen rotiert.

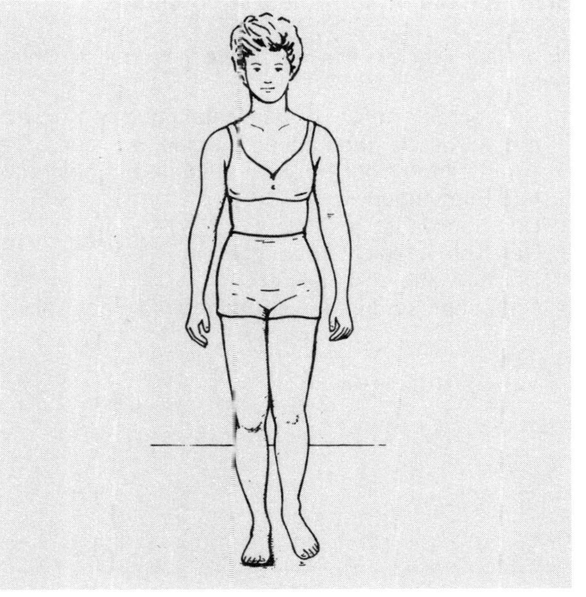

Die häufigsten Abweichungen vom Normalen

1. Kopf und Rumpf neigen sich nach rechts, und das Becken wird auf der linken Seite nach oben gezogen. Der rechte Arm wird vom Körper weg gehalten.*
2. Das Becken sinkt auf der linken Seite übertrieben *ab* (Trendelenburg).
3. Das Bein rotiert in der Hüfte übermäßig nach außen.
4. Der Fuß befindet sich in Varusstellung.
5. Der Fuß befindet sich in Valgusstellung.

Folgende Muskeln sind zu prüfen

1. *Rechte* Hüftabduktoren.
2. *Rechte* Hüftabduktoren.
3. Hüftadduktoren und -innenrotatoren, Kniestrekker und Pronatoren des Fußes.
4. Pronatoren.
5. Supinatoren.

---

* Wenn beidseits, kippt der Patient abwechselnd zu jeder Seite (Watschelgang).

Schrittphase III: terminale Ablösphase

Normales Muster, **von der Seite** *gesehen* (rechtes Bein)

1. Der rechte Arm ist vor der Mittellinie des Körpers mit teilweise gebeugtem Ellenbogen, der linke Arm ist hinter der Körpermittellinie mit gestrecktem Ellenbogen.
2. Das Becken ist gekippt.
3. Das Knie ist leicht gebeugt.
4. Der Fuß ist plantarflektiert.
5. Die Zehen sind in den Grundgelenken gestreckt.

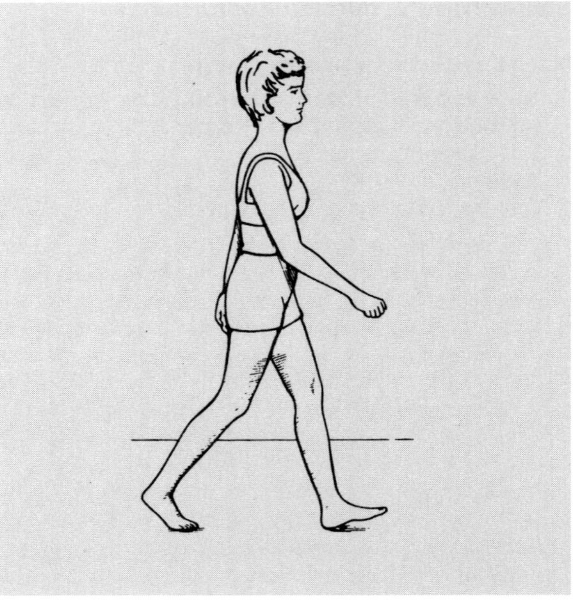

Die häufigsten Abweichungen vom Normalen

1. Die Arme sind in ungleichen Abständen von der Körpermittellinie, beide Ellenbogen sind gebeugt.*
2. Das Becken ist übermäßig gekippt.
3. Das Bein ist mit gestrecktem Knie außenrotiert, wie bei einem Schlittschuhläufer, der sich Schwung gibt.
4. Die Plantarflexion ist eingeschränkt, und der Fuß kann in Dorsalflexion stehen.
5. Die Zehengrundgelenke sind gerade.

Folgende Muskeln sind zu prüfen

1. Plantarflektoren des Fußes, Hüft- und Kniestrekker.
2. Bauchmuskeln und Hüftstrecker (das Bewegungsausmaß der Hüftstreckung muß geprüft werden).
3. Plantarflektoren.
4. Siehe 3.
5. Siehe 3. (Das Bewegungsausmaß der Streckung muß geprüft werden.)

* Ein übertrieben starker Armschwung soll der Ablösphase helfen, und der Schritt kann verkürzt sein.

Schrittphase III: terminale Ablösphase

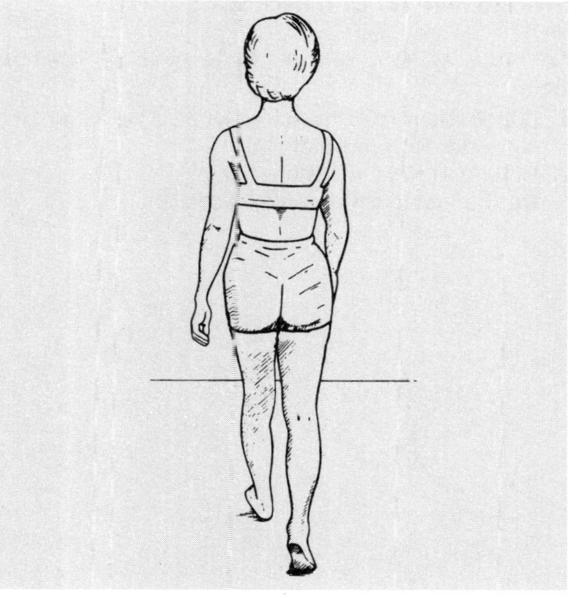

Normales Muster, **von hinten** *gesehen* (rechtes Bein)
1. Die Arme sind im gleichen Abstand vom Körper, der rechte Ellenbogen ist teilweise gebeugt, der linke gestreckt.
2. Das Bein ist in der Hüfte leicht nach außen rotiert.
3. Von der Sohle ist die Ferse und der Mittelfuß zu sehen, der Vorfuß hat Bodenkontakt.

Die häufigsten Abweichungen vom Normalen
1. Die Arme sind in ungleichem Abstand vom Körper, beide Ellenbogen sind gebeugt.*
2. Das Bein ist in der Hüfte übermäßig nach außen rotiert.**
3. Die Fußsohle ist nicht zu sehen. Der Vorfuß ist nicht in Kontakt mit dem Boden, wenn die Ferse abgehoben wird.

Folgende Muskeln sind zu prüfen
1. Plantarflektoren des Fußes, Hüft- und Kniestrekker.
2. Siehe 1.
3. Siehe 1.

* Siehe Fußnote Seite 166.

** Das Knie kann kräftig gestreckt werden, um die Ablösphase zu unterstützen.

Schrittphase IV: Durchschwung

Normales Muster, **von der Seite** *gesehen* (rechtes Bein)

1. Das Becken ist schwach gekippt. (Die Arme sind nahe der Körpermittellinie.)
2. Hüfte und Knie sind gebeugt.
3. Der Fuß ist leicht dorsalextendiert.

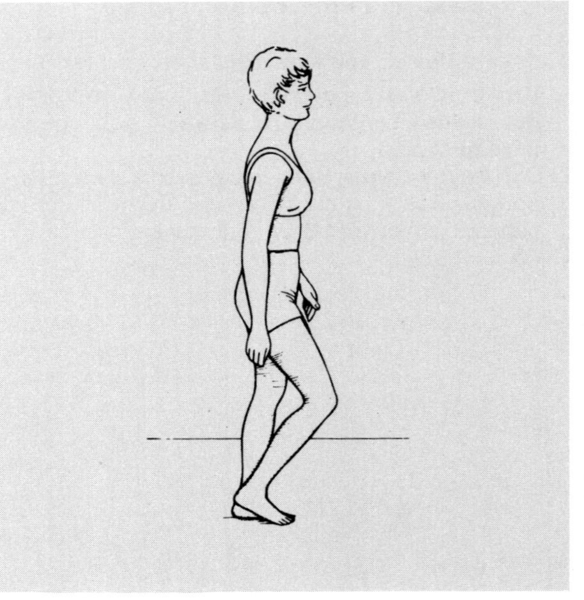

Die häufigsten Abweichungen vom Normalen

1. Das Becken ist aufgerichtet.
2. Hüft- und Kniebeugung sind übertrieben, und der Vorfuß hängt (Steppergang).
3. Die Zehen schleifen auf dem Boden.

Folgende Muskeln sind zu prüfen

1. Rückenstrecker und Hüftbeuger (das Bewegungsausmaß der Hüftbeugung muß geprüft werden).
2. Dorsalflektoren des Fußes.
3. Hüftbeuger, Kniebeuger und Dorsalflektoren des Fußes.

Schrittphase IV: Durchschwung

Normales Muster, **von vorn** *gesehen* (rechtes Bein)

1. Kopf und Rumpf sind senkrecht, und das Becken ist rechts leicht gesenkt. (Die Arme sind im gleichen Abstand vom Körper.)
2. Das Bein ist senkrecht mit dem Becken ausgerichtet.
3. Das Bein ist in der Hüfte leicht nach innen rotiert.
4. Der Fuß ist in leichter Pronationsstellung.

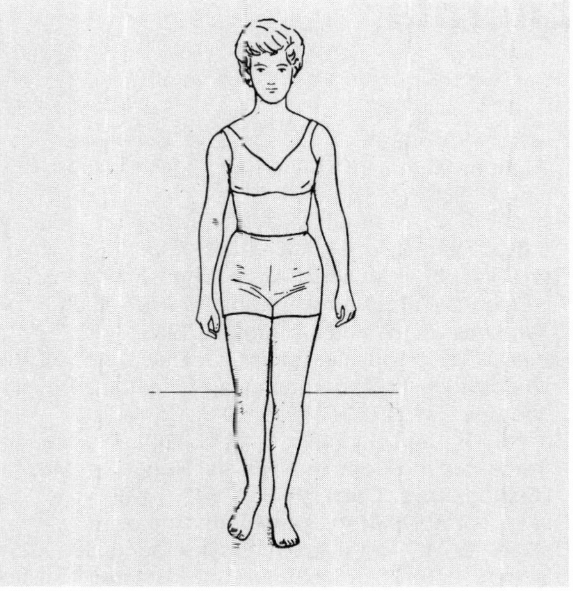

Die häufigsten Abweichungen vom Normalen

1. Der Rumpf ist nach links verlagert. Das Becken wird auf der rechten Seite gehoben (Hüftschwenken).
2. Das Bein ist abduziert.*
3. Das Bein ist in der Hüfte außenrotiert.
4. Der Vorfuß fällt nach unten, keine Pronation ist zu sehen.

Folgende Muskeln sind zu prüfen

1. Hüft- und Kniebeuger und Dorsalflektoren des Fußes.
2. Siehe 1. (Das Bewegungsausmaß der Hüftadduktion und -beugung sowie die Kniebeugung muß geprüft werden.)
3. Hüftinnenrotatoren und Fußpronatoren.
4. Dorsalflektoren und Pronatoren des Fußes.

---

* Das Bein kann während der Durchschwungphase zirkumduziert werden.

Literatur

AMERICAN ACADEMY OF ORTHOPAEDIC SURGEONS. Joint Motion: Method of Measuring and Recording. Chicago, 1965.

BAILEY, J. C. Manual Muscle Testing in Industry. Phys. Ther. Rev., 41: 165–169, 1961.

BASMAJIAN, J. V. Muscles Alive: Their Functions Revealed by Electromyography. 5th ed. Baltimore, Williams and Wilkins Company, 1985.

BENNETT, R. L. Muscle Testing: A Discussion of the Importance of Accurate Muscle Testing. Physiotherapy Rev., 27: 242–243, 1947.

BORDON, R., and COLACHIS, S. C. Quantitative Measurement of the Good and Normal Ranges in Muscle Testing. Phys. Ther., 48: 839–843, 1968.

BORELLI, J. A. *De Motu Animalum*. Rome, 1680.

BRAUNE, C. W., und FISCHER, O. Der Gang des Menschen. 1. Teil. Versuche am unbelasteten und belasteten Menschen. Abhandl. d. Math.-Phys. Cl. d. k. Sachs. Gesellsch. Wissensch., 21: 153–322, 1895.

BRUNNSTROM, S. Muscle Group Testing, Physiotherapy Rev., 21: 3–21, 1941.

BRUNNSTROM, S. and DENNEN, M. Round Table on Muscle Testing. Annual Conference of American Physiotherapy Association, Federation of Crippled and Disabled, Inc., New York, 1931, pp. 1–2 (mimeographed).

CHUSID, J. G. Correlative Neuroanatomy and Functional Neurology. 17th ed. Los Altos, Calif., Lange Medical Publications, 1979, p. 94.

DANIELS, L. Selected Methods of Grading Manual Muscle Tests with Suggestions for a Teaching Program. Thesis, Divison of Physical Therapy, Stanford University, 1945.

DANIELS, L. Measuring the Ranges of Joint Motion. Mimeographed Syllabus, Division of Physical Therapy, Stanford University, Revised 1972.

DOWNER, A. H. Strength of the Elbow Flexor Muscles. Phys. Ther. Rev., 33: 68–70, 1953.

DUCROQUET, R., DUCROQUET, J., and DUCROQUET, P. Walking and Limping: A Study of Normal and Pathological Walking. Philadelphia, J. B. Lippincott Company, 1965. English Translation, 1968.

EBERHART, H. D., INMAN, V. T., and BRESLER, B. The Principal Elements in Human Locomotion. *In:* Klopsteg, P. E., and Wilson, P. D. Human Limbs and Their Substitutes, Chapter 15. New York, McGraw-Hill Book Company, 1954.

EITNER, D., MEISSNER, L., and ORK, H. Physical Therapy for Sports. Edited by W. Kuprian. Philadelphia, W. B. Saunders Company, 1982.

EKSTRAND, J., WIKTORSSON, M., OBERG, B., and GILLQUIST, J. Lower Extremity Goniometric Measurements; Study to Determine their Reliability. Arch. Phys. Med. Rehabil., 63: 171–195, 1982.

ESCH, D., and LEPLEY, M. Evaluation of Joint Motion: Methods of Measurement and Recording. Minneapolis, University of Minnesota Press, 1974.

FISCHER, F. J., and HOUTZ, S. J. Evaluation of the Function of the Gluteus Maximus Muscle Amer. J. Phys. Med., 47: 182–191, 1968.

GARDNER, E., GRAY, D. J., and O'RAHILLY, R. Anatomy: A Regional Study of Human Structure, 4th ed. Philadelphia, W. B. Saunders Company, 1975.

GONELLA, C. The Manual Muscle Test in the Patient's Evaluation and Program for Treatment. Phys. Ther. Rev., 34: 16–18, 1954.

GONELLA, C., HARMON, G., and JACOBS, M. The Role of the Physical Therapist in the Gamma Globulin Poliomyelitis Prevention Study. Phys. Ther. Rev., 33: 337–345, 1953.

GRANGER, C. V. The Clinical Discernment of Muscle Weakness. Arch. Phys. Med., 44: 430–438, 1963.

GRAY, H. Anatomy of the Human Body, 30th ed. Edited by C. M. Goss. Philadelphia, Lea and Febiger, 1984.

GRAY'S Anatomy, 36th British ed. Edited by R. Warwick and P. Williams. Philadelphia, W. B. Saunders Company, 1980.

GREEN, D. L., and MORRIS, J. M. Role of the Adductor Longus and Magnus in Postural Movements and in Ambulation. Amer. J. Phys. Med., 19: 223–239, 1970.

Guide for Muscle Testing of the Upper Extremity. Downey, Calif., Occupational Therapy Department, Rancho Los Amigos Hospital, 1978.

HALLUM, A. Goniometry. Mimeographed Syllabus, Division of Physical Therapy, Stanford University, Revised 1982.

HINES, T. F. Manual Muscle Examination. Chapter 8, Therapeutic Exercise, Edited by S. Licht. New Haven, E. Licht, Publisher, 1961.

HOPPENFELD, S. Physical Examination of the Spine and Extremities, New York, Appelton-Century-Crofts, 1976

IDDINGS, D. M., SMITH, L. K., and SPENCER, W. A. Muscle Testing: Part 2. Reliability in Clinical Use. Phys. Ther. Rev., 41: 249–256, 1961.

INMAN, V. T. Funcitonal Aspects of the Abductor Muscles of the Hip. J. Bone Joint Surg., 29: 607–619, 1947.

INMAN, V. T., RALSTON, H. J., and TODD, F. Human Walking. Baltimore, Williams and Wilkins, 1981.

JANDA, V. Muscle Function Testing. Boston, Butterworths. 1983.

JARVIS, D. K. Relative Strength of Hip Rotator Muscle Groups. Phys. Ther. Rev., 32: 500–503, 1952.

KAPANJI, I. A. The Physiology of the Joints. New York, Churchill Livingstone, Vol. 1, Upper Limb, 2nd

English Edition, 1982; Vol. 2, Lower Limb 1st English Edition, 1970.

KENDALL, F. P. Testing the Muscles of the Abdomen. Physiotherapy Rev., 21: 22–24, 1941.

KENDALL, H. O., and KENDALL, F. P. Care During the Recovery Period in Paralytic Poliomyelitis U. S. Public Heath Bull. No. 242, revised 1939.

KENDALL, H. O., and KENDALL, F. P. Muscles, Testing and Function. 1st ed. Baltimore, Williams & Wilkins Company, 1949.

LEVEAU, B. Williams and Lissner Biomechanics of Human Motion. Philadelphia, W. B. Saunders Company, 1977.

LILIENFELD, A. M., JACOBS, M., and WILLIS, M. A. Study of the Reproducibility of Muscle Testing and Certain Other Aspects of Muscle Scoring. Phys. Ther. Rev., 34: 279–289, 1954.

LOVETT, R. W., and MARTIN, E. G. Certain Aspects of Infantile Paralysis and a Description of a Method of Muscle Testing. J.A.M.A. 66: 729–733, 1916.

LOWMAN, C. L. A Method of Record. Muscle Tests. Amer. J. Surg., New Series, 3: 588–591, 1927.

LOWMAN, C. L. Muscle Strength Testing. Physiotherapy Rey., 20: 69–71, 1940.

MACCONAILL, M. A., and BASMAJIAN, J. V. Muscles and Movements, a Basis of Human Kinesiology. Baltimore Williams & Wilkins Company, 1977.

MCMAHON, T. A. Muscles Reflexes and Locomotion. Princeton University Press, 1984.

MOORE, M. L. Clinical Assessment of Joint Motion. *In:* Licht, S. Therapeutic Exercise. Baltimore, Waverly Press, Inc., 1965.

MURRAY, M. P. Walking Patterns of Normal Women. Arch. Phys. Med. Rehab., 51: 637–650, 1970.

MURRAY, M. P., DROUGHT, A. B., and KORY, R. C. Walking Patterns of Normal Men. J. Bone Joint Surg., 46–A: 335–360, 1964.

NORKIN, C. and WHITE, J. Measurement of Joint Motion: A Guide to Goniometry. Philadelphia, F. A. Davis Co., 1985.

PATRIDGE, M. J., and WALTERS, C. E. Participation of the Abdominal Muscles in Various Movements of the Trunk in Man: An Electromyographic Study. Phys. Ther. Rev., 39: 791–800, 1959.

PERRY, J. A Clinical Interpretation of the Mechanics of Walking. Phys. Ther. 47: 778–801, 1967.

PERRY, J. Normal Upper Extremity Kinesiology. Phys. Ther., 58 (3): 265–278, 1978.

PLASTRIDGE, A. L. Gaits Physiotherapy Rev., 21: 24–29, 1941.

PLASTRIDGE, A. L. Round Table on Infantile Paralysis. Annual Conference of American Physiotherapy Association. Palo Alto, Stanford University Press 1942. p. 47.

POCOCK, G. S. Electromyographic Study of the Quadriceps During Resistive Exercise. J. Amer. Phys. Ther. Ass., 43–427–434, 1963.

REEDER, T. Electromyographic Study of the Latissimus Dorsi Muscle. J. Amer. Phys. Ther. Ass., 43: 165–172, 1963.

RODENBERGER, M. L. Method of Recording Progress in Gait Training. Phys. Ther. Rev., 30: 92–94, 1950.

SAUNDERS, J. B. DEC. M., INMAN, V. T., and EBERHART, H. W. The Major Determinants in Normal and Pathological Gait. J. Bone Joint Surg., 35–A: 543–558, 1953.

SCHWARTZ, R. P., HEATH, A. L., MORGAN, D. W., and TOWNE, R. C. A Quantitative Analysis of Recorded Variables in the Walking Patterns of »Normal« Adults. J. Bone Joint., Surg. 46: 324–334, 1964.

SMITH, L. K., IDDINGS, D. M., SPENCER, W. A., and HARRINGTON, P. R. Muscle Testing: Part 1. Description of a Numerical Index for Clinical Research. Phys. Ther. Rev., 41: 99–105, 1961.

STEINDLER, A. Historical Review of the Studies and Investigations made in Relation to Human Gait. J. Bone Joint Surg., 35–A: 540–543, 1953.

SUTHERLAND, D. Gait Disorders in Childhood and Adolescence. Baltimore, Williams & Wilkins Company, 1984.

SUTHERLAND, D., COOPER, L., and DANIEL, D. Role of the Ankle Plantar Flexors in Normal Walking. J. Bone Joint Surg., 62A: 354–363, 1980.

WEBER, W., and WEBER, E. Mechanik der menschlichen Gehwerkzeuge. Göttingen, Dietrich, 1836.

WILLIAMS, E. T., TOP, F. T., and SUCHOMEI, L. Graphic Method for Rapid Estimation of Clinical Status in Poliomyelitis. Arch. Phys. Med., 27: 430–436, 1946.

WILLIAMS, M. Manual Muscle Testing: Development and Current Use. Phys. Ther. Rev., 36: 797–805, 1956.

WILLIAMS, M., and LISSNER, H. R. Biomechanical Analysis of Knee Function. J. Amer. Phys. Ther. Ass., 43: 93–99, 1963.

WILLIAMS, M., and STUTZMAN, L. Strenght Variation Through the Range of Joint Motion. Phys. Ther. Rev., 39: 145–152, 1959.

WINTZ, M. M. Variations in Current Muscle Testing. Phys. Ther. Rev., 39: 466–475, 1959.

WORTHINGHAM, C. A. Upper and Lower Extremity Muscle and Innervation Charts. Stanford University Press, 1944.

WRIGHT, W. G. Muscle Training in the Treatment of Infantile Paralysis. Boston, M. & S. J., 167: 567–574, 1912.

Für die 4. deutsche Auflage wurden folgende Werke hinzugezogen:

JANDA, V., Muskelfunktionsdiagnostik. Verlag für Medizin Dr. Ewald Fischer, 1979.

KAHLE-LEONHARDT-PLATZER, Taschenatlas der Anatomie, Band I und III. Georg Thieme Verlag, Stuttgart, 1976.

KLEIN-VOGELBACH, Dr. med. h. c. S., Funktionelle Bewegungslehre, Springer Verlag Berlin Heidelberg New York, 1976.

SCHADÉ, J. P., Einführung in die Neurologie, Gustav Fischer Verlag, Stuttgart, 1970.

VOSS-HERRLINGER, Taschenbuch der Anatomie, Band 1. Gustav Fischer Verlag, Stuttgart, 1975.

Für die 6., neubearbeitete deutsche Auflage wurden folgende Werke hinzugezogen:

DEBRUNNER, H. U. Gelenkmessung (Neutral-0-Methode), Längenmessung, Umfangmessung. Bern, April 1971

RAUBER-KOPSCH, Anatomie des Menschen, Lehrbuch und Atlas, Band 1 Thieme, 1987.

RUSSE, O. A. Taschenbuch der Gelenkmessung, Neutral-Null-Methode und SFTR-Notierung. Hans Huber, Bern, 1982.

VOSS-HERRLINGER, Taschenbuch der Anatomie, Band 1 und 3. Gustav Fischer Verlag, Stuttgart, 1985.

WIEBEN/FALKENBERG Muskelfunktion. Thieme, 1991.

Register

Muskeln – Funktionen und Test

Von Florence Petersen KENDALL, P. T. Baltimore/USA und Elisabeth KENDALL McCREARY, Honolulu/USA.
Deutsche Übersetzung und Bearbeitung von Christiane Schierenberg, Freudenstadt

2., durchgesehene Aufl. 1988. XII, 262 S., 325 Abb., 21 x 28 cm, geb. DM 88,–
(Mengenpreis ab 20 Expl. je DM 79,–) ISBN 3-437-00524-3

Aus dem Inhalt:

Grundlagen des Manuellen Muskeltests · Erläuterungen zur Durchführung – Bewertung · **Gelenkbewegungen** · Anatomische Stellungen, Linien, Ebenen und Achsen – Definitionen der Gelenkbewegung – Bewegung der Scapula und der Gelenke der Oberen Extremität – Bewegungen des Beckens und der Gelenke der Unteren Extremität — Bewegungen der Wirbelsäule · **Spinalnerven und Nervengeflechte · Muskeln der Oberen Extremität** · Test – Tabellen – Befundbogen · **Muskeln der Unteren Extremität · Muskeln des Rumpfes** · Bauchmuskeln · Lateralflexion der Wirbelsäule · Hals- und Rückenextensoren · Kopfmuskeln, Atemmuskeln, Muskeln des Schluckaktes

Die Fachpresse urteilt:

Hervorragende anatomische Zeichnungen und Fotografien zeigen den Muskelverlauf in der jeweiligen Testposition. Fixation sowie Art des Druckes bzw. Widerstandes sind anschaulich dargestellt.

(Selecta)

Das Buch gehört sicher als jederzeit greifbares Nachschlagewerk in die Handbibliothek der Ärzte, Physio- und Ergotherapeuten, die sich mit der Diagnose, Behandlung und Rehabilitation von Patienten befassen, die an Krankheiten und Verletzungsfolgen mit neuromuskulären Störungen leiden.

(Schweizerische Medizinische Wochenschrift)

Vor allem beeindruckt bei dem aus der Berufs- und Unterrichtserfahrung eines halben Jahrhunderts schöpfenden KENDALLschen Buch die überwältigende Fülle hervorragend dokumentierter Untersuchungsbefunde ... Einer Empfehlung des KENDALLschen Standardwerkes bedarf es nicht. Inhalt und Aufmachung der deutschen Ausgabe sprechen für sich.

(Physikalische Therapie)

Preisänderung vorbehalten

SEMPER BONIS ARTIBUS
GUSTAV FISCHER